INIMIGO
MORTAL

Michael T. Osterholm
Mark Olshaker

INIMIGO MORTAL

Nossa guerra contra os
germes assassinos

Tradução de Ana Rodrigues, Bruno Casotti,
Jaime Biaggio e Marina Vargas

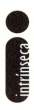

Copyright © 2017 by Michael T. Osterholm PhD, MPH, and Mark Olshaker
Prefácio © 2020 by Michael T. Osterholm PhD, MPH, and Mark Olshaker
Esta edição foi publicada mediante um acordo com a Little, Brown and Company, Nova York, NY, EUA. Todos os direitos reservados.

TÍTULO ORIGINAL
Deadliest Enemy: Our war against killer germs

PREPARAÇÃO
Carolina Vaz
Marcela de Oliveira

REVISÃO
Cristiane Pacanowski

REVISÃO TÉCNICA
Marcio Silveira da Fonseca

DIAGRAMAÇÃO
Ilustrarte Design

ILUSTRAÇÕES DE CAPA
© Shutterstock / Andrei Dobrescu

DESIGN DE CAPA
Aline Ribeiro | linesribeiro.com

CIP-BRASIL. CATALOGAÇÃO NA PUBLICAÇÃO
SINDICATO NACIONAL DOS EDITORES DE LIVROS, RJ

O94i

    Osterholm, Michael T., 1953-
        Inimigo mortal / Michael T. Osterholm, Mark Olshaker ; tradução Ana Rodrigues ... [et al.]. - 1. ed. - Rio de Janeiro : Intrínseca, 2020.
        304 p. ; 23 cm.

    Tradução de: Deadliest enemy
    ISBN 978-65-5560-013-1

    1. Epidemias - Prevenção. 2. Doenças transmissíveis - Prevenção. 3. Vacinas, 4. Bioterrorismo - Prevenção. I. Olshaker, Mark. II. Rodrigues, Ana. III. Título.

Meri Gleice Rodrigues de Souza - Bibliotecária CRB-7/6439

[2020]
Todos os direitos desta edição reservados à
EDITORA INTRÍNSECA LTDA.
Rua Marquês de São Vicente, 99, 3º andar
22451-041 – Gávea
Rio de Janeiro – RJ
Tel./Fax: (21) 3206-7400
www.intrinseca.com.br

Para as três pessoas que, com fé e amor, tiveram influência ímpar sobre meu rumo na vida. Cada uma à sua maneira, elas me ensinaram a aprender com o passado e o presente e a sonhar com um futuro melhor:

A falecida Laverne Keettel Hull, que me forneceu o roteiro para a vida quando eu era menino; David "Doc" Roslien, que há mais de 45 anos me inspira a sonhar, usando a confluência da ciência com a política como minha estrela guia; Dra. Kristine Moore, que me dá apoio e aconselhamento profissional sem os quais eu não teria chegado aonde cheguei.

Michael Osterholm

Para meu irmão, dr. Jonathan S. Olshaker, que dedicou a vida ao front de todas as batalhas que travamos, com amor e admiração.

Mark Olshaker

Sumário

Prefácio à edição de 2020		11
Introdução		19
Capítulo 1:	Cisnes negros e alertas vermelhos	23
Capítulo 2:	Anais da saúde pública	35
Capítulo 3:	Jalecos brancos e sapatos puídos	43
Capítulo 4:	A matriz da ameaça	59
Capítulo 5:	História natural dos germes	66
Capítulo 6:	A nova ordem mundial	72
Capítulo 7:	Meios de transmissão: morcegos, insetos, pulmões e pênis	79
Capítulo 8:	Vacinas: a flecha mais precisa de nossa aljava	86
Capítulo 9:	Malária, Aids e tuberculose: para não esquecer	102
Capítulo 10:	Ganho de função e uso dual: o cenário frankensteiniano	114
Capítulo 11:	Bioterrorismo: abrindo a caixa de Pandora	127

Capítulo 12:	Ebola: fora da África	144
Capítulo 13:	Sars e Mers: arautos do que está por vir	157
Capítulo 14:	Mosquito: o inimigo número um da saúde pública	173
Capítulo 15:	Zika: esperando o inesperado	197
Capítulo 16:	Antimicrobianos: a tragédia dos comuns	206
Capítulo 17:	Combatendo a resistência	225
Capítulo 18:	Influenza: a rainha das doenças infecciosas	239
Capítulo 19:	Pandemia: do impensável ao inevitável	251
Capítulo 20:	Tirando a influenza da discussão	266
Capítulo 21:	Plano de batalha para a sobrevivência	277
Agradecimentos		*295*

A humanidade tem três grandes inimigos: a febre, a fome e a guerra; destes, o maior e mais terrível, de longe, é a febre.

Sir William Osler, MD

Um bom jogador de hóquei joga onde o puck está. Um excelente jogador de hóquei joga onde o puck estará.

Atribuída a Wayne Gretzky

Prefácio à edição de 2020

Propusemos este livro durante o surto de Ebola de 2014-16 na África Ocidental. Ele acabou sendo concluído durante o surto de Zika que se alastrou das ilhas do Pacífico às Américas do Norte e do Sul. Enquanto escrevíamos, tínhamos em mente a Sars (síndrome respiratória aguda grave), causada por um coronavírus, que se iniciou no sudeste da Ásia em 2002, espalhando-se para o Canadá; a gripe H1N1, que explodiu a partir do México em 2009, e a Mers (síndrome respiratória do Oriente Médio), outro coronavírus que tomou a Península Arábica em 2012. Escrevemos este novo prefácio enquanto o mundo vive uma pandemia de Covid-19, causada por um novo coronavírus, que emergiu com uma subitaneidade estrondosa na China no fim de 2019. Esta pandemia de coronavírus se assemelha às de influenza na forma como se dá a transmissão de pessoa para pessoa, através da aspiração de gotículas liberadas no ar por alguém infectado e minúsculas partículas de aerossol preenchidas pelo vírus, exatamente como detalhamos que se daria a disseminação de uma pandemia de gripe no capítulo 19. O que todos esses surtos de doenças infecciosas têm em comum?

Todos pegaram o mundo de surpresa e não deveria ter sido assim. Como o próximo também não deverá — e, tenham certeza, *haverá um próximo*, depois outro e outro e outro. E, como traçamos neste livro, um desses surtos será ainda maior e mais grave que o de Covid-19. O mais provável, como escrevemos, é que seja um novo vírus influenza, com o mesmo impacto devastador da Grande Pandemia de 1918-19, que matou entre 50 e 100 milhões de pessoas, mas agora em um mundo com população três vezes maior, viagens aéreas internacionais, megalópoles em equilíbrio precário em países em desenvolvimento, invasão de hábitats naturais que trouxeram reservatórios de doenças de animais à porta de nossas casas, centenas de milhões de seres humanos e animais hospedeiros vivendo colados uns nos outros e uma cadeia de suprimentos planetária que fornece de tudo, de eletrônicos e autopeças a remédios sem os quais até hospitais avançados deixam de funcionar.

Teria um século de avanços científicos nos deixado mais bem preparados para lidar com um cataclismo como este? Infelizmente, como descrevemos no capítulo 19, não. A verdade é que tudo que escrevemos na primeira edição de *Inimigo mortal* — a análise, as prioridades e as recomendações de proatividade — continua a ser real e relevante. Não estamos felizes por termos acertado, mas o fato é que não foi por falta de aviso.

Vamos olhar para a realidade.

Tentar deter uma cadeia de transmissão como a da Covid-19, semelhante à da influenza, é como tentar deter o vento. No máximo, a disseminação foi retardada pelas medidas de isolamento social quase draconianas impostas pelo governo chinês a centenas de milhões de cidadãos, bem como pelos esforços de outros países, como a Coreia do Sul e Cingapura, para identificar pessoas infectadas e todos com quem elas pudessem ter estado em contato — um esforço que infelizmente fez falta nos Estados Unidos. A única maneira de a transmissão ter sido reduzida seria com uma vacina eficaz, que não existia. Iniciar tal empreitada do zero é algo que exige meses ou até mesmo anos.

Em qualquer pandemia é fundamental haver uma liderança eficiente, e a primeira responsabilidade do presidente ou líder de qualquer nação é oferecer informações atualizadas e precisas, providenciadas por especialistas em saúde pública, não por agentes políticos orientados por outras agendas. É muito melhor dizer que não se sabe determinada coisa, mas que se está trabalhando para descobrir a resposta, do que apresentar um discurso vago, que vai ser desmentido pelo próximo ciclo de notícias. Se um presidente sacrifica a própria credibilidade, o público não sabe a quem recorrer. Mas vários estudos já mostraram que, munidas de informações honestas e francas, as pessoas não entram em pânico e aprendemos a trabalhar juntos.

O Centro de Pesquisa e Formulação de Políticas sobre Doenças Infecciosas da Universidade de Minnesota (Cidrap, na sigla em inglês), atestou em 20 de janeiro de 2020 que a Covid-19 causaria uma pandemia com base nas claras características de transmissão do vírus. Por que a Organização Mundial da Saúde (OMS) só declarou pandemia global em 11 de março? Acreditamos que essa demora levou muitos líderes e organizações a um sentimento de complacência de que ainda havia uma boa chance de conter o vírus, o que acabou se tornando uma triste e desnecessária distração do processo vital de planejamento para atenuar os efeitos e viver com eles. Tais confusões e debates servem para nos darmos conta de que precisamos de formas novas e mais eficientes de avaliar quando um novo inimigo mortal puser o mundo em risco.

O primeiro ponto crucial a enfrentar é: de que forma chegamos a esta crise? Como na maior parte dos desastres, é uma convergência de vários fatores. Nas quase duas décadas desde a Sars, o mundo se tornou ainda mais dependente da China, por seus produtos manufaturados.

Vivemos hoje uma cadeia de suprimentos, produção e entrega sob demanda. Uma coisa é não conseguir comprar a televisão ou o smartphone mais modernos porque uma fábrica em Hubei ou na província de Guangdong fechou por causa de um surto de doença contagiosa. Outra bem diferente é não poder obter remédios fundamentais utilizados nos setores de emergência de hospitais e mantêm o bem-estar cotidiano de milhões de pessoas com doenças ou problemas de saúde crônicos, bem como os equipamentos de proteção individual (EPIs) para profissionais de saúde que têm contato direto com pacientes de Covid-19.

Eis uma estatística intrigante: como detalhamos no capítulo 18, pouco antes da pandemia de H1N1 de 2009, o Cidrap realizou uma pesquisa nacional com farmacêuticos de hospitais e médicos de CTIs e emergências. A atualização dessa pesquisa identificou mais de 150 medicamentos fundamentais de uso frequente nos Estados Unidos, sem os quais vários pacientes morreriam em questão de horas. Todos são genéricos e muitos deles, ou seus princípios ativos, são fabricados sobretudo na China ou na Índia. No início do surto de Covid-19, 63 já estavam indisponíveis em farmácias para compra imediata ou em falta sob condições normais — e esse é só um exemplo da vulnerabilidade do sistema. E, à medida que doenças e quarentenas provocam a ociosidade de fábricas chinesas e bloqueiam rotas comerciais, não importará quão bom um hospital de uma grande cidade do Ocidente seja, uma vez que não haverá medicamentos para serem usados nas emergências. Isso significa que a dependência coletiva da mão de obra barata e eficiente da China pode levar diretamente a perdas substanciais de vidas como efeito colateral da Covid-19 e de futuras pandemias.

Além disso, a realidade econômica do sistema de saúde moderno determina que a maioria dos hospitais tenha estoques extremamente limitados de EPIs, entre os quais respiradores e máscaras N-95. Como reagiremos se ou quando não pudermos proteger as equipes de saúde das quais dependemos para tratar todos os doentes que inundaram nossas já sobrecarregadas instituições? Sendo bem direto, o que acontecer com nossos profissionais de saúde será a medida histórica de como reagimos a esta crise e às que futuramente se apresentem. De qualquer forma, se não fizermos todo o possível para protegê-los, logo passarão de cuidadores a pacientes, pressionando ainda mais as instalações já sobrecarregadas.

O mundo nunca se planejou para o caso de a China se recolher por meses e não poder suprir tudo de que necessitamos com tanta urgência. Infelizmente, na realidade atual, essa não é uma desculpa aceitável. Se formos levar a sério a prevenção a esse tipo de ameaça no futuro, os governos precisam assumir um compromisso internacional de disseminar pelo mundo e diversificar a produção de farmacêuticos, suprimentos e equipamentos. Temos que pensar a respeito disso como as seguradoras. Seguradoras não impedem desastres: atenuam seu impacto.

Vai sair mais caro? Sem dúvida, mas é a única forma de garantir uma reação robusta no momento de um desastre pandêmico. Quando fechamentos, cancelamentos e quarentenas se tornam rotina, é preciso ter meios de manter em funcionamento as cadeias de produção e distribuição de medicamentos e outros produtos vitais, tais como agulhas, seringas, até itens básicos como soro fisiológico.

Não apenas temos de desenvolver uma maior capacidade de produção e disponibilidade de instalações ao redor do mundo, mas é preciso um investimento pesado dos governos em novos medicamentos e antibióticos para os quais inexiste um modelo de negócios eficaz. Não se pode esperar que farmacêuticas comerciais invistam bilhões de dólares em remédios que só serão usados em emergências. Após o surto de Ebola de 2014-16, houve uma corrida, pressionada pelos governos, para que fosse produzida uma vacina. A Coalizão para Inovações em Preparação para Epidemias (CEPI, na sigla em inglês) foi formada por meio de uma iniciativa internacional para estimular e acelerar o desenvolvimento de vacinas contra doenças infecciosas emergentes e permitir o acesso das pessoas a tais vacinas durante surtos. E embora tenha havido progresso, muito em função de outros esforços, no desenvolvimento da vacina contra o Ebola, no caso de outras vacinas avançou-se muito pouco e o mercado para elas é muito reduzido até ser tarde demais — quando o agente infeccioso já tiver se espalhado. Junte-se a isso o fato de muitas dessas doenças emergirem nas regiões do mundo com menos condições de arcar com as vacinas e outras drogas e fica claro que necessitamos de outro modelo para pesquisa, desenvolvimento e distribuição de certas classes de fármacos. A única solução está em subsídios governamentais e compras garantidas. Não vai sair barato, mas a longo prazo os benefícios no salvamento de vidas compensarão e muito os custos.

O problema é que, quando o assunto é saúde pública, raramente pensamos a longo prazo, e isso precisa mudar. Vai exigir cooperação internacional, e este pode até vir a ser o lado bom da crise: a percepção geopolítica de que, independentemente de nossas diferenças, estamos todos no mesmo barco.

Por isso todas as decisões relativas a um surto devem se basear em evidências. No momento em que a Covid-19 se espalha pelo mundo, impedir voos da Europa para os Estados Unidos tem algum efeito no sentido de retardar o avanço da doença ou reduzir ocorrências de novos casos — ou seja, essa medida achata a curva da doença? Com o Ebola ou a Sars, por exemplo, o vírus só se torna transmissível dias depois de os sintomas começarem. Influenza e Covid-19, por outro lado, podem ser transmitidas antes de os sintomas começarem ou mesmo quando o indivíduo não fica doente. À luz das características da Covid-19, manter passageiros e tripulantes em quarentena no navio de cruzeiro *Diamond Princess* na baía de Yokohama, no Japão, parece um cruel experimento com seres humanos. Pessoas saudáveis confinadas foram forçadas a respirar o mesmo ar reciclado de seus colegas acometidos pela doença. A medida serviu apenas para provar a rapidez com que o vírus se espalha.

As especificidades de cada doença em particular e de suas populações--alvo devem ter papel central na tomada de decisões oficiais. Sabemos que no modelo da influenza o fechamento de escolas logo no início de um surto é efetivo, e no início da pandemia de Covid-19 uma série de países fechou escolas sem dados que corroborassem a teoria de que estas amplificavam a doença em suas respectivas comunidades. A esta altura na evolução de uma epidemia ou pandemia, tal medida só deve ser tomada se pudermos mostrar que as taxas de infecção de crianças nas escolas são maiores do que em casa. Duas cidades-estado desenvolvidas tentaram reagir da forma mais rápida e eficiente possível ao surto ainda no estágio inicial. Em Hong Kong, as escolas foram fechadas. Em Cingapura, não. No fim das contas, quase não houve diferença na taxa de transmissão.

E devemos ainda considerar os efeitos colaterais de qualquer decisão de políticas públicas. Em muitos casos, quando crianças deixam de ir à escola e ficam em casa, seus cuidados ficam a cargo dos avós. Os efeitos mais graves da Covid-19, porém, se verificam desproporcionalmente em pessoas mais velhas, aquelas que procuramos expor o menos possível a riscos, isolando-as dos hospedeiros em potencial.

Outro exemplo: em muitos contextos de assistência hospitalar, até 35% das pessoas das equipes de enfermagem têm filhos em idade escolar e, destas, até 20% teriam de ficar em casa com as crianças por falta de alternativas. Portanto, fechar escolas pode acarretar na perda de 20% da força de trabalho vital da enfermagem num momento de crise médica, e isso sem nem considerarmos os que perderemos em função da própria moléstia. Em todos os casos, portanto, é preciso uma avaliação cuidadosa e completa da totalidade dessas questões, e esse é um grande desafio.

Bilhões de dólares são gastos por ano nos Estados Unidos na segurança e na defesa nacionais, com orçamentos que se estendem para vários anos. No entanto, parecemos não prestar atenção à maior de todas as ameaças à segurança nacional — a ameaça que terríveis micróbios causadores de doenças infecciosas representam. Ao declararmos guerra a um inimigo humano, jamais consideraríamos encomendar um porta-aviões ou um sistema de armas de defesa a um fornecedor que levasse anos para concebê-los e construí-los. Jamais consideraríamos permitir o funcionamento de um grande aeroporto sem uma brigada de incêndio constantemente pronta a entrar em ação, mesmo que na prática venha a ser pouco utilizada.

Mas é exatamente isso que fazemos repetidas vezes na guerra contra nosso inimigo mais mortal. E quando a ameaça abranda, parecemos esquecê-la até que surja novamente. O governo, as indústrias, os veículos de comunicação e a população nunca levam suficientemente a sério a possibilidade de haver outra ameaça microbiana. Todos partem do pressuposto de que alguém vai cuidar do problema. E o resultado é estarmos lamentavelmente despreparados por falta de investimento, de liderança e de vontade pública, e o mundo pagou um preço exorbitante por um alerta ao qual pode ou não vir a dar a importância necessária.

E se, por outro lado, tivéssemos encarado a Sars como uma ameaça da qual extrair lições e, como dissemos no capítulo 13, um prenúncio do que viria depois?

Teríamos feito esforços sérios em prol de uma vacina para aquele coronavírus em particular, que poderia ou não ter sido eficaz no combate à Covid-19. Mas, mesmo que não fosse, estaríamos muito mais adiantados na pesquisa básica, na compreensão do processo e no desenvolvimento de uma "plataforma" para a vacina contra o coronavírus.

Nem sempre teremos uma vacina a postos para quando a Doença X surgir, mas não devemos confundi-la com a pandemia de influenza futura que todas as autoridades da saúde pública temem. Devemos nos antecipar e nos preparar para ela. Como delineamos no capítulo 20, precisamos de uma vacina para influenza transformadora — alguns a chamam vacina universal —, que possa ser eficaz contra todas ou quase todas as cepas do vírus e não dependa da vacina anual de eficácia variada, cuja fórmula se baseia basicamente em especulação sobre quais cepas provavelmente dominarão a estação seguinte. É provável que essa busca seja uma empreitada da escala do Projeto Manhattan, com todos os custos atrelados, mas não conseguimos imaginar nada com tanto potencial de salvar tantas vidas e a raça humana de um desastre médico e econômico do qual levaríamos décadas ou mais para nos recuperarmos.

Na esteira da crise do Ebola na África Ocidental, foi publicada uma grande quantidade de relatórios bem pesquisados e profundamente analíticos de organizações como as Nações Unidas, a Organização Mundial da Saúde, a Academia Nacional de Medicina dos Estados Unidos e um trabalho conjunto do Instituto de Saúde Global de Harvard e da Escola de Higiene e Medicina Tropical de Londres. Em todos está detalhada a falta inicial de coordenação e de reconhecimento do alcance do problema, e todos continham estratégias semelhantes e valiosas, além de recomendações de como proceder da próxima vez. E no entanto poucas das ações recomendadas foram implementadas, e os documentos ficaram basicamente acumulando poeira nas prateleiras. Como resultado, não estamos muito mais além do que estávamos no início daquele surto em particular.

Para enfrentarmos qualquer possível pandemia, precisamos de imaginação criativa quanto ao que pode e vai acontecer e ao que será necessário para estarmos preparados quando acontecer. Isso inclui planejamento para a continuidade das operações do sistema de saúde, do governo e dos negócios. Precisamos de um estoque estratégico internacional de suprimentos como medicamentos fundamentais e ventiladores para os pacientes, além de equipamento de proteção individual para os profissionais de saúde. Os Estados Unidos devem ter o próprio estoque com quantidades realistas de suprimentos necessários — não a quantidade gritantemente inadequada que há hoje à disposição para combater a Covid-19. E precisamos de um plano robusto para aumentar quase que de imediato a capacidade de hospitais e clínicas para níveis de surto, como a montagem de tendas em estacionamentos para que suspeitos de infecção com o novo vírus sejam separados e, se necessário, isolados do fluxo normal de pacientes.

Apesar de todas as enfermidades, mortes, perturbações e perdas econômicas causadas pela Covid-19, a maior tragédia será "desperdiçarmos" esta crise não aprendendo nada com ela e não nos preparando para o futuro. A julgar pelo que nos mostra a história, é quase certo que seremos surpreendidos quanto ao micróbio ou cepa específicos a nos ameaçar com a próxima doença infecciosa amplamente disseminada. Mas será nossa responsabilidade e um risco para nós mesmos se não estivermos preparados para enfrentá-los com todos os planos e recursos de que já sabemos que vamos precisar.

Não podemos nos esquecer jamais de que um micróbio perigoso em qualquer lugar do mundo hoje pode estar amanhã espalhado por todo o planeta.

E é disso que este livro fala.

Michael T. Osterholm
Mark Olshaker
Março de 2020

Introdução

Quando eu era o epidemiologista do estado de Minnesota, algumas pessoas nos meios de comunicação começaram a me chamar de "Bad News Mike", algo como "Mike Notícias Ruins", pois, quando eu ligava para autoridades ou líderes de corporações, geralmente não era para dizer nada que fossem gostar de ouvir. Em uma reportagem com esse título na revista *Mpls St Paul*, assinada por Kermit Pattison, o subtítulo dizia: "Obstinado e sincero, o epidemiologista do estado insiste em ser apenas um mensageiro do front dos germes. O que quer que ele seja, a mensagem que ele entrega não é boa."

Bem, não sei quanto à acusação de ser "obstinado", mas devo admitir a culpa de ser "sincero". É porque acredito em *epidemiologia consequencial*. Isto é, se tentarmos mudar o que poderia ocorrer no caso de não agirmos, seremos capazes de alterar de modo positivo o curso da história, em vez de apenas registrá-la e explicá-la retrospectivamente. Graças aos feitos do dr. Bill Foege e do falecido dr. D.A. Henderson, dois gigantes da saúde pública, com ajuda de literalmente milhares de outros nos anos 1960 e 1970, milhões de crianças ainda não nascidas serão poupadas da devastação da varíola. Oportunidades como essa de fazer o bem e mudar vidas ainda existem. Só precisamos reconhecê-las e ter a vontade coletiva de agir.

Este livro é resultado da minha participação, de minhas observações, preocupações, investigações de surtos, de meus estudos, programas e do desenvolvimento de políticas na linha de frente das grandes questões de saúde pública do nosso tempo. Entre elas, a síndrome do choque tóxico, a Aids, a Sars, a resistência a antibióticos, intoxicações alimentares, doenças preveníveis por vacinas, bioterrorismo, zoonoses (doenças transmissíveis de animais para seres humanos e vice-versa), incluindo o Ebola, e doenças vetoriais (as transmitidas por mosquitos, carrapatos e moscas, tais como os vírus da dengue e da Zika). Cada experiência ou encontro — local, regional, nacional ou internacional — enriqueceu e delineou minha forma de pensar, todas me ensinaram alguma lição crítica sobre como lidamos com os nossos inimigos mais mortais e todas afinaram o foco da lente pela qual observo a saúde pública.

Pois, de fato, doenças infecciosas são o inimigo mais mortal que a humanidade deve encarar. Sim, infecções estão longe de ser os únicos tipos de doenças a nos afetar, mas são o único tipo que nos afeta coletivamente, e às vezes em massa. Doenças cardíacas, câncer, até o Alzheimer, podem ter efeitos individuais devastadores, e a pesquisa que leva a suas curas é louvável. Mas essas não são doenças com o potencial de alterar o funcionamento cotidiano da sociedade, impedir viagens, paralisar o comércio e a indústria ou gerar instabilidade política.

Se existe algum tema central da minha carreira, esse tem sido conectar pontos de informação discrepantes e com eles traçar uma linha coerente rumo ao futuro. Por exemplo, já em 2014 eu escrevia e palestrava que a chegada do vírus da Zika às Américas era uma questão de tempo. Em 2015, perante uma plateia de profissionais céticos na Academia Nacional de Medicina, previ que a Mers não tardaria a aparecer em alguma grande cidade fora do Oriente Médio (meses depois, ela apareceu em Seul, na Coreia do Sul).

Não me julgo detentor de qualquer talento fora do comum. Antecipar riscos e ameaças em potencial deveriam ser práticas-padrão da saúde pública.

Quando estabeleci o Centro de Pesquisa e Formulação de Políticas sobre Doenças Infecciosas (Cidrap), que hoje lidero na Universidade de Minnesota, tinha em mente que, sem a formulação de políticas, a pesquisa não tem serventia. Ou, colocando a questão de outra forma, costumamos ir de crise em crise, sem jamais prevê-las ou concluirmos o trabalho iniciado.

Precisa haver uma interseção entre ciência e política para que elas sejam eficazes. Assim, ao longo deste livro, pouco falaremos de avanços obtidos ou necessários na ciência da prevenção de doenças sem dar igual consideração ao que *fazer* com esses avanços.

Nosso objetivo aqui é oferecer um novo paradigma para considerar as ameaças representadas por surtos de doenças infecciosas no século XXI. Tanto vamos abordar o amplo espectro das doenças transmissíveis quanto nos concentrar na identificação e exploração de males capazes de romper o bem-estar social, político, econômico, emocional ou existencial de grandes regiões ou mesmo de todo o planeta. E mesmo que morbidez e mortalidade sejam considerações fundamentais, não são as únicas. Afinal, no atual contexto, alguns poucos casos de varíola em qualquer lugar do mundo podem criar mais pânico do que milhares de mortes por malária só no continente africano.

Ou seja, nem sempre fazemos distinções racionais entre o que pode nos matar e o que pode nos ferir, assustar ou só gerar desconforto. E, como resultado, nem sempre tomamos decisões racionais sobre a aplicação de nossos recursos, o direcionamento de nossas políticas e, para ser sincero, de nossos medos também. Escrevo estas palavras enquanto grande parte do Ocidente está tremendamente preocupado com a disseminação do vírus da Zika e sua associação com a microcefalia, outros defeitos congênitos e a síndrome de Guillain-Barré. No entanto, nos últimos anos, o vírus da dengue, transmitido exatamente pelo mesmo mosquito, já matou muito mais gente na mesma região sem gerar grande comoção pública. Por quê? Provavelmente por haver poucas situações tão dramáticas e chocantes quanto o nascimento de bebês com cabeças malformadas e menores do que o normal e perspectivas de vida incertas, marcadas por deficiências. É o pior pesadelo de toda mãe e todo pai.

Usaremos duas metáforas para doenças ao longo do livro: crime e guerra, ambas adequadas, pois nossa luta contra infecções lembra esses horrores em vários sentidos. Na investigação e no diagnóstico de surtos, somos como detetives. Na reação, devemos ser estrategistas militares. Da mesma forma que crime e guerra jamais serão erradicados, nunca eliminaremos as doenças. E da mesma forma que nos engajamos em uma constante guerra contra o crime, também combatemos doenças constantemente.

Nos primeiros seis capítulos, apresentaremos as histórias, os casos e os cenários que fornecerão o contexto para o restante do livro. Depois discutiremos o que considero nossas ameaças e os desafios mais prementes bem como as formas práticas de encará-los.

Em 2005, escrevi um artigo para o periódico *Foreign Affairs* intitulado "Preparando-nos para a próxima pandemia". Concluí com o seguinte alerta:

Este é um ponto crítico da história. O tempo está se esgotando para que nos preparemos para a próxima pandemia. Temos de agir já, com determinação e propósito. Algum dia, depois que tivermos passado pela próxima pandemia, uma comissão como a do 11 de Setembro será encarregada de determinar como os governantes, as empresas e as autoridades de saúde pública prepararam o mundo para uma catástrofe da qual estavam plenamente avisados. Qual será o veredito?

Nos onze anos que se passaram desde que escrevi tais palavras, não vi muita coisa mudar.

Poderíamos tentar apavorar a todos com hemorragias pelos olhos e órgãos internos transformados em uma massa pastosa, como fizeram alguns livros e filmes, mas essas imagens, na imensa maioria dos casos, são deturpadas e irrelevantes. A realidade deverá se provar suficientemente preocupante para nos *conscientizar*.

Não procuro oferecer uma perspectiva otimista ou pessimista aos desafios do combate ao nosso inimigo mais mortal. Tento ser realista. Só poderemos confrontar e lidar com a ameaça sempre presente das doenças infecciosas se *entendermos* tais desafios, de forma que o *impensável* não se torne o *inevitável*.

CAPÍTULO 1

Cisnes negros e alertas vermelhos

*Há algo acontecendo aqui.
O quê, não está bem claro.*
BUFFALO SPRINGFIELD

Quem? O quê? Quando? Onde? Por quê? Como?
Assim como repórteres e policiais, epidemiologistas de saúde pública — investigadores de doenças — sempre fazem essas perguntas, procurando reunir o maior número possível de peças do quebra-cabeça "Como isso aconteceu?": componentes que nos ajudam a contar a história. É disso que se trata a epidemiologia (aliás, toda a medicina diagnóstica): ligar os pontos e montar uma narrativa coerente. Só então, com essa narrativa suficientemente conhecida e compreendida, poderemos começar a confrontar o problema ou desafio. Como investigadores da medicina, às vezes conseguimos conter um surto sem compreender todas as peças de um quebra-cabeça complexo, como descobrir que certo alimento está fazendo mal às pessoas ainda que sem saber como foi contaminado. Mas, quanto mais soubermos, mais bem equipados estaremos para solucionar o mistério e garantir que problemas semelhantes não ocorram no futuro.

Num dia que jamais esquecerei, éramos mais ou menos dez sentados ao redor da mesa na sala de reuniões da direção do Centro de Controle de Doenças (CDC, na sigla em inglês) em Atlanta — posteriormente rebatizado Centros para Controle de Doenças e depois Centros para Controle e Prevenção de Doenças. Nenhum de nós sabia como agir a respeito dos casos que haviam acabado de nos ser apresentados enquanto fazíamos um checklist mental.

O quê: em um *cluster*, ou agregado de casos, *Pneumocystis cariniii* (PCP ou pneumocistose) — rara infecção parasítica que causa pneumonia com risco de morte e só costuma ocorrer em indivíduos com imunidade comprometida. No outro, sarcoma de Kaposi (SK) — um tumor maligno desfigurante que hoje se sabe ser causado pelo vírus de herpes humano 8 (HHV-8), também mais frequente em pessoas com problemas imunológicos. No início, se manifesta em pequenas lesões vermelhas e preto-azuladas na pele ou na mucosa da boca, do nariz e da garganta. A lesão cresce e se transforma em tumores protuberantes, bastante dolorosos, e geralmente se espalham para o pulmão, o tubo digestivo e os linfonodos.

Quando: naquele exato momento — junho de 1981.

Onde: os casos de PCP estavam ocorrendo basicamente na Grande Los Angeles e os de SK na Grande Nova York.

Quem: dois conjuntos de jovens rapazes homossexuais antes saudáveis em lados opostos do país.

Por quê e *como*: eis os mistérios.

Porque, como sabíamos todos, *tais doenças raras e misteriosas não deveriam estar acometendo esse grupo de pacientes*.

À cabeceira da mesa na longa e estreita sala revestida de madeira escura estava o dr. James Curran. Ele integrava o que então se chamava de Divisão de DSTs (doenças sexualmente transmissíveis) e sua equipe trabalhava com o braço do CDC dedicado à hepatite viral em Phoenix. Meu interesse era a hepatite B, e eu estudava como profissionais de saúde de um único hospital de Minneapolis tinham se infectado. Mais de oitenta casos haviam ocorrido entre eles no espaço de tempo de catorze meses, entre os quais o de um jovem médico que morreu em decorrência da hepatite adquirida no ambiente de trabalho.

Jim é um dos sujeitos mais inteligentes na nossa área e jamais teve medo de dizer o que pensa. Eu já havia considerado um emprego em sua divisão do CDC. Ele estava começando a testar uma nova vacina, ainda não aprovada, para a hepatite B em homens homossexuais de várias cidades americanas, um grupo de alto risco, em razão da possibilidade significativa de transmissão do vírus por sexo anal, risco este potencializado nos que tinham vários parceiros.

O dr. Bill Darrow, especialista em aspectos comportamentais de doenças infecciosas, e a dra. Mary Guinan, MD, PhD, renomada especialista em vírus, ambos da Divisão de DSTs, também estavam na reunião.

O dr. Dennis Juranek, da Divisão de Doenças Parasitárias, também presente, havia se engajado consideravelmente na fase inicial de coleta de informações a respeito dos casos. Tão rara era a PCP nos Estados Unidos que o fabricante do principal medicamento utilizado para tratá-la mundo afora, a pentamidina, não se dera ao trabalho de passar pelo processo de aprovação da Food and Drug Administration (FDA). Portanto, por se tratar de um medicamento experimental e sem licença, só o CDC tinha autorização para estocá-lo. O dr. Wayne Shandera, de Los Angeles, que como integrante do Sistema de Inteligência Epidemiológica (EIS, na sigla em inglês) ajudava a monitorar surtos, estava no viva voz. O EIS é o programa de treinamento de novos epidemiologistas e outros profissionais de saúde pública do CDC, que depois são enviados país e mundo afora para investigar surtos de doenças misteriosas e potencialmente ameaçadoras.

Para um epidemiologista de 28 anos do Meio-Oeste, trabalhar com profissionais tão notáveis e dedicados e estar ali no CDC era como ser teletransportado para a nave-mãe. Estava grato por ter sido convidado por Jim para aquela reunião, ainda que como figurante. Como chefe da Seção de Epidemiologia de Doenças Agudas do Departamento de Saúde de Minnesota, eu estava na verdade no CDC por outra razão — uma reunião a respeito da síndrome do choque tóxico (SCT), uma condição que vinha investigando de maneira dedicada já fazia quase um ano. Por isso, por minha experiência em vigilância epidemiológica na saúde pública relacionada a surtos inexplicados, e pelo fato de eu por acaso estar no prédio, Jim me convidou para ajudar a trazer uma perspectiva de campo. Além disso, eu pouco tempo antes havia comandado a equipe do Departamento de Saúde de Minnesota na investigação de vários surtos significativos de outro tipo de hepatite viral em homens homossexuais. Essa doença hoje é conhecida como hepatite A.

Sob tal panorama de saúde pública, a partir desta então recente experiência investigativa, deparei-me com o mistério da vez com os outros na sala de reuniões da diretoria do CDC.

Detalhes haviam sido publicados, usando a fria linguagem da ciência, na edição de 5 de junho de 1981 do *MMWR — Morbidity and Mortality Weekly Report* (Relatório Semanal de Morbidade e Mortalidade) —, o informe de doenças importantes para o público do CDC:

> No período entre outubro de 1980 e maio de 1981, cinco rapazes, todos homossexuais ativos, receberam tratamento para pneumonia do tipo *Pneumocystis carinii* confirmada por biópsia em três hospitais diferentes de Los Angeles,

Califórnia. Dois desses pacientes morreram. Todos os cinco pacientes eram ou haviam sido portadores de infecção por citomegalovírus (CMV), confirmada por laboratório, e candidíase. Seguem relatórios de caso dos pacientes.

O relatório descrevia cinco homens, de 29 a 36 anos, dos quais quatro eram saudáveis até então e o quinto, cinco anos antes, havia passado por um bem-sucedido tratamento para linfoma de Hodgkin. O CMV é um vírus comum que muitos portadores nem sabem que têm, pois em geral não causa sintomas. Como passa de pessoa para pessoa através de fluidos corporais — saliva, sangue, urina e sêmen — e como pessoas compartilham mais fluidos quando têm múltiplos parceiros, e ainda pela probabilidade bem maior de o sexo anal causar pequenas escoriações e, portanto, sangramento, se comparado com o vaginal, aparecia com frequência em homens gays sexualmente ativos. O termo técnico então usado era HSH — homens que fazem sexo com homens. Mas sabia-se que o CMV causava vários problemas de saúde em indivíduos com a imunidade comprometida. Talvez a candidíase verificada naqueles rapazes indicasse algum tipo de imunossupressão. O paciente 4, o mais jovem de todos e que havia tido o linfoma, foi um dos dois que morreram. Fora tratado com radiação. Teria ela suprimido seu sistema imunológico? O câncer em si poderia ter tido algum efeito? E quanto aos outros quatro?

Algo particularmente confuso era o fato de que os investigadores não esperavam encontrar esses dois "culpados" — a pneumocistose em Los Angeles e o sarcoma de Kaposi em Nova York — na "cena do crime". A PCP era causada por um parasita que em geral é facilmente neutralizado por nosso sistema imunológico. O SK, no Ocidente, costuma aparecer em homens idosos e já fragilizados e adoentados por alguma outra razão.

Como observou sobriamente o *MMWR*:

A pneumonia por *Pneumocystis* nos Estados Unidos se limita quase exclusivamente a pacientes gravemente imunodeprimidos. Sua ocorrência nesses cinco indivíduos até então saudáveis sem um quadro de imunodeficiência clinicamente aparente é incomum.

Por que, então, se verificavam aquelas duas anomalias médicas em grupos de jovens saudáveis nos dois lados do país? Quais seriam as causas conhecidas de imunodeficiência?

Avaliamos as listas de suspeitos habituais e não habituais — os médicos chamam de diagnósticos diferenciais.

Havia certa especulação de que a causa pudesse estar relacionada ao vírus Epstein-Barr (EBV), geralmente transmitido por secreções orais e genitais e fluidos corporais. O EBV não costuma provocar sintomas, mas é uma das principais causas de mononucleose infecciosa, informalmente chamada nos meus tempos de escola de "doença do beijo". O EBV também é associado a condições mais sérias, entre elas os linfomas de Hodgkin e de Burkitt e uma série de doenças autoimunes. Alguns cientistas chegaram a especular que poderia também desencadear a síndrome da fadiga crônica, mas isso jamais foi provado.

As teorias corriam soltas, abarcando todo tipo de ideia, da possibilidade de não haver qualquer relação entre nenhum dos casos ao surgimento de uma nova doença altamente infecciosa.

"A maioria de nós acreditava se tratar de um agente sexualmente transmissível, mas não sabíamos qual", lembrou Jim Curran.

Poderia ser algum micróbio transmitido pelo sangue? Talvez algum composto químico que tais homens tivessem ingerido intencional ou inadvertidamente? Parecia se tratar de uma doença infecciosa, mas, àquela altura, não tínhamos certeza.

Parte significativa da comunidade gay numa série de grandes cidades, entre as quais Nova York e Los Angeles, era sexualmente ativa, com numerosos parceiros, com frequência no mesmo dia. E uma das formas favoritas para obter e manter ereções e intensificar as sensações do sexo era cheirar nitrato de amila, ou "poppers". Estariam compostos químicos permanecendo no sistema e causando tais efeitos estranhos? Não parecia provável, mas não descartávamos nada.

E a grande questão: haveria relação entre aqueles dois grupos ou o elemento em comum — homens gays sexualmente ativos — era mero acaso? Muita gente já ouviu o velho aforismo *O que é comum ocorre de maneira comum. O que é incomum, não. Quando ouvir cascos batendo no chão, antes de pensar em zebras, pense em cavalos.* Seria então uma zebra? Ou apenas dois cavalos sem qualquer relação?

O primeiro passo crítico seria o que chamamos de "vigilância de caso" e é tão importante quanto a vigilância de um possível suspeito por parte de policiais. Devido à minha experiência recente com a síndrome do choque tóxico, o grupo reunido na sala me perguntou como poderiam aumentar a vigilância em Nova York e Los Angeles e onde mais deveriam procurar casos semelhantes. Faria sentido se concentrar em clínicas que tratassem um grande volume de doenças sexualmente transmissíveis? E consultórios de pneumologistas, em busca de possíveis casos de PCP? E de dermatologistas, para os de SK?

Aquelas ideias até faziam sentido, mas achei que seria mais provável chegar rapidamente a um volume maior de informação se pesquisássemos entre médicos das áreas em Los Angeles e Nova York com grandes populações de homens gays para saber se estariam surgindo casos parecidos. Mesmo que todos fossem causados por um único micróbio ou pela ingestão de um composto químico que minasse o sistema imunológico e ocorressem em outras cidades e entre heterossexuais, os "points" para achar mais casos pareciam estar entre homens gays em Los Angeles e Nova York.

Saí da reunião pensando se havia de fato algo com que se preocupar ou se tais casos eram incidentes aleatórios do tipo que acontece no nosso meio. Um daqueles ou ambos os agregados de casos seriam anomalias médicas que logo desapareceriam? Seriam mistérios com explicações mais precisas? Jim certamente torcia para que fossem; nas palavras dele: "Identificar. Tratar. E pronto."

Ou estaríamos diante de uma genuína ocorrência de cisne negro, que se tornaria um alerta vermelho a exigir mobilização geral?

O termo "cisne negro" foi introduzido pelo escritor e acadêmico Nassim Nicholas Taleb para explicar certas ocorrências raras em mercados financeiros. Em seu livro de 2007, *A lógica do cisne negro*, ele ampliou o conceito para explicar eventos incomuns de alto ou de extremo impacto, difíceis de prever, em contextos variados.

Nenhum de nós ao redor daquela mesa em Atlanta se deu conta de estar testemunhando um momento histórico: a transição do mundo para a era da Aids. Jim Curran continuaria a comandar a pesquisa da doença no CDC, e isso transformaria sua carreira.

Jim mais tarde estabeleceria uma força-tarefa para explorar essa nova condição no CDC, apelidada provisoriamente de Sarcoma de Kaposi e Infecções Oportunistas. Mais ou menos nessa época, que coincide também com a publicação do primeiro relatório do *MMWR*, o CDC começou a receber um número inédito de prescrições de pentamidina para tratar rapazes acometidos por PCP, sobretudo em Nova York. Muito embora ninguém soubesse o que causava a condição, Jim e seus colegas sabiam que havia chegado a hora de o CDC estabelecer uma definição de caso.

A definição de caso é crucial para se identificar uma doença e tentar descobrir o que fazer a respeito. Uma vez que a doença esteja devidamente descrita, investigadores do próprio CDC, autoridades dos departamentos de saúde local e estadual, funcionários das emergências de hospitais e todos os demais médicos e profissionais da área de saúde podem diagnosticar ou descartar cada situação particular que aparecer.

"Os casos eram tão incomuns", lembrou Jim, "que foi necessária uma definição específica. Focamos então na vigilância ativa bem específica, do tipo que nos permitisse dizer: 'Isso está mesmo aumentando. É focal, mas está se espalhando.'"

Assim que a informação desses estranhos novos surtos de doenças chegou à mídia, o CDC foi soterrado de telefonemas descrevendo sintomas semelhantes. Ao fim de 1981, haviam sido notificados 270 casos de grave imunodeficiência em homens homossexuais. Destes, 212 tinham morrido. Ao longo do primeiro ano de vigilância, a condição foi observada principalmente em homens gays e usuários de drogas injetáveis.

No ano seguinte, os casos eram estimados na casa das dezenas de milhares. Segundo Jim, "o problema daqueles primeiros anos era que estávamos sempre subestimando, mas sendo acusados de superestimar".

O ponto de virada da investigação se deu quando sintomas passaram a surgir em gente que não se encaixava no perfil. Jim se recorda: "Começou a aparecer pneumocistose em indivíduos que receberam transfusão de sangue e de quem estávamos bastante seguros de que não era homossexual nem tinha outro fator de risco. Detectamos em crianças hemofílicas. Nesse momento pudemos nos convencer e aos outros da lógica de quem pegava e quem não pegava. E isso foi muito importante. Quando vimos três casos de hemofílicos numa mesma semana, percebemos que o agente só poderia estar no banco de sangue e devia ser um vírus ainda não reconhecido."

Em setembro de 1982, sob a liderança de Jim, o CDC utilizou pela primeira vez o termo "síndrome da imunodeficiência adquirida", definido como "uma doença ao menos moderadamente preditiva de um defeito na imunidade mediada por células, ocorrendo em alguém sem histórico de baixa resistência a tal doença". Jim fizera pressão pela adoção do acrônimo Aids por achar de suma importância haver um nome fácil de lembrar e que pudesse ser adotado pelo mundo todo.

Um mês depois, o *MMWR* publicou suas primeiras orientações sobre prevenção da Aids, tratamento de pacientes e manuseio de amostras.

O que acabou se revelando foi que a Aids tinha todos os elementos dos maiores desafios de saúde pública: dramas imediatos, descobertas de bastidores e enorme impacto financeiro, social, religioso, ético, político e até militar.

Em 1983, já havia ficado claro para os cientistas nos Estados Unidos e na França que a doença era causada por um retrovírus. Em 23 de abril de 1984, Margaret Heckler, secretária de Saúde e Recursos Humanos, deu uma entrevista coletiva para anunciar que o dr. Robert Gallo e seus colegas do Instituto Nacional do Câncer — parte dos Institutos Nacionais de Saúde — haviam descoberto a causa da Aids: o retrovírus HTLV-III.

Em junho seria a vez de Gallo e Luc Montagnier, professor do Instituto Pasteur, darem uma entrevista coletiva para confirmar que o vírus associado à linfadenopatia (LAV) francês e o HTLV-III americano eram quase certamente idênticos e provavelmente a causa da Aids. Só em 1986 viria o nome oficial HIV, ou vírus da imunodeficiência humana, conferido pelo Comitê Internacional de Taxonomia de Vírus.

O HIV muito provavelmente surgiu nas florestas do continente africano, como uma infecção que afetava primatas, como macacos e chimpanzés, e permaneceu assim por várias décadas até começar afetar o homem. O crescimento populacional humano nas florestas africanas tornou mais comum a prática de caçar primatas e fez da carne de animais silvestres uma fonte nutricional regular. O vírus provavelmente pulou de uma espécie para outra em decorrência do amplo contato das pessoas com o sangue contaminado de primatas que matavam e estripavam. Desse momento em diante, a transmissão sexual entre seres humanos tornou-se provavelmente a principal forma de disseminação do vírus, que assim acabaria por sair dos grupos pequenos e isolados na selva.

Este é um modelo instrutivo para a proliferação de outras doenças contagiosas: o crescimento populacional e o "progresso" criam estradas melhores e maior mobilidade, enquanto reduzem o território ocupado por florestas. Como resultado, micróbios que talvez tenham permanecido por séculos ou até milênios em seus nichos particulares emergem deles e se tornam problemas bem maiores.

Retornando à entrevista coletiva de 23 de abril, Margaret Heckler anunciou ainda o desenvolvimento de um exame de sangue diagnóstico e expressou sua esperança de que uma vacina para a Aids estivesse pronta dentro de dois anos.

A ideia de que uma vacina para a Aids estivesse pronta em tão pouco tempo me pareceu totalmente fora da realidade. Não entendia de onde ela havia tirado tal estimativa. Dois anos é um tempo muito curto para desenvolver qualquer vacina; para o retrovírus causador da Aids parecia praticamente impossível.

Uma vez instalado na célula, o retrovírus permanece por tempo indefinido. O HIV está presente nos fluidos corporais de indivíduos infectados, e quando o vírus entra numa pessoa na forma de leucócitos infectados, por exemplo na ejaculação, fica praticamente impossível para anticorpos produzidos por vacina ou por outras partes da resposta imunológica normal humana vencerem a primeira batalha contra o vírus invasor. Com outros vírus, vacinas desencadeiam uma reação no sistema imunológico para que os invasores sejam identificados e exterminados. Mas o fato de esse vírus conseguir escapar às próprias defesas do corpo desafiava todas as noções de como funcionam as vacinas.

"Certamente houve otimismo prematuro na menção da vacina" é o comentário de Jim. "A pergunta honesta a ser feita não era *quando* haveria uma vacina, mas *se* haveria uma vacina."

Isso não significava que não fosse possível desenvolver tratamentos que limitassem e muito a ação do vírus no corpo. Aliás, a evolução do coquetel de drogas hoje usado para controlar a doença foi verdadeiramente notável e inspiradora. Mas a palavra-chave aqui é *controlar*, assim como fazemos com a diabetes e outras doenças crônicas, não *prevenir* ou *curar*.

Em meados dos anos 1980, enquanto alguns na comunidade da saúde pública estavam profundamente focados na pesquisa de vacinas, eu dizia repetidas vezes em todo fórum de que participava que não podíamos nos dar ao luxo de esperar por uma vacina para interromper a transmissão. As medidas preventivas eram essenciais.

Eu tinha nisso um interesse pessoal. Em 1983, antes de os bancos de sangue dos Estados Unidos passarem por inspeções de rotina para detecção de HIV, minha querida tia de 66 anos, Romana Marie Ryan — freira e professora em São Francisco — quebrou o quadril ao cair em um passeio para o qual tinha levado a turma do jardim de infância. Seu pároco, o padre Thomas F. Regan, costumava dizer que ela possuía um "dom mágico" para ensinar crianças pequenas.

Tia Romana voltara a Iowa para uma visita em agosto de 1984. Promovemos uma pequena reunião familiar na casa principal do convento de Dubuque. Lembro-me com clareza da viagem de carro de Minneapolis até Dubuque para um maravilhoso encontro num domingo à tarde.

Fazia um dia lindo às margens do rio Mississippi. Minha tia como sempre estava muito alegre, divertida e amorosa, o tipo de pessoa em cuja companhia dá gosto de estar. Mas andava doente, e os médicos não estavam conseguindo detectar a causa. Lembro que ela usava naquele dia uma longa saia verde-clara; fazia anos que já não se vestia feito uma freira. No momento em que se sentou numa cadeira no pátio, percebi a presença de terríveis lesões avermelhadas e arroxeadas na parte inferior de suas pernas.

Apesar de minha familiaridade com sarcomas de Kaposi, não somei dois mais dois. Ela não era um homem homossexual e eu não sabia que havia passado por uma transfusão de sangue durante a cirurgia feita em 1983 para reparar o osso quebrado do quadril; os médicos partiram do pressuposto de que haveria perda substancial de sangue, e a transfusão começara logo no início da operação. O sangue que ela recebeu estava contaminado com HIV. No fim das contas, o sangramento não fora significativo e a transfusão, portanto, desnecessária.

Pouco depois de retornar a São Francisco, Romana foi diagnosticada com Aids. Morreu de pneumocistose em fevereiro de 1985, tendo seus últimos meses sido marcados por dores excruciantes. Mas nunca se queixou, na verdade rezava diariamente pelo homem portador de HIV que doara o sangue para ela e por todos os outros com a mesma condição. "Sei como sofrem", disse ela, segundo o padre Regan. "Ofereço o que estou passando para que os médicos encontrem uma cura para essa doença."

O vírus consumiu-lhe o corpo, mas em nada afetou sua alma sagrada e bondosa. Romana é até hoje a pessoa mais próxima de mim a ter morrido de Aids. Mas ao longo dos trinta anos seguintes esse monstro microbiano me custaria vários amigos e colegas queridos.

Poucos dias após a infame entrevista coletiva da secretária Margaret Heckler em 1984, fiz uma palestra para um grupo de homens de negócio gays das Cidades Gêmeas (Minneapolis-St. Paul). A plateia era composta por mais de duzentas pessoas, muitas das quais em negação, acreditando que meus pronunciamentos públicos sobre a questão da Aids eram exagerados.

Ao me apresentar, o mestre de cerimônias disse com entusiasmo e certo alívio que o anúncio de uma vacina no horizonte próximo por parte da secretária significava que aquela nova crise na saúde da comunidade gay logo passaria. Era quase como se dissesse que não havia nenhuma razão para minha presença ali.

Comecei a palestra com uma mensagem simples: não punha fé na declaração da secretária e não acreditava que veríamos surgir uma vacina efetiva contra a Aids ao longo de minha vida profissional, a não ser que fosse descoberta alguma nova tecnologia equivalente às máquinas de teletransporte de *Star Trek*. Ouvi algumas vaias e gritos vindos da plateia. Algumas pessoas chegaram mesmo a se levantar e ir embora. Eu sabia que falava totalmente embasado pela ciência da retrovirologia e da epidemiologia. Mas isso não me trazia qualquer conforto diante daquele grupo de pessoas, ciente de que várias sofreriam mortes dolorosas nos meses e anos vindouros, caso não prestassem atenção à mensagem de sexo mais seguro e proteção pessoal. Aquele foi um de meus clássicos momentos de "Bad News Mike", mas as evidências só apontavam para uma direção.

Em 1985, o governo do estado de Minnesota tornou-se o primeiro do mundo a fazer da infecção por HIV uma doença de notificação compulsória. Já no ano anterior, nós e vários outros departamentos de saúde em nível local e estadual havíamos tornado a Aids em si uma doença que deveria ser notificada. Liderei essa iniciativa como parte de um programa de saúde pública completo para lidar com as infecções por HIV, da mesma forma como deveríamos e faríamos no caso de qualquer ameaça séria de doença infecciosa. Pessoas infectadas por HIV teriam a garantia de que, apesar da comunicação obrigatória, seu estado de saúde seria informação confidencial, não publicada ou compartilhada com seus empregadores. Mas foi uma medida bastante impopular junto à maior parte da comunidade gay.

Em 2006, o CDC recomendou a triagem universal do HIV, algo que eu já defendia publicamente em meados dos anos 1980 — outro gesto de minha parte não exatamente popular. Só em 2015 médicos, clínicas e hospitais país afora, incluindo meu próprio estado de Minnesota, passaram a falar em triagem universal de todos entre 18 e 64 anos de idade.

Vinte anos após aquela primeira menção no *MMWR*, o CDC anunciou que quase meio milhão de pessoas havia morrido de Aids só nos Estados Unidos. E, no entanto, as autoridades continuavam a escrever que "o desenvolvimento de uma vacina contra o HIV é importante para controlar a epidemia global". Enquanto escrevo estas linhas, a vacina continua não existindo, apesar das constantes promessas e das palavras esperançosas de autoridades da área de saúde e pesquisadores dos laboratórios. E não é por falta de tentativa.

Em 2014, estimava-se que 36,9 milhões de pessoas ao redor do mundo viviam com HIV, a maioria delas na África Subsaariana. Estima-se que haja

2 milhões de novos casos por ano e 1,2 milhão de mortes. Hoje, ao longo de uma semana qualquer, 30 mil pessoas são infectadas pelo HIV; na África Subsaariana, 20 mil morrerão de Aids só neste período. Enquanto o número de novos casos for maior que o de mortes, o número de pessoas vivendo com HIV só aumentará.

A boa notícia é que hoje aproximadamente 15 milhões de indivíduos soropositivos são tratados com terapia antirretroviral. A má notícia é que quase 22 milhões mundo afora não são. Isso equivale a praticamente 60% do total de pessoas com HIV. Com 2 milhões de novos casos a cada ano, faz sentido dizer que, na escala global, já não temos mais uma "epidemia de Aids". A infecção por HIV ainda é uma crise de saúde pública, em particular na África Subsaariana, mas hoje é o que chamamos de "hiperendêmica": um grandessíssimo problema de saúde pública, e que não desaparece.

A Aids pode servir como um medonho alerta sobre o *possível*: um cisne negro em forma de doença infecciosa vinda aparentemente do nada e que desencadeou sofrimento inimaginável em um mundo despreparado. Como tal, é um exemplo clássico da tensão permanente entre cavalos e zebras, uma tensão que definiu minha carreira profissional e que teve impacto permanente na minha abordagem como epidemiologista.

A Aids é uma história de terror que nos assombra a todos neste meio. Uma vez que entendemos com o que estávamos lidando e como se dava a transmissão, não fomos capazes de impedir nem de conscientizar as pessoas sobre os comportamentos e hábitos que levaram à sua disseminação. Evidências, conhecimento e lógica nem sempre bastam.

CAPÍTULO 2

Anais da saúde pública

*O primeiro passo na evolução da ética é uma noção
de solidariedade para com outros seres humanos.*
ALBERT SCHWEITZER, MÉDICO

Fui criado em Waukon, no estado americano de Iowa, uma pequena cidade rural na extremidade nordeste do estado, lar da venerável Allamakee County Fair e cerca de 25 quilômetros a oeste de uma curva do rio Mississippi. Eu era o mais velho de seis filhos (três meninos e três meninas) de um pai alcoólatra e agressivo. Cheguei tarde em casa na noite da confraternização de início de ano do ensino médio e descobri que meu pai havia batido na minha mãe e quebrado uma garrafa de cerveja na cabeça dela. Foi o caso mais brutal de violência que eu já havia testemunhado da parte dele, incluídas as costumeiras agressões a minha mãe, meus irmãos e a mim. Foi a única vez na minha vida em que confrontei alguém fisicamente. Até quase o matei, e não tenho qualquer orgulho disso.

Costumo citar uma diretiva atribuída a Sir Winston Churchill: "Ponha em jogo mais do que pode se dar ao luxo de perder, e então aprenderá como jogar." Naquela noite, pus em jogo mais do que poderia me dar ao luxo de perder, porque ficou claro para mim naquele momento que ele jamais poderia pôr os pés na nossa casa de novo.

Claro, essa crise familiar foi abafada na época, mas meu pai nunca mais voltou para casa.

No mínimo, esse incidente me ensinou a duradoura lição de quando é absolutamente necessário se posicionar e quando não é.

Alguns amigos meus já sugeriram que essa minha experiência explicaria a necessidade que tenho de proteger a todos ao meu redor. Não sei bem se concordo. O certo é que foi no ensino médio que defini o curso da minha vida.

Sempre tive interesse em ciência, mas também amava mistérios e devorava as histórias de Sherlock Holmes.

Meu pai era fotógrafo dos jornais locais, o *Waukon Democrat* e o *Waukon Republican-Standard*, de propriedade de dois irmãos. A esposa de um deles, Laverne Hull, assinava a *The New Yorker* e me dava os exemplares depois de lê--los. Com certeza era a única assinante em Waukon, se não em todo o nordeste de Iowa. Eu era fascinado por uma seção chamada "Os anais da medicina", escrita pelo incrivelmente talentoso Berton Roueché. Sempre que um de seus artigos era publicado, eu mergulhava no mistério médico descrito e me imaginava como parte da equipe de detetives da ciência a resolvê-lo. Na época nem conhecia o termo "epidemiologista", mas já sabia que queria ser um.

Numa ocasião particularmente gratificante para mim, em 1988, já quase no fim de sua carreira, Roueché escreveu um "Anais da medicina" sobre um surto de tireotoxicose no sudoeste de Minnesota e em Dakota do Sul, cuja investigação eu liderei. Fechar esse ciclo com o sr. Roueché foi um dos maiores presentes de minha vida profissional.

O que é isso que fazemos e por que o fazemos?

Epidemiologia é o estudo de doenças em populações, com a meta de preveni-las em pessoas e animais. A saúde pública tem uma definição que se justapõe a essa: o termo se refere a atitudes tomadas com o objetivo de melhorar a saúde de determinada comunidade, seja ela uma pequena cidade em Minnesota, seja o continente africano, seja todo o planeta.

Meu herói e amigo William "Bill" Foege, ex-diretor do CDC, ex-diretor executivo do Carter Center e hoje integrante sênior e consultor da Fundação Bill & Melinda Gates, diz: "O propósito da saúde pública é promover a justiça social." E explica: "Sua base filosófica é a justiça social, e sua base científica é a epidemiologia."

Para melhor explicar o que quis dizer, Bill citou Primo Levi, respeitado químico, filósofo e autor italiano cujo pungente livro de memórias *É isto um homem?* está entre as narrativas essenciais sobre o Holocausto. Disse Levi: "Quem sabe como aliviar a tortura e não o faz se transforma no torturador." Nunca ouvi nossa missão coletiva ser explicada de maneira mais bela.

Com dois metros de altura, Bill é uma das figuras mais imponentes da saúde pública — tanto literal quanto metaforicamente. Talvez seu maior feito tenha sido a participação no esforço global de erradicação da varíola, não apenas no trabalho de campo, mas também no planejamento e na implementação da estratégia de "vacinação em anel", oficialmente conhecida como "vigilância e contenção". Não surpreende, portanto, que, quando o fundador da Microsoft Bill Gates e sua esposa, Melinda, decidiram direcionar grande parte de sua multibilionária fortuna a uma fundação dedicada à saúde em escala mundial, tenham escolhido Bill Foege como um dos principais conselheiros. Ao estabelecerem sua fundação, faziam valer a crença de que toda criança tem o direito a uma vida saudável, até onde outros seres humanos consigam proporcioná-la. "É nossa responsabilidade fazer com que pessoas do mundo todo tenham o melhor nível de saúde possível", comentou Gates.

Como professor de saúde pública, sempre sou questionado por alunos sobre como podemos nos preparar para enfrentar os desafios assustadores apresentados por doenças epidêmicas e pandêmicas. Minha resposta é: devemos nos pautar por Bill Foege.

Bill cita três princípios de sua filosofia pessoal quanto à saúde pública que todos faríamos muito bem em seguir:

Primeiro, por mais confusas e desconcertantes que possam parecer as coisas, vivemos em um mundo de causas e efeitos. Em algum lugar há sempre uma resposta.

Segundo, conheça a verdade — e o primeiro passo para conhecê-la é *querer* conhecê-la, sem se contentar com qualquer outra alternativa que lhe pareça mais acolhedora ou mais próxima à sua visão de mundo.

Terceiro, nenhum de nós faz nada de útil sozinho.

A tais princípios eu acrescentaria mais um: estamos todos no mesmo barco, querendo ou não. Como nos alertou o grande e profético dr. Joshua Lederberg, microbiologista ganhador do Nobel, "o micróbio que ontem abateu uma criança num continente distante hoje pode alcançar seu filho e amanhã semear uma pandemia global". Josh, falecido em 2008, foi uma das pessoas que mais tiveram influência em minha carreira. Como mentor, me ensinou que um ponto não passa disto: uma pessoa ou bactéria, vírus, parasita, lugar ou momento isolado. Mas vários pontos começam a formar uma linha caso se organizem por acaso ou de propósito. Nosso trabalho na saúde pública é enxergar os pontos antes que se transformem numa linha e fazer o possível para essa linha jamais se materializar.

Uma das metas de vida de Bill Foege era ler a obra completa dos historiadores americanos Will e Ariel Durant, em especial os épicos onze volumes de *A história da civilização*. Numa conversa na Rollins School of Public Health da Universidade Emory em Atlanta, ele nos contou como todo o país e grande parte do mundo pareceram se unir da noite para o dia após o ataque japonês a Pearl Harbor, em 7 de dezembro de 1941. Desde então, conjeturava, teria havido algo capaz de desencadear uma coalizão similar dos justos e engajados? Os ataques terroristas de 11 de setembro de 2001 de início o fizeram, defendem muitos. Mas a reação não durou muito, atrapalhada e dissipada como foi por uma ação militar que nada tinha a ver com o ataque ou a ameaça.

Os Durant acreditavam, porém, que isso seria possível no caso de uma invasão alienígena que ameaçasse todo o planeta e forçasse os seres humanos a deixar suas diferenças de lado.

"Doenças infecciosas acabam funcionando como substituto de uma invasão alienígena", propôs Bill. "Por isso conseguimos erradicar a varíola em meio à Guerra Fria. Ambos os lados percebiam que era algo importante a fazer."

Para levar a analogia com os extraterrestres um passo além, primeiro seria preciso convencer a população de que extraterrestres haviam, de fato, pousado na Terra. É só ver as mudanças climáticas: há dados científicos bem estabelecidos e, no entanto, uma grande parcela da população se recusa a acreditar no aquecimento global.

O mesmo ocorre com doenças infecciosas. Nossa tarefa é convencer líderes de nações, presidentes de corporações, organizações filantrópicas e os meios de comunicação de que a ameaça das pandemias e das epidemias regionais é real e continuará se expandindo. Ignorar tais ameaças até que explodam na nossa cara não é uma estratégia.

Qual é, então, a agenda da saúde pública?

Não é impedir a morte; tiremos essa ideia da cabeça de uma vez. Isso ainda é impossível. A taxa de mortes para cada nascimento sempre foi até hoje — e sempre será até onde é possível enxergar o futuro — de 100%: para cada nascimento, uma morte. A agenda nem sequer é a de impedir as supostas causas principais de morte. Se isso fosse possível, ainda assim haveria dez maiores causas de morte, e tenho certeza de que algumas delas não seriam muito melhores do que as que temos hoje. O que nós na esfera da saúde pública sempre tentamos fazer é *substituir* mortes ruins por mortes boas; impedir as mortes e doenças precoces e desnecessárias. À medida que as capacidades da ciência médica e da saúde pública avançam, devemos incessantemente redefinir o inaceitável.

Todas as mortes são tristes, e muitas são trágicas. Mas do ponto de vista da saúde pública, existem diferenças mais profundas e significativas. Um homem de noventa anos sem grandes limitações mentais e físicas que morre dormindo é uma boa morte. Uma criança de seis anos, seja nos Estados Unidos ou em algum país da África ou da Ásia, que morre de diarreia desencadeada por alguma doença é uma morte ruim. A primeira representa o fim sereno de uma vida longa e frutífera. A segunda significa a perda de décadas de vida e potencial e a ausência de gerações futuras.

Na condição de epidemiologistas, temos duas metas. A primeira é prevenir. Quando prevenir não é possível, a segunda meta é minimizar doenças e invalidez duradoura. Para esse fim, lançamos mão de um arsenal de contramedidas médicas.

Temos várias armas importantes para a prevenção: saneamento, que inclui água potável e segurança alimentar, bem como a remoção segura de fezes e urina humanas e de animais; vacinação; e medicamentos anti-infecciosos, capazes de minimizar doenças, invalidez e, potencialmente, infecciosidade. O controle de vetores é fundamental para diminuir o número de mosquitos, carrapatos e moscas transmissores de doenças. Há as medidas auxiliares, como agentes desinfetantes e controle de infecções em hospitais, casas de repouso e creches. E também há as ações não médicas, como educação, tentativas de fazer o público alterar certos comportamentos, comunicação pública e quarentena. Exemplos são a orientação sobre hábitos sexuais e precauções em caso de atividade com múltiplos parceiros. Da mesma forma que as mudanças em práticas funerárias para casos de Ebola, como aprendemos durante o surto de 2014 na África Ocidental.

Mas a ferramenta fundamental da epidemiologia sempre foi, desde muito antes de dispormos de métodos científicos para identificar micróbios ou de existir uma teoria microbiana da doença — e, espero, sempre será —, a observação.

Na Inglaterra rural do século XVIII, já se observava e registrava que, de maneira geral, as mulheres que ordenhavam vacas pareciam imunes à varíola, cuja taxa de mortalidade era de pelo menos 30% e com frequência chegava a ser significativamente mais alta. O dr. Edward Jenner julgava que a exposição à varíola bovina, doença parecida mas bem menos grave, talvez as protegesse de alguma forma. Em maio de 1796, em um experimento hoje lendário, Jenner coletou pus de bolhas da varíola bovina das mãos da ordenhadora Sarah Nelmes e o esfregou nos braços de James Phipps, o filho de oito anos de seu jardineiro. James desenvolveu febre e sentiu-se mal por um curto período, mas logo se recuperou. Quando Jenner injetou nele pus de lesões causadas por varíola humana, o menino não desenvolveu a doença.

Jenner publicou três artigos sobre o assunto e tornou-se dessa forma o pai da vacinação — arma fundamental do arsenal da saúde pública. E tudo teve início com observação cuidadosa.

John Snow, médico inglês nascido em 1813, é considerado o patrono da epidemiologia e da saúde pública. Membro do Royal College of Surgeons, foi pioneiro na administração segura da anestesia e administrou clorofórmio à rainha Vitória nos partos de seus dois últimos filhos, em 1853 e 1857.

Na época, a cada poucos anos Londres vivia surtos de cólera, que debilitavam, matavam e espalhavam o medo pela região metropolitana. A crença predominante na comunidade médica era de que os surtos seriam causados por "miasma", ou ar de má qualidade. Cético quanto a isso, Snow publicou suas dúvidas em um artigo de 1849 intitulado "Sobre a forma de comunicação do cólera". Na época, a microbiologia estava nascendo, e a bactéria que causava o cólera ainda não havia sido descoberta. Isso viria a ocorrer por meio de uma série de estudos e publicações de Filippo Pacini, um médico italiano, entre 1854 e 1865.

O surto de cólera que aconteceu em agosto de 1854 foi o pior de que se tem notícia, e em algumas partes de Londres a taxa de mortalidade passou de 10%. Um dos distritos mais severamente afetados foi o SoHo, área do West End entre as ruas Oxford e Regent que havia recebido grande quantidade de imigrantes e pobres e onde o saneamento era inadequado e o escoamento de esgoto, praticamente inexistente.

Snow notou que o maior agregado de casos parecia estar concentrado em uma rota de dois quarteirões no meio do SoHo, perto de Regent Circus (hoje Oxford Circus) e ao longo da rua Broad (hoje Broadwick). Ele começou a fazer o registro desses agregados marcando com tinta preta em um mapa de Londres os prédios em que viviam os residentes da área. Com a ajuda do reverendo Henry Whitehead, pároco assistente da igreja de St. Luke e, na época, crente na teoria do miasma, Snow foi às casas dos doentes e lhes perguntou sobre seus hábitos e onde haviam estado nos dias anteriores a terem adoecido.

Com esse método epidemiológico de campo, Snow se saiu com uma observação impressionante. Quase todas as vítimas haviam tomado água da bomba na rua Broad. Mais ainda, das dez mortes mapeadas nas proximidades de outra bomba, cinco das vítimas ainda assim tinham usado a da rua Broad porque preferiam a água de lá. Três outros casos fatais eram de crianças cuja escola era próxima à rua Broad.

Snow analisou amostras da água da bomba em seu microscópio e as submeteu à análise química. Os resultados foram inconclusivos. Mas ele já estava tão convencido da relação que, na noite de 7 de setembro, foi ao Conselho de Guardiões da paróquia de St. James, detalhou suas estatísticas e solicitou que a manivela da bomba fosse retirada, tornando-a inoperante.

Fizeram justamente isso no dia seguinte. Embora o cólera já estivesse recrudescendo com a fuga de vários londrinos assustados da cidade, bastou a bomba da rua Broad ser desligada para o surto terminar.

Infelizmente, após o fim da crise do cólera, autoridades cederam aos residentes do local que queriam o poço de volta e substituíram a manivela da bomba. Foi só em 1866, quando ocorreu outro surto de cólera associado à água de outro poço contaminado, que a bomba da rua Broad foi desativada permanentemente.

Hoje, o pub John Snow, na esquina das ruas Broadwick e Lexington, é local de peregrinação para qualquer epidemiologista ou profissional de saúde pública em visita a Londres. Já estive lá muitas vezes e tomei algumas cervejas. Sempre que visito o local, me vem à mente que, apesar de à época a causa do cólera ainda não ter sido estabelecida pela pesquisa científica, os métodos básicos utilizados pelo dr. Snow representam até hoje a base da investigação epidemiológica.

O trabalho de Snow foi claramente uma pedra fundamental na prática da epidemiologia e da saúde pública. Mas creio que a honra de ser visto como pai da saúde pública moderna deve ser atribuída a Nikola Tesla.

Tesla foi o engenheiro sérvio a quem se credita a invenção do motor de corrente alternada e a ampla utilização da eletricidade. Os avanços trazidos à saúde pública e ao controle de doenças infecciosas pelo advento da eletricidade foram como saltos quânticos. Com eletricidade e bombas d'água, foi possível instituir mundo afora o suprimento de água potável. Havendo água corrente, foi possível estabelecer sistemas de esgoto eficientes. A eletricidade também nos trouxe a refrigeração, a possibilidade de pasteurizar o leite, a fabricação de vacinas e o ar-condicionado para manter mosquitos longe de nossas casas e locais de trabalho. A prática médica foi revolucionada pela invenção da radiografia e outras tecnologias de imagem, equipamentos para diagnósticos, ventiladores mecânicos etc.

Em 1900, a média da expectativa de vida nos Estados Unidos era de 48 anos. Em 2000, apenas cem anos mais tarde era de 77. A cada três dias que vivemos no século XX, ganhamos um de expectativa de vida. Considere tal informação à luz do fato de que os primeiros seres humanos, na forma do *Homo erectus*, surgiram há 2,4 milhões de anos, e precisamos chegar ao século XX para atingir a expectativa de vida de 48 anos. Levamos, portanto, 80 mil gerações para chegar à expectativa de vida dos idos de 1900, e cerca de quatro para atingir nosso nível atual. Com água potável, sistemas de esgoto, alimentação mais segura, leite pasteurizado e vacinas, obtivemos avanços históricos na eliminação de doenças que matavam crianças, particularmente vulneráveis aos males relacionados a tais condições ambientais.

Mas, para não nos congratularmos com excessivo entusiasmo por nosso progresso, veremos agora os desafios que temos pela frente, que talvez sejam até maiores do que os enfrentados no passado.

CAPÍTULO 3

Jalecos brancos e sapatos puídos

Um médico é obrigado a considerar mais do que um órgão doente, mais até do que o homem inteiro — precisa enxergar o homem em seu mundo.

HARVEY CUSHING, MÉDICO

Se o jaleco branco é o símbolo da medicina clínica e laboratorial, a sola furada de um sapato é o símbolo do epidemiologista de campo. Assim como investigações policiais, o êxito da saúde pública exige tanto o trabalho das equipes em laboratório quanto o de detetives na cena do crime.

Meu trabalho com a síndrome do choque tóxico (SCT) — que naquele dia em 1981 me levou ao CDC — se provaria uma clássica história médica de detetive, daquelas com final surpreendente. Também me proporcionou uma série de lições práticas de que nunca me esqueci e que definiram minha carreira.

O termo "síndrome do choque tóxico" foi cunhado em 1978 pelo dr. Jim Todd, chefe da Divisão Pediátrica de Doenças Infecciosas no Children's Hospital, em Denver. Nos três anos anteriores, ele havia se deparado com casos esporádicos de meninos e meninas, entre oito e 17 anos, acometidos por febre alta, pressão baixa, erupções cutâneas, fadiga e às vezes confusão mental. O primeiro desses casos, o de um rapaz de 15 anos, foi diagnosticado de início como escarlatina, mas Jim considerou os sintomas bem mais graves do que ele esperaria dessa doença. Vários outros casos nos dois anos seguintes foram estudados, e mesmo tendo sido detectadas bactérias *Staphylococcus aureus* em mucosas de pacientes, tais como a garganta e a boca, nenhuma foi isolada no sangue, no líquido cefalorraquidiano ou na urina. Tomando por base os sérios efeitos corporais verificados, porém, Jim e sua equipe suspeitaram do envolvimento de uma toxina, ou veneno bacteriano. Um desses jovens pacientes não sobrevivera. A análise de amostras de seu sangue em laboratório confirmou a presença da enterotoxina tipo B, produzida por bactérias *S. aureus*.

Eles publicaram seu primeiro artigo a respeito no periódico médico britânico *The Lancet*, recebido pela comunidade da saúde com mais ceticismo do que o habitual. Mas o trabalho profético de Jim serviria como a primeira pista fundamental e um mapa primitivo para o entendimento dessa aparente nova colisão entre micróbios causadores de doenças e seres humanos.

Sem aviso, na primavera de 1980, começaram a surgir principalmente em Minnesota, Wisconsin e Utah relatos de uma doença semelhante à SCT. Mais tarde viríamos a saber que a variação do número de casos entre os estados se devia em especial a quais departamentos de saúde procuravam especificamente pela SCT uma vez dado o alerta inicial. Porém, nos três estados, as pacientes eram quase todas meninas adolescentes e mulheres de vinte e poucos anos. Na época, eu mantinha contato regular com meu bom amigo e colega, dr. Jeffrey Davis, epidemiologista da Divisão de Saúde de Wisconsin, sobre os casos em nossos dois estados. Dos doze casos, todos eram de jovens mulheres, onze das quais estavam menstruadas quando a doença surgiu. Muitas ficaram seriamente doentes por várias semanas; felizmente àquela altura nenhuma havia morrido. Nossas descobertas iniciais de fato corroboravam que a SCT ocorria primordialmente em jovens menstruadas, mas não sabíamos explicar a magnitude do risco, por que estava acontecendo e o que fazer para impedir novos casos. Contatamos o CDC e eles pediram a outros estados que começassem a procurar por ocorrências.

Em 23 de maio, o CDC publicou um artigo no *MMWR* descrevendo 55 casos de SCT em Wisconsin e Utah; em quarenta deles dispunha-se do histórico menstrual. Em 38 (95%) a doença se manifestara em até cinco dias após o início da menstruação. Os meios de comunicação então começaram a prestar atenção.

Em 27 de junho, um segundo relatório do *MMWR* resumiu resultados de um estudo caso-controle que incluía 52 casos — muitos constavam do relatório de 23 de maio — e 52 controles pareados por idade e gênero. Nesse tipo de investigação epidemiológica, entrevistamos casos — ou familiares de pacientes, caso a pessoa esteja debilitada demais ou tenha morrido — com auxílio de um questionário detalhado para aprendermos sistematicamente todos os possíveis fatores relevantes na vida do paciente que possam ter influenciado na doença. Em seguida identificamos os participantes do "grupo controle": pessoas muito parecidas com os indivíduos dos casos — por idade, gênero ou local de residência, por exemplo —, mas que não ficaram doentes. Elas são entrevistadas com o mesmo questionário. A análise compara a frequência de fatores presentes entre casos e controles e determina se há diferenças que possam nos ajudar a explicar por que a doença ocorreu nos casos.

A análise detectou associação estatisticamente significante entre uso de tampões, um tipo de absorvente interno, e SCT; em outras palavras, a diferença verificada entre casos e controles no uso de tampões dificilmente se daria por acaso. O uso de tampões era muito maior nos casos do que nos controles.

Houve especulação na mídia e mesmo entre algumas autoridades de saúde pública se haveria uma relação entre o recente lançamento nacional da marca de absorventes internos Rely, da Procter & Gamble, e o aumento de casos de SCT, embora não houvesse documentação nesse sentido em quaisquer estudos até então. A cobertura jornalística ao longo dos meses seguintes influenciaria tremendamente os resultados de subsequentes estudos epidemiológicos.

Pouco depois do relatório de junho, Jeff e eu decidimos colaborar em um estudo de caso-controle para entender por que houve um súbito aumento de casos de SCT associados à menstruação e qual era o papel exato que os absorventes internos e quaisquer agentes infecciosos pudessem ter no que começava a virar uma preocupação de saúde pública. Convidamos o Departamento de Saúde de Iowa a participar do estudo para nos ajudar a identificar casos com mais rapidez. No nosso meio, define-se um surto como o aumento flagrante de casos de uma doença, geralmente em um espaço geográfico delimitado e ao longo de um período de tempo determinado.

Sabe-se lá por que razão, estávamos no meio de um surto de SCT.

Nosso esforço se tornaria conhecido como o Estudo em Três Estados da Síndrome do Choque Tóxico (TTSSS, na sigla em inglês). Empregamos no estudo investigadoras altamente treinadas, que conduziram as entrevistas em privacidade, visto que era necessário fazer às moças perguntas pessoais e potencialmente embaraçosas. Pedimos, por exemplo, informações detalhadas sobre seu histórico sexual e o uso de absorventes internos e externos no período da menstruação. Apesar de as perguntas serem delicadas, todas as candidatas a controle que contatamos aceitaram participar. Foram as verdadeiras heroínas de nosso estudo e nos ajudaram a salvar muitas vidas.

A maioria dos casos que estudamos havia ocorrido nos seis meses anteriores, mas chegamos a encontrar alguns ocorridos vários anos antes que não foram reconhecidos então como SCT. Nos três estados, fizemos uma busca sistemática em todos os hospitais para nos certificarmos da inclusão no estudo de todo e qualquer caso provável de SCT em mulheres, mesmo aqueles sem registro quanto à menstruação ou uso de tampões.

No início de setembro, passei por um dos piores e mais desafiadores momentos de minha carreira ao observar uma menina de 16 anos num leito de hospital, onde logo morreria de SCT. Estava cercada pela família e recebia os melhores cuidados médicos. Mas nada adiantou. Nem sei que aparência tinha antes da doença: naquele momento seu rosto, mãos e pés já exibiam o clássico rash avermelhado e extenso da SCT. Quando a vi, rosto, braços e pernas estavam tremendamente inchados, tornando-a quase irreconhecível até para amigos e familiares. O inchaço, ou edema, é causado pelo que se conhece como perdas para o terceiro espaço — uma condição através da qual um grande volume de líquido normalmente contido nas veias e nas artérias vaza para os tecidos moles. Esse grau de choque, que ocorre quando há uma quantidade inadequada de líquido circulando pelas artérias e veias, é muito difícil de reverter. Como resultado, o corpo daquela moça havia entrado em falência múltipla de órgãos enquanto lutava inutilmente para manter a pressão arterial. Até hoje tenho dificuldade para expressar a absoluta sensação de desamparo que sentimos, todos, por não conseguir fazer mais nada por ela.

Ao falar com seus pais tomados pela dor, não pude oferecer mais do que minha profunda solidariedade e a promessa de que iríamos fundo naquela questão; que a tragédia deles ajudaria a impedir que o mesmo acontecesse com outras jovens. Minha filha Erin — hoje médica com especialização em neonatologia — tinha dois anos na época, e pensar nela crescendo despertou em mim todo o instinto protetor de um pai por seus filhos.

Na sexta-feira, 19 de setembro, o CDC publicou no *MMWR* resultados do estudo conhecido como CDC-2. Incluía cinquenta casos de mulheres com SCT e 150 controles femininos. Todos os casos haviam se estabelecido em julho e agosto e sido notificados por uma série de estados ao CDC: nenhum era de Minnesota ou do Wisconsin. O estudo concluiu mais uma vez que o uso de tampões era um risco significativo para se desenvolver SCT e, pela primeira vez, descobriu que os casos tinham um risco 7,7 maior de desenvolver a doença com o uso dos absorventes da marca Rely do que com o das outras. Ao todo, 71% dos casos usavam Rely contra apenas 29% dos controles.

O Rely havia sido desenvolvido como reação direta à demanda de consumidoras. Há anos, mulheres vinham pedindo um absorvente interno capaz de absorver muito mais do fluxo menstrual e impedir o vazamento acidental. No início dos anos 1970, a indústria do papel havia criado polímeros altamente absorventes, capazes de reter vinte vezes o seu peso em fluidos. Um óbvio uso para isso seria em fraldas descartáveis. A Procter & Gamble aproveitou a tecnologia para projetar um absorvente interno com capacidade de armazenar fluidos entre cinco e dez vezes maior que seu peso. Por mais que outras companhias tenham lançado absorventes do tipo, o marketing genial da P&G lhe garantiu mais de 70% do mercado de tampões de alta absorção.

Na tarde anterior à publicação da *MMWR*, recebi um telefonema de um diretor associado da Food and Drug Administration (FDA) a respeito da divulgação pública do estudo do CDC no dia seguinte. O comissário da FDA dr. Jere Goyan e sua equipe haviam acabado de ser informados sobre os resultados do estudo e a conexão com o absorvente interno Rely. Jere sabia dos nossos estudos epidemiológicos contínuos em Minnesota e Wisconsin e da preocupação que expressávamos em teleconferências com autoridades federais da área de saúde sobre os resultados do estudo do CDC. Pedia que Jeff Davis e eu fôssemos até Washington para expor nosso estudo de casos--controles, que mostrava uma incidência do uso de Rely em apenas metade dos casos, sugerindo que aquele não era o único produto com problemas. Esse assunto era crucial para a FDA, pois é ela que regula a segurança e eficiência de produtos médicos, incluindo tampões. Respondi que no dia seguinte pegaria o primeiro voo para Washington, a tempo de encontrá-lo na parte da tarde. Foi a primeira vez que viajei para qualquer lugar tão em cima da hora; dali para a frente isso aconteceria muitas vezes.

Não chegamos a um consenso quanto ao sentido dos resultados do estudo do CDC na reunião na FDA. Voltei naquela noite para Minneapolis e havia um recado para que telefonasse com urgência para o executivo sênior da Procter & Gamble responsável por absorventes. No início da semana, o CDC havia repassado as descobertas do estudo à diretoria da empresa. Tinham muitas perguntas e poucas respostas. Depois de um lançamento nacional absurdamente bem-sucedido no ano anterior, a diretoria agora cogitava a possibilidade de o Rely estar matando jovens mulheres.

Fui convidado a comparecer à reunião de um Grupo de Aconselhamento Científico (SAG, na sigla em inglês), patrocinado pela Procter & Gamble, no hotel Hilton do aeroporto O'Hare no sábado à tarde e domingo pela manhã. Reuniões do tipo não são raras no mundo profissional, mas é incomum que sejam marcadas com tanta urgência. Integrantes de um SAG são tipicamente cientistas de fora da companhia, capazes de oferecer uma perspectiva objetiva sobre o posicionamento mais recente da ciência quanto ao tema em questão. Esse SAG representava o *think tank* científico coletivo sobre a SCT, apesar de ninguém do CDC ter sido convidado. Sabia que teria de ir a Chicago, apesar dos planos para um evento de família no sábado à noite. Nenhum dos integrantes de um SAG era pago, só havia reembolso das despesas de viagem.

O SAG foi encabeçado por Jim Todd, o investigador original da SCT, e suas habilidades de sábio experiente ficaram claras desde o primeiro momento. Jim teria a mesma atitude de liderança em outros fóruns ao longo de vários meses enquanto trabalhávamos para desvendar o mistério.

Encontramo-nos na noite de sábado e repassamos cada dado, cada informação, cada evidência que tínhamos arregimentado nos atuais estudos epidemiológicos e de microbiologia sobre a SCT e quaisquer outras informações que pudessem nos dar alguma resposta. No domingo de manhã, resumimos nossas mais de seis horas de deliberações. Infelizmente, tínhamos mais perguntas que respostas. Ao fim da manhã de domingo, um jatinho corporativo da P&G vindo de Cincinnati pousou no O'Hare com vários dos executivos mais seniores da empresa a bordo, entre eles o CEO Ed Harness. Juntaram-se a nós na sala de reuniões, sentados todos de um mesmo lado de uma enorme mesa. Após rápidas apresentações, Jim resumiu o que já tínhamos descoberto. Estaria o produto Rely de alguma forma envolvido com esses casos de SCT? A resposta era um simples e inescapável sim, mas como e por que ainda não sabíamos. Continuei a insistir na conclusão de que o Rely não era o único problema, de forma que não podíamos considerar o mistério resolvido.

Jamais me esquecerei do olhar de Harness para os membros do SAG ao perguntar: "Poderei dizer amanhã às mulheres que trabalham na Procter & Gamble que é seguro usar tampões Rely, ou dizer aos homens que suas esposas e filhas estão seguras ao usar?"

Olhei para o sr. Harness e apenas disse: "Não."

No curto voo de volta a Minneapolis naquela tarde, me lembro de me dar conta de que o Rely provavelmente seria retirado do mercado no dia seguinte.

Havia aprendido outra máxima profissional: na maioria dos casos, as corporações têm responsabilidade social e farão todo o possível para dar um jeito nos problemas caso tenham provas de que seu produto é o culpado pela crise. A P&G distribuíra um produto no mercado sem nenhuma razão que os levasse a pensar que estavam colocando alguém em risco. Não havia dúvidas de que a decisão de Ed Harness seria baseada não em cálculos financeiros, mas na certeza de que as mulheres de seu círculo íntimo estariam seguras ao usá-lo.

A história do SCT/Rely estourou naquele fim de semana do dia 19 de setembro e ficou meses nas manchetes. A imprensa americana explorou todos os temores das jovens por sua segurança pessoal. Ao fim de 1980, a LexisNexis, uma das principais companhias a monitorarem a cobertura da mídia nos Estados Unidos, determinou que aquele fora o terceiro maior assunto do ano, perdendo apenas para a eleição presidencial e a crise dos reféns no Irã. A cobertura do estudo do CDC gerou quase novecentos relatos de casos, o suficiente para atingir as proporções de uma epidemia nacional. Destes, 91% eram associados à menstruação e a ampla maioria envolvia o uso de tampões Rely. De fato, a Procter & Gamble retirou o produto do mercado no dia seguinte à reunião do SAG e apenas um ano depois do badalado lançamento nacional.

A mensagem pública do CDC era a de que absorventes internos da marca Rely eram responsáveis pelo surto e que, com sua retirada de circulação, a ameaça acabara.

O Rely consistia em espuma de poliéster e um composto químico de nome carboximetilcelulose reticulado com o revestimento de algo chamado surfactante. Surfactantes ou tensioativos são compostos que baixam a tensão superficial entre dois líquidos ou um líquido e um sólido, tornando possível que se misturem com maior facilidade.

Nossa equipe investigativa do TTSSS jamais descartou um problema com o Rely. Mas até onde ia nossa área de atuação no Meio-Oeste, onde os primeiros casos haviam se apresentado, a mera associação com uma marca específica de tampões não era suficiente. Estudos subsequentes seriam necessários para nos aproximarmos de uma resposta mais completa. Eis onde o TTSSS se revelou fundamental. Incluímos todos os casos de 1º de outubro de 1979 a 19 de setembro de 1980 nos três estados. Ao todo eram oitenta, e fizemos associações por idade e gênero com 160 controles. Paramos de incluir casos de 19 de setembro em diante porque os relatórios de estudos do CDC praticamente garantiam um viés ao diagnóstico seletivo e à notificação de casos em que houve uso de tampões Rely daquele ponto em diante.

Com o estudo devidamente encaminhado, eu talvez soubesse mais sobre absorventes internos do que 99,99% da população masculina, mais do que jamais me ocorrera um dia precisar analisar a fundo. Sabia identificar todas as 21 marcas e tipos disponíveis no mercado americano, tanto pela embalagem quanto após o uso. Nunca se sabe o que será preciso estudar quando se entra no mundo da epidemiologia investigativa, e é preciso que se desenvolva certo grau de distanciamento científico. Ao mesmo tempo, não parava de pensar no efeito que a epidemia vinha tendo país afora sobre milhões de mulheres e suas famílias. Parecia uma ironia cruel que uma onda de doença e morte como aquela envolvesse um produto chamado Rely, que significa confiar, em inglês.

As conclusões de nosso estudo não nos surpreenderam. Nas palavras que usamos no sumário de nosso artigo, a ser publicado na edição de abril de 1982 do *Journal of Infectious Diseases*, "por regressão logística múltipla, o risco de SCT foi mais fortemente associado à capacidade de absorção de fluidos do produto do que ao uso de todas as marcas disponíveis".

Para quem usava tampões de baixa absorção de quaisquer marcas, a chance de desenvolver SCT era 3,5 vezes maior do que a de quem não fazia uso de tampões. Para quem usava produtos de alta absorção de quaisquer marcas, a chance era 10,4 vezes maior. Contudo, de fato usuárias do Rely corriam risco 2,9 vezes maior comparadas às que usavam outras marcas. Embora tivéssemos evidências de que havia um risco especial no uso dos tampões da marca Rely, o fator principal na chance de desenvolver SCT era a capacidade de absorção de líquido do absorvente interno de escolha da mulher. E a descoberta do TTSSS praticamente previu o que ocorreria em nossos estados nos meses após a retirada do Rely do mercado.

O número de casos de moças com SCT não mudou muito; na verdade, chegou a subir um pouco. O que passou a ocorrer foi que as pacientes com síndrome do choque tóxico eram principalmente usuárias dos tampões de alta absorção da marca Tampax Super Plus e de alguns outros poucos produtos concorrentes.

Não foi nenhuma surpresa que as jovens continuassem a fazer uso de tampões com alta capacidade de absorção, pois ninguém havia avisado sobre qual era o real fator de risco. E adivinhem quem mais se beneficiou da decisão da P&G de retirar o Rely do mercado: o Tampax. De uma hora para outra, mais de 70% do mercado era seu. Ficou então muito claro em estados que se esforçavam ativamente para achar casos de SCT que o problema não poderia ser só o Rely, mas o uso de tampões de alta absorção de qualquer marca.

Isso significava que a coleta de dados no estudo anterior do CDC se dera no contexto de uma notificação nacional de casos selecionada e enviesada, por causa da cobertura da imprensa sobre o papel dos tampões Rely como causadores de SCT, levando a uma interpretação completamente equivocada. Nós enfim determinamos que o fator-chave para o desenvolvimento de SCT e a relação com a capacidade de absorção era a maior quantidade de oxigênio liberada na vagina quando se usava tampões de alta absorção e a presença de bactérias *S. aureus*. À medida que o fluxo menstrual era absorvido pelo material, oxigênio era liberado dentro da vagina. Quanto maior a absorção, maior a quantidade de oxigênio.

O aumento do número de casos de SCT havia coincidido com o surgimento de uma nova cepa da bactéria *S. aureus* que produzia grande quantidade da toxina da SCT. Mas ainda mais importante era o fato de que os materiais utilizados em tampões de alta absorção liberavam maior quantidade de oxigênio na vagina, um ambiente que deveria ser anaeróbico (sem oxigênio). Sem oxigênio, a toxina da SCT não é produzida. Mas o oxigênio excessivo transformava as bactérias em microscópicas fábricas produtoras de toxinas. Uma vez produzidas, essas toxinas eram absorvidas pela mucosa vaginal — a membrana que reveste as paredes da vagina — e iam direto para a corrente sanguínea.

Os trabalhos que se seguiram pelos anos seguintes liderados pelo dr. Patrick Schlievert, microbiologista e especialista internacionalmente reconhecido em toxinas *Staphylococcus* e *Streptococcus*, recém-saído da Universidade de Minnesota para a UCLA, e por dois outros grupos de pesquisa viriam a demonstrar que o surfactante usado para revestir os absorventes Rely — de nome pluronic L-92 — também aumentava a produção de toxinas. Isso não ocorria com os surfactantes usados por outras companhias. Agora os resultados do estudo de caso-controle do TTSSS faziam total sentido.

Ironicamente, logo após o anúncio feito pelo CDC em 19 de setembro, o Colégio Americano de Obstetras e Ginecologistas especulou se tratar de uma questão de higiene pessoal e recomendou que as mulheres trocassem o tampão mais vezes durante a menstruação.

O que se revelou foi que esse era o pior conselho. Ao dizer a mulheres para que trocassem com maior frequência seus absorventes internos de alta capacidade de absorção, a instituição as estava submetendo a riscos maiores, não menores. Quanto mais trocasse o absorvente, mais oxigênio a mulher introduziria na vagina. Outra lição que aprendi com a experiência investigativa da SCT foi: se você não sabe do que está falando, não fale nada. Ou ao menos diga que não sabe. Sim, as mulheres queriam e necessitavam de conselhos estabelecidos e pertinentes de especialistas sobre o uso de tampões, e é compreensível, portanto, que o Colégio Americano de Obstetras e Ginecologistas se sentisse impelido a emitir um comunicado. Mas a única informação real de que dispunham naquele momento apontava para o desaconselhamento do uso de qualquer tampão.

O prestigioso Instituto de Medicina da Academia Nacional de Ciências (IOM, hoje chamado de Academia Nacional de Medicina) montou em 1981 um comitê de primeira linha para examinar detalhadamente as diferentes descobertas de vários estudos sobre SCT e os resultados da vigilância continuada em estados como Minnesota. O último relatório do IOM confirmou nosso estudo e nossa vigilância como, nas palavras deles, "o padrão-ouro". O que contou de fato foi que, ao longo dos meses seguintes, todos os fabricantes de tampões, numa reação às descobertas do TTSSS, reduziram muito a capacidade de absorção de fluidos dos seus produtos, e a incidência de casos de SCT diminuiu acentuadamente.

A investigação sobre a SCT não só me projetou pessoalmente para o primeiro time das investigações e análises epidemiológicas, mas também me fez entender a facilidade com que dados podem ser interpretados de maneira equivocada e como é importante trazer à mesa uma variedade de perspectivas. E me ensinou a garantir que estou fazendo as perguntas certas para não ser levado às respostas erradas.

Neste caso, tenho certeza de que as conclusões erradas de membros do CDC sobre a SCT e o uso contínuo de tampões de alta capacidade de absorção fizeram um número bem maior de mulheres ficar gravemente doentes e até morrer. Até hoje me pego pensando em quantas mortes relacionadas à SCT não teriam sido evitadas se o CDC tivesse apoiado as conclusões do TTSSS e as divulgado à população antes que as fabricantes reduzissem a capacidade de absorção dos tampões vários anos depois.

★ ★ ★

Nem todo surto precisa ter consequências mortais para seu efeito sobre uma comunidade ser significativo ou nos ensinar lições importantes sobre a saúde pública.

No início da tarde de 10 de julho de 1984, recebi uma ligação do dr. Ron Sorenson, clínico geral no Centro Médico de Brainerd, me informando que pelo menos trinta pacientes tinham dado entrada no hospital desde março com uma diarreia crônica impiedosa; nenhum se recuperara ainda. Apesar de oito deles terem sido encaminhados para uma avaliação mais detalhada na Mayo Clinic, nos Hospitais da Universidade de Minnesota e no hospital dos Veteranos de Minneapolis, a causa não havia sido identificada.

Localizada a cerca de duas horas a norte das Cidades Gêmeas, Brainerd e suas centenas de belos lagos de água cristalina são o ponto turístico mais popular do verão em Minnesota. Mas até hoje, quando penso no local, me vêm imagens bem distintas: lagos e diarreia. Muito dos dois.

Nenhum médico ou diretor de laboratório clínico havia pensado em notificar esses casos ao Departamento de Saúde de Minnesota simplesmente porque ninguém sabia qual doença notificar. Para complicar ainda mais as coisas, cada um dos oito pacientes atendidos pelos principais centros médicos de nosso estado recebeu um diagnóstico diferente com um rótulo genérico como síndrome do cólon irritável, colite inespecífica ou diarreia crônica de etiologia desconhecida. Dois desses pacientes foram atendidos pela mesma equipe de especialistas com diferença de dois meses e, apesar de sofrerem de males idênticos, tiveram diagnósticos distintos. Os médicos não haviam feito a conexão de que ambos eram de Brainerd e tinham ficado subitamente doentes mais ou menos na mesma época.

Ninguém quer falar sobre diarreia; é quase tão embaraçoso quanto ter piolhos. Assim, membros da comunidade de Brainerd não faziam ideia que havia gente ficando doente nas proximidades. E tendo o Centro Médico de Brainerd 36 médicos para uma comunidade de 14 mil pessoas, foi só no início de julho que eles ligaram os pontos e perceberam que algo estranho estava acontecendo.

Por ser epidemiologista, meu interesse sempre é estimulado quando alguém notifica um agregado de casos regional de pacientes com males semelhantes e aparentemente saídos do nada. Ficou claro para mim já naquele primeiro telefonema com Ron que a chance de encontrar mais de trinta pacientes nos últimos cinco meses repentinamente acometidos de diarreia crônica e severa numa cidade do tamanho de Brainerd, todos tendo dado entrada no mesmo centro médico, era como ganhar — ou talvez perder — na loteria.

No telefonema, Ron me deu detalhes sobre um dos pacientes. Vamos chamá-lo de John. Tratava-se de um homem saudável de 77 anos que desenvolvera diarreia líquida subitamente. Não tinha muitos outros sintomas: nada de náusea, vômito, cólicas ou febre. Ao longo do mês seguinte foi ao banheiro de dez a vinte vezes por dia e perdeu quase dez quilos. Depois que numerosos exames de fezes deram negativo para as típicas causas de diarreia infecciosa, foi hospitalizado como um dos oito pacientes citados. Digna de nota, apenas a inflamação no cólon que uma colonoscopia constatou. Foi diagnosticado como tendo colite inespecífica de etiologia desconhecida. Foi tratado com vários antibióticos, mas os sintomas não se alteraram.

A vida social e as atividades cotidianas de John foram prejudicadas, pois ele não podia ficar longe do banheiro. Ao longo do ano seguinte, sua diarreia continuou com apenas uma leve redução no número de episódios, embora ele tenha se dado conta de que conseguia comer mais sem que sua rotina de banheiro fosse substancialmente alterada. Assim, recuperou parte do peso que havia perdido. Durante o segundo ano, reparou que os episódios de diarreia ocorriam cada vez menos. E, passados 550 dias do surgimento dos primeiros sintomas, a frequência e o volume de suas fezes retornaram ao normal.

Minutos após a ligação de Ron, reuni os membros seniores da equipe laboratorial e de epidemiologia de doenças infecciosas do Departamento de Saúde de Minnesota. Alguns de nós iríamos naquela noite mesmo a Brainerd para dar início à investigação.

Suspeitava fortemente que a culpa desse surto fosse de um micróbio causador de doença infecciosa, em razão da repentina manifestação de casos em tantos indivíduos. Ligamos para nossos colegas da divisão de alimentos do CDC, compartilhamos o que sabíamos até então e pedimos a ajuda do laboratório deles, que enviou dois funcionários para reforçar a investigação.

A mais nova funcionária do EIS (Sistema de Inteligência Epidemiológica) do CDC, que estava ainda aprendendo sobre investigações de surtos e que chegaria de Atlanta no dia seguinte, viria a se tornar minha alma gêmea profissional. A liderança da dra. Kristine MacDonald — hoje Kristine Moore — durante a investigação foi inestimável. Após completar sua passagem pelo EIS, ela assumiu o posto de epidemiologista assistente no Departamento de

Saúde de Minnesota. De lá para cá nos tornamos uma equipe sinérgica, e, como sempre digo aos meus alunos, a epidemiologia é um esporte de equipe. Não teria realizado metade das minhas conquistas sem Kris como parceira profissional.

Kris se recorda: "A questão principal era tentar determinar o agente etiológico e como as pessoas eram expostas a ele. E depois: quão grande era a coorte afetada? Quantas pessoas da comunidade foram atingidas?"

A primeira coisa que tivemos de fazer ao chegar a Brainerd naquela noite foi debruçar-nos sobre os registros de pacientes que tinham dado entrada no ambulatório com diarreia nos seis meses anteriores. Se aquele fosse de fato um surto, conseguiríamos identificar quando começaram a surgir os casos. Também usamos informações clínicas daqueles pacientes que haviam passado por exames detalhados para começar a desenvolver uma definição de caso.

Definimos como caso alguém com diarreia de etiologia desconhecida que durasse quatro semanas ou mais. Nas semanas seguintes, à medida que aprendíamos mais sobre os casos e o surto de forma geral, a definição se provou ao mesmo tempo sensível, pois abarcava todos os casos, e específica, pois não incluía quaisquer casos de diarreia que se devesse a outra causa. Como não havíamos identificado qualquer razão infecciosa ou química para a moléstia, tivemos de lançar mão de uma combinação de achados clínicos para definir os casos associados ao surto e distingui-los de outros com causas conhecidas como doença de Crohn ou câncer de cólon.

Repassamos rapidamente os mais de trinta casos que Ron havia nos descrito ao telefone. Incluímos os primeiros 23 enquadráveis em nossa definição de caso e que haviam ficado doentes entre abril e junho de 1984. Identificamos também 46 controles associados por idade e gênero que, no mesmo período, não haviam tido diarreia — 69 pessoas ao todo. Fizemos todo tipo de pergunta imaginável sobre o que possa ocorrer na vida de uma pessoa em um mês. Perguntamos sobre tudo o que haviam consumido no mês anterior, inclusive medicamentos.

Kris assumiu a liderança dos aspectos clínicos e microbiológicos da investigação, enquanto eu me concentrei na epidemiologia.

Acertamos na mosca quase de saída. Os primeiros três casos, todos pessoas que não se conheciam, reportaram consumir rotineiramente leite cru de uma leiteria local, situada na saída do perímetro urbano de Brainerd. Vimos que teríamos de tomar muito cuidado na condução das entrevistas subsequentes, de forma a não induzir entrevistados a se lembrar de seu histórico de consumo de leite cru e enviesar os resultados, mas ainda assim a pista era preciosa.

A relação fundamental entre a enfermidade e o consumo de leite cru rapidamente ficou clara e fascinante. O estudo de caso-controle constatou ser aquele o único fator a se destacar entre as centenas que consideramos. A probabilidade de os casos terem consumido leite cru da leiteria local era 28 vezes maior do que a dos controles.

Em 1864, Louis Pasteur descobriu que aquecer cerveja e vinho a temperaturas abaixo do ponto de fervura por períodos de tempo variáveis bastava para matar a maior parte das bactérias. Tal processo impedia que as bebidas estragassem sem alterar sua qualidade ou seu gosto. Atualmente, o processo de pasteurização é muito usado nas indústrias de laticínios para o controle de micróbios, garantindo a segurança e a preservação do leite.

Leite cru, que certas pessoas ainda julgam mais saudável e nutritivo, não é pasteurizado. Antes de a pasteurização virar rotina, muita gente, sobretudo crianças, era vitimada por uma série de doenças perigosas.

Tínhamos então em Brainerd uma resposta para determinar *por quê*. Mas havia muita coisa que ainda não sabíamos. *O que* estava causando a enfermidade? Era uma doença infecciosa? Se era, estariam as vacas infectadas? As pessoas que não consumiram o leite cru poderiam ser infectadas pelos acometidos? Haveria algum tratamento capaz de reduzir os sintomas ou mesmo curar a moléstia? Seria esta apenas a ponta do iceberg?

Prioridade investigativa n° 1: parar o surto. Depois de confirmarmos que o leite da leiteria local era a fonte do micróbio ou composto químico causador do surto, nossa primeira medida foi garantir que aquela fazenda parasse de vender leite. O fazendeiro entendeu rapidamente que dispúnhamos de evidências suficientes para implicar seu leite nos casos de diarreia. Concordou em não vender leite cru para ninguém a não ser que o produto fosse direto para a pasteurização. A observação e o uso de estudos epidemiológicos nos permitiram "tirar a manivela da bomba", mesmo que ainda não tivéssemos descoberto uma causa específica do surto. A interrupção da venda do leite cru fez cessar também o surgimento de novos casos.

Acabamos por confirmar 122 casos de diarreia crônica entre os que beberam leite cru daquela leiteria específica. O primeiro se manifestara em dezembro de 1983 e o último em julho de 1984. Juntos, o Departamento de Saúde de Minnesota e o CDC dedicaram todos os recursos à disposição de seus laboratórios na análise do surto. Contudo, não foi possível identificar qualquer vírus, bactéria, parasita ou composto químico suspeito de causar a infecção nos casos humanos ou no rebanho da leiteria. E não foi por falta de espécimes para analisar.

Após muita discussão entre meus colegas do Departamento de Saúde de Minnesota, do CDC e a equipe do Centro Médico de Brainerd, decidimos que a doença precisava de um nome. Designamo-la "diarreia de Brainerd", de acordo com a prática então em voga de usar nomes geográficos, como doença de Lyme (Connecticut) e vírus de Norwalk (Ohio). Esta condição é oficialmente reconhecida hoje na literatura médica como Diarreia de Brainerd.

"Apesar de uma investigação realmente extensa e sofisticada, com os métodos mais atualizados de testes, nunca achamos o agente etiológico", diz Kris. "Mas colocamos a condição no mapa."

Vastos esforços para desvendar surtos ou casos isolados nunca antes notificados nos levaram a encontrar uma enfermidade clínica semelhante entre consumidores de leite cru em Minnesota (1978-79 e 1984), Oregon (1980), Wisconsin (1981-83), Idaho (1982), Massachusetts (1984) e Carolina do Sul (1984). Além disso, pelo menos dez surtos ocorreram desde aquele de Brainerd, alguns grandes como em Illinois e no Texas. Em todos, leite cru ou água contaminada eram os responsáveis.

Tenho a segurança de que um agente infeccioso é a causa da diarreia de Brainerd e de que ainda vamos encontrá-lo.

Como constatamos com o HIV/Aids, a síndrome do choque tóxico e a diarreia de Brainerd, praticamente nada que aconteça neste mundo está fora da alçada de um epidemiologista ou lhe é irrelevante. Isso vai dos aspectos mais íntimos e pessoais da biologia individual até os confrontos geopolíticos mais públicos e abrangentes.

A lição que aprendi com a experiência de Brainerd foi: não é preciso ter todas as respostas para se ter a resposta fundamental. Como John Snow, podemos parar ou limitar a incidência e o impacto de doenças infecciosas sem saber tudo a respeito delas. Sempre ouço que não podemos agir aqui ou ali porque não sabemos todas as respostas. Isso não faz sentido. Temos de estar preparados para entrar na batalha com o conhecimento e os recursos à nossa disposição, a começar pela pura e simples observação.

E podemos!

No início do surto de Zika nas Américas em 2015-16, eu estava constantemente frustrado com cientistas e jornalistas que jamais tinham tomado parte em uma investigação de surto declarando que não havia provas de que o vírus da Zika causava microcefalia e síndrome de Guillain-Barré e portanto todas as recomendações de saúde pública não tinham base em evidências conclusivas. A partir de minha experiência, considerei as evidências abundantes e conclusivas, e qualquer atraso na reação seria irresponsável e indefensável.

Meus colegas e eu já fomos muito criticados por políticos e pelos meios de comunicação por "trabalharmos no improviso", uma acusação da qual me declaro 100% culpado. Quando se está em meio à investigação de um sério surto de origem ou escopo desconhecido, é *exatamente assim* que se trabalha. Quando se é uma autoridade de saúde pública e se comanda a investigação do surto de uma grave doença infecciosa, é comum ter de tomar decisões rápidas sobre medidas para prevenir novos casos e até mortes. O desafio é o de não estar errado, porque sua credibilidade será comprometida caso você esteja.

Nas palavras de Bill Foege, "é preciso tomar decisões adequadas com base em informação inadequada". Essa é por si a natureza da investigação epidemiológica. O importante é o público entender e ter confiança nos homens e mulheres competentes e dedicados que estão cuidando do assunto: confiar que estão contando exatamente tudo o que sabem e o que não sabem, bem como o que estão fazendo para "retirar a manivela da bomba".

CAPÍTULO 4

A matriz da ameaça

Como Abraham Lincoln, confio piamente nas pessoas. Se lhes dizem a verdade, pode-se ter certeza de que estarão à altura de qualquer crise nacional. O ponto crucial é apresentar-lhes os fatos.
General Douglas MacArthur, 1944

Uma matriz de ameaça é um gráfico que nos mostra qual deve ser a nossa maior preocupação. Na epidemiologia, temos diversas formas de construir uma matriz de ameaça.

Numa dessas formas, um eixo vertical mede o risco de impacto e um horizontal rastreia o risco de surgimento. Assim, um patógeno que pudesse ter grande impacto mas cujo surgimento não fosse provável ocuparia um quadrante de mais baixo risco do que um de alto impacto potencial e alto risco de surgimento.

Uma matriz que julgo igualmente importante tem um eixo horizontal que mapeia o grau de gravidade do possível evento patogênico e um vertical que mede quanto estamos preparados para ele. Fazendo uso dessa matriz, podemos determinar a probabilidade de enfrentarmos a ameaça, qualquer que seja. Pode parecer simples, mas envolve uma série de variáveis.

A ciência da saúde pública se baseia em estatísticas e probabilidades. Mas nós, como população, não pensamos nesses termos. Se o fizéssemos, ninguém jamais compraria um bilhete de loteria. Na verdade, nosso pensamento é emocional, sobretudo no que diz respeito a coisas como doença e morte. Portanto, nossa matriz de ameaça pessoal costuma não estar de acordo com as matrizes de bases quantitativa e qualitativa mencionadas.

Por exemplo, intelectualmente nós sabemos que aviões são muito mais seguros do que automóveis. Ainda assim, todas as pessoas que têm medo de voar entram em carros todos os dias sem nem pensar duas vezes sobre os riscos das estradas. Da mesma forma, toleramos uma cifra em torno de 40 mil mortes por ano nas estradas dos Estados Unidos, mas ficamos chocados e ultrajados em 2007 quando a queda da ponte I-35W sobre o rio Mississippi, não muito longe do meu local de trabalho em Minneapolis, matou treze pessoas. Nossas matrizes de ameaça pessoais não abrangiam defeitos em pontes e túneis.

Como resultado das quase 3 mil vítimas civis do 11 de Setembro, os Estados Unidos embarcaram em uma multitrilionária campanha contra a ameaça do terrorismo que reorganizou grande parte do governo e gerou profundas mudanças na forma como vivemos, viajamos, nos defendemos, nos envolvemos em conflitos no exterior e conduzimos nossas vidas diárias. Tal esforço certamente deve ter impedido incidentes terroristas ou desencorajado potenciais terroristas. E eu certamente entendo que o fator terror tem um peso bem maior que o do puro e simples número de mortes. Mas é difícil sustentar o argumento de que a reação tenha sido proporcional se comparada a como reagimos a outras ameaças que enfrentamos.

Precisamos de uma avaliação realista do risco de doenças infecciosas.

Em um TED Talk de 2015, Bill Gates afirmou: "Se algo tiver de matar mais de dez milhões de pessoas nas próximas décadas, é bem mais provável que seja um vírus altamente infeccioso do que uma guerra. Micróbios, não mísseis. Parte da razão é o fato de investirmos muito dinheiro para impedir o risco nuclear. Mas investimos muito pouco em um sistema capaz de impedir uma epidemia. Não estamos prontos para a próxima epidemia."

Na saúde pública, como em outras áreas da vida, não é possível fazer planos para tudo. Podemos olhar exemplos de gestão de desastres e planos de continuidade de negócios. Após os ataques terroristas do 11 de Setembro, uma série de grandes corporações em Nova York resolveu que seria melhor terem energia elétrica caso ocorresse um ataque terrorista novamente. Assim, instalaram geradores de emergência nos porões de seus prédios, a salvo de potenciais ataques aéreos. Mas não se planejaram para algo como o furacão Sandy, em outubro de 2012, que inundou o centro de Manhattan e até mesmo partes dos túneis do metrô de Nova York.

O que nós como sociedade podemos fazer, contudo, são planos gerais para desastres: para a suspensão do fornecimento de energia elétrica, para a descontinuidade de serviços, para emergências médicas quando recursos podem não estar disponíveis e para a sobrevivência autossustentável antes de o socorro chegar. Como disse o presidente Dwight D. Eisenhower, "ao me preparar para batalhas, sempre considerei planos inúteis, mas planejar indispensável".

Nos anos 1990, o coautor deste livro, Mark Olshaker, pesquisava e roteirizava um filme para IMAX sobre "extremos meteorológicos" — furacões, tornados e monções. Ao visitar o Centro Nacional de Furacões em Miami, Flórida, com o produtor e diretor Greg MacGillivray, Mark perguntou ao distinto diretor do centro, Bob Sheets, qual seria o pior pesadelo para um meteorologista em sua posição.

"Essa é fácil", respondeu Sheets. "Um furacão categoria 5 que atinja Nova Orleans em cheio."

Em 29 de agosto de 2005, o furacão Katrina atingiu Nova Orleans. Ao chegar à terra firme, havia baixado para a categoria 3. Mesmo assim, matou 1.577 pessoas só na Louisiana, deixou milhares de desabrigados, causou uma ruptura total na vida da população daquela grande cidade americana e com isso se tornou o desastre natural mais custoso da história do país.

Apesar de o alerta de Sheets ter sido amplamente divulgado tanto na comunidade científica quanto na área de resposta a emergências, ninguém havia se preparado o suficiente para tal desastre. Uma oportunidade perdida para tomar medidas proativas? É exatamente isso que enfrentamos no campo da saúde pública no que se refere ao preparo para doenças infecciosas no século XXI: uma oportunidade perdida atrás da outra.

Apenas quatro eventos têm de fato o poder de afetar negativamente todo o planeta. Um é uma guerra termonuclear generalizada. Outro, o choque de um asteroide com a Terra. O terceiro, mudanças climáticas globais. E o quarto é uma doença infecciosa.

A guerra termonuclear fala por si só e a nós basta torcer para que os líderes mundiais sejam suficientemente racionais e iluminados para evitar tal catástrofe. Felizmente, terroristas ainda não têm a capacidade de infligir tamanho horror, mesmo que possuam ou tomem um único dispositivo nuclear.

O choque com um asteroide é extremamente improvável e, de qualquer forma, não há muito o que possa ser feito quanto a isso.

Com o tanto que já emitimos de gases de efeito estufa, as mudanças climáticas são um fato estabelecido. Mesmo nos níveis atuais, elas resultarão em uma crise mundial que se desdobrará ao longo de várias décadas ou mais. Mas nesse período podemos estabelecer planos para lidar com inundações costeiras, com o impacto de muita ou pouca chuva e com os efeitos que as mudanças de temperatura terão sobre populações de animais, plantas e insetos.

Desses quatro eventos, creio, nenhum tem mais potencial do que as doenças infecciosas de gerar uma crise repentina no século XXI que envolva todo o planeta ao mesmo tempo — uma pandemia, ou epidemia mundial.

Neste momento, nossa maior preocupação coletiva deveria ser uma pandemia de influenza, ou seja, uma gripe pandêmica, embora outros agentes microbianos possam emergir sem aviso, como vimos no caso de HIV/Aids.

A supertempestade Sandy, o furacão Katrina, o terremoto de Loma Prieta em 1989, tornados ou quaisquer outros desastres naturais causam destruição em massa e acabam rápido, permitindo o início da recuperação. Diferentemente deles, uma pandemia se espalha pelo mundo e dura um período longo de tempo. Não é algo que atinja um único local, de forma que todos os outros possam socorrê-lo. Uma pandemia atinge vários locais simultaneamente, e todos precisam de assistência emergencial. Tem um efeito cascata; atinge primeiro indivíduos, depois as autoridades civis, em seguida os negócios e depois o comércio interestadual ou internacional — ou ambos. Tem efeitos imediatos e destruidores. Tem consequências de longo prazo.

Quando todos estão envolvidos numa pandemia, ninguém dispõe de ajuda, suprimentos, alimentos ou medicamentos extras para enviar aos demais, a não ser que tenha havido planejamento suficiente. Há uma crença ingênua de que o tipo de suprimento necessário para reagir a uma pandemia — equipamentos médicos, medicamentos, vacinas e máscaras N95 — estará a um clique de distância. Não estará.

Vivemos hoje uma economia norteada por entregas sob demanda. Quase nada é armazenado para vendas futuras, muito menos estocado para momentos de crise — nem as peças e os componentes necessários para fabricar suprimentos essenciais. Se uma pandemia atingir a população economicamente ativa de uma cidade na Ásia, por exemplo, produtos e suprimentos provenientes daquela cidade — que talvez não se achem em nenhum outro lugar — dos quais precisemos para reagir à rápida propagação de uma pandemia não estarão disponíveis. Quantia nenhuma pode comprar algo que não existe. Por isso o Mecanismo de Financiamento de Emergência contra Pandemias recentemente criado pelo Banco Mundial, cuja intenção é proporcionar financiamento global para a reação a uma pandemia, não funcionará em caso de emergência global.

Se uma pandemia de grandes proporções atingir o mundo, não importa onde vivamos, estaremos basicamente por nossa conta. Um único caso de Ebola criou uma comoção em Dallas, no Texas, em 2015. Imaginem Dallas e cidades em todas as partes do mundo vivendo milhares de casos ao mesmo tempo.

Ainda que se trate de um "fenômeno da natureza", uma pandemia se aproxima bem mais de uma guerra que qualquer outro desastre natural. Na pandemia, assim como na guerra, a destruição é maior a cada dia, sem oportunidade para recuperação.

Mesmo que um surto não se espalhe para além de determinada região, pode ser devastador. A esses dou o nome de "surtos de importância regional crítica". Foi justamente o caso da Sars (síndrome respiratória aguda grave) em 2003. Limitou-se a algumas cidades, tais como Hong Kong e — levada por viagens aéreas — Toronto. Mesmo assim, causou nessas áreas morte e grande sofrimento humano e grave impacto econômico.

No início de 2015, participei de uma conferência no Instituto de Medicina em Washington onde previ que o coronavírus Mers — acrônimo para a sigla em inglês de síndrome respiratória do Oriente Médio, parente próximo da Sars — estava destinado a causar surtos sérios fora da Península Arábica num futuro muito próximo. Onde, é claro, eu não tinha como saber. Mas sabia que ocorreria.

Dito e feito. Semanas depois, aconteceu em Seul, Coreia do Sul, uma das cidades de maior sofisticação tecnológica do Círculo do Pacífico. Um só indivíduo "superespalhador ou superdisseminador" fechou o Centro Médico Samsung, um dos hospitais mais avançados do mundo, e deu início a uma crise governamental. Dá para imaginar o impacto de uma só pessoa contaminada fechando o Hospital Bellevue, o Geral de Massachusetts, o Cedars-Sinai ou a Mayo Clinic?

Sempre que há um surto de uma grande doença — o Ebola em 2014, a Mers em 2015, a Zika e a febre amarela em 2016 —, recebo ligações de veículos jornalísticos de toda parte dos Estados Unidos e do mundo pedindo explicações, conselhos e previsões. Geralmente ajudo com o maior prazer, mas também devo admitir que vivo um frequente déjà-vu ao pensar em todas as oportunidades que tivemos de tomar medidas proativas que poderiam ter evitado, e certamente teriam mitigado, qualquer situação ou crise com a qual nos deparemos.

Todas as batalhas contra nosso inimigo mais mortal valem a pena, mas algumas devem ser travadas com mais rapidez e vigor do que outras. Não se trata de uma questão de doença infecciosa *versus* crônica, ou epidêmica *versus* endêmica. Não é sequer uma questão de quantos recursos destinamos à medicina e à saúde pública *versus* quantos destinamos ao antiterrorismo. Cada morte ou grave enfermidade gerada por uma doença infecciosa é uma crise para aquele paciente específico, sua família e seus amigos próximos, e o médico e sua equipe. Mas algumas doenças infecciosas se transformam em crises para regiões, nações ou para o mundo, ameaçando a estabilidade social, política e econômica.

Como é impossível lidar ativamente com tudo, propomos quatro ordens de prioridade que, em nossa opinião, levariam a nove empreitadas distintas mas interrelacionadas às quais damos a denominação coletiva de *Agenda de Crise*.

A primeira prioridade é confrontar de forma direta aqueles micróbios causadores de pandemias mortais ou, como nos referimos a eles em nossa área, patógenos com potencial pandêmico. São os mais mortais entre nossos inimigos mortais. Creio que apenas duas ameaças microbianas se encaixem nessa descrição. A primeira é a influenza ou a gripe: infecção transmitida por via respiratória que pode se espalhar mundo afora em um prazo curto e atacar com força letal.

O outro patógeno de potencial pandêmico, na verdade, é um número crescente de micróbios virulentos que são transmitidos de forma mais insidiosa mas ainda assim têm grande impacto na saúde de humanos e animais pelo mundo. Essa é a ameaça da resistência antimicrobiana e sua possibilidade muito real de se aproximar cada vez mais de uma "era pós-antibiótica". Imagine um mundo como o de nossos bisavós, no qual mortes por doenças infecciosas que hoje consideramos tratáveis voltem a ser comuns.

A segunda prioridade é prevenir surtos regionais de alto impacto, tais como o Ebola e infecções por coronavírus, entre eles o Mers, e o possível retorno da Sars e da Zika, assim como outras doenças transmitidas por mosquitos que continuam a ter impacto devastador sobre as populações pobres do mundo e a desequilibrar economias e governos nacionais.

A terceira prioridade é impedir o uso de micróbios para causar danos intencionais, impedir a liberação acidental de um micróbio intensificado por cientistas para ser transmitido com maior facilidade, para causar mortes ou doenças sérias com maior probabilidade, e para ser imune a vacinas ou a tratamentos com drogas antimicrobianas. Essa prioridade inclui as questões do bioterrorismo e estudos sobre pesquisa de uso dual (dual-use research of concern, ou DURC) e pesquisa de ganho de função (gain-of-function research of concern, ou GOFRC).

A DURC se refere essencialmente à pesquisa científica da qual, com base no entendimento atual, se poderia razoavelmente esperar um uso não apenas para propósitos benéficos mas também para causar danos, seja por aplicação intencional ou por acidente. Segundo os Institutos Nacionais de Saúde (NIH), "a supervisão da DURC pelo governo dos Estados Unidos tem por meta preservar os benefícios da pesquisa de ciências da vida minimizando o risco de mau uso de conhecimento, informações, produtos ou tecnologia por ela fornecidos".

A GOFRC descreve estudos ou experimentação científica que aumentem a capacidade de um patógeno de causar doenças, tornar-se mais transmissível ou tornar tais doenças mais graves, mais difíceis de tratar ou as duas coisas.

A quarta prioridade é prevenir doenças endêmicas que continuem a ter grande impacto na saúde mundial, sobretudo nos países em desenvolvimento. Isso inclui a malária, a tuberculose, doenças diarreicas e a Aids, que, apesar de todos os avanços que obtivemos, podem ser vistas como pandemias de evolução lenta.

Vamos abordar essas prioridades de forma direta ao longo do livro e também focar nos aspectos com os quais é de fato preciso se preocupar. Mas algo que gostaria de ressaltar aqui e agora é que isso não se trata meramente de uma questão de ciência.

A partir do capítulo 9, organizamos este livro em ordem crescente de prioridades da Agenda de Crise, concluindo-o com as duas que de fato têm a capacidade de alterar substancialmente nossas vidas cotidianas: a resistência antimicrobiana e a gripe pandêmica.

A sigla do Cidrap, organização que fundei e chefio na Universidade de Minnesota, é um acrônimo para Center for Infectious Disease Research and Policy (Centro de Pesquisa e Formulação de Políticas sobre Doenças Infecciosas). Pesquisa *e* políticas: assim como chocolate e manteiga de amendoim, essas duas atividades têm uma conexão natural. Se abordarmos a ciência sem proposições políticas, nada obteremos. E se tentarmos instituir políticas sem uma base sólida de ciência, desperdiçaremos tempo, dinheiro e vidas.

CAPÍTULO 5
História natural dos germes

Quando as coisas ficam muito ruins, algo acontece para corrigir o rumo. E é por isso que falo sobre a evolução como um processo de cometer e corrigir erros. E se pudermos ser melhores — pelo menos um pouco melhores — em corrigir os erros do que em cometê-los, vamos sobreviver.

Jonas Salk, médico

A comparação entre quem investiga crimes e quem investiga doenças é válida em muitos níveis. Nesse contexto, podemos pensar nos micróbios da mesma maneira que pensamos nas pessoas.

Estamos constantemente cercados de outras pessoas. Na maior parte do tempo, encontramos as mesmas pessoas todo dia, mas também vemos indivíduos diferentes todos os dias. A maioria não afeta nossa vida de nenhuma maneira; simplesmente ocupamos espaços semelhantes ou próximos. Mas há amigos, parentes, pessoas queridas e colegas de trabalho que fazem uma diferença positiva em nossa vida.

Outras pessoas que nunca chegamos a conhecer são, ainda assim, fundamentais em nosso cotidiano — só não paramos para pensar nisso. Por exemplo: quando foi a última vez que você pensou em agradecer à pessoa que comanda a central elétrica que fica a 150 quilômetros de onde você mora ou trabalha e é responsável por manter suas luzes acesas e os congeladores e geladeiras do mercado perto da sua casa funcionando? E a pessoa que dirige o caminhão de transporte e garante que o remédio de que alguém da sua família precisa desesperadamente esteja na farmácia do hospital no momento certo? São rostos que nunca vemos, de pessoas de quem realmente dependemos.

Há também pessoas más, desonestas e criminosas que podem ter um impacto negativo em nossa rotina. Nos casos mais extremos, elas podem tirar nossa vida.

O mesmo acontece com os micróbios. A maioria não nos afeta de forma positiva nem negativa. Alguns são essenciais para a manutenção e a qualidade de nossa vida, outros são predatórios e nocivos. O que chamamos de criminosos na esfera humana podemos chamar de patógenos no reino microbiano.

Começamos a perceber apenas recentemente como nós, humanos, coexistimos com um conjunto global de micróbios — a que chamamos de microbioma. Infelizmente, ainda temos uma visão bastante ingênua dessa relação, muitas vezes moldada por figuras populares da mídia e suas expressões de nojo quando alguém relata que amostras tiradas de telefones e maçanetas em nossos escritórios ou residências estão cheias de germes. Adotar essa visão simplista é como concluir que planta boa é planta morta pelo simples fato de que você não quer ervas daninhas em seu jardim. Para entender o potencial dos patógenos, temos que voltar ao início dos tempos.

A Terra se formou cerca de 4,5 bilhões de anos atrás, e, no início, era composta apenas de rocha derretida. Em algum momento nos bilhões de anos seguintes, organismos unicelulares surgiram nos oceanos que se formavam no planeta, no que é chamado de sopa primordial. Há muitas teorias para explicar como e por que essas células surgiram; talvez nunca saibamos ao certo o que realmente aconteceu. Na década de 1920, o biólogo soviético Alexander Oparin e o geneticista britânico J. B. S. Haldane propuseram teorias de que a radiação ultravioleta proporcionou a energia necessária para converter metano, amônia e água em compostos orgânicos. À medida que foram se combinando, algumas moléculas obtiveram vantagens em termos de sobrevivência.

Uma teoria mais recente sugere que a vida orgânica simples surgiu a partir da energia química originada das fontes hidrotermais. E mais teorias provavelmente surgirão.

O que é relevante para nossa perspectiva é que, por mais de 3 bilhões de anos, os micróbios foram a única forma de vida na Terra. A evolução microbiana permitiu que eles literalmente se tornassem a razão por que seres humanos, animais e plantas existem. Eles são responsáveis pela atmosfera de oxigênio da qual precisamos para respirar e pela capacidade das plantas de obter do solo o dióxido de carbono e os nutrientes dos quais precisam para crescer. Essas são as bases da vida como a conhecemos hoje.

A evolução é a força que impulsiona a diversidade, e ela se baseia no estresse. Quanto melhor um organismo de qualquer tamanho — uma bactéria, um mamute-lanoso, um ser humano ou uma baleia-azul — consegue lidar com o estresse ou se adaptar a ele, maiores serão suas chances de sobrevivência. Pode ser que haja um fator de estresse importante e imediato, como um grande meteoro atingindo a Terra. A maior parte do estresse, no entanto, ocorre ao longo de milênios.

Por cerca de 3 bilhões de anos, toda a evolução envolveu bactérias, organismos unicelulares sem núcleo. Durante um período quase incompreensível para a noção temporal humana, esses micróbios se combinaram impreterivelmente e evoluíram para dar origem a todas as formas de vida vegetais e animais que já existiram na Terra.

Sem entrar em todos os pormenores da complexa bioquímica da diversidade, o importante é lembrar que os micróbios estavam aqui antes de nós, evoluíram conosco enquanto nós, humanos, ocupamos a Terra e continuarão aqui depois que deixarmos de existir. Com nossa mentalidade humana superior, achamos que nossa espécie está sempre no controle. Mas para entender o verdadeiro significado biológico do poder dos micróbios, não podemos esquecer que somos nós que tentamos prever a evolução desses seres e responder a ela, e não o contrário.

Precisamos de muitos dos micróbios existentes para sobreviver. Mas alguns deles podem nos matar.

Como o dr. Martin Blaser, professor e diretor do Programa do Microbioma Humano da Faculdade de Medicina da Universidade de Nova York e um dos especialistas em doenças infecciosas mais respeitados em nossa área, além de meu amigo e colega, observa em seu esclarecedor livro *Missing Microbes*: "As células bacterianas são seres completos e autônomos; elas respiram, se movem, se alimentam, eliminam resíduos, defendem-se dos inimigos e, o mais importante, se reproduzem." Em resumo, escreve Blaser: "Sem os micróbios, não poderíamos comer nem respirar." Por isso, quando perdemos bactérias essenciais, não vivemos muito bem.

Nos últimos momentos da história até agora — o capítulo humano —, experimentamos explosões superevolucionárias. Mas, apesar da posição humana no mundo moderno, os micróbios — o microbioma — ainda prevalecem sobre todos os outros componentes da biomassa da Terra combinados.

Há mais micróbios no intestino humano do que há células no corpo, e há micróbios praticamente em todos os lugares dentro de nós. No entanto, nosso microbioma pessoal corresponde a cerca de apenas um quilo e meio do nosso peso corporal total. Então, para que o total de micróbios no planeta supere todas as outras formas de vida, sua predominância em nossa existência deve ser algo espantoso de se imaginar.

Não devemos ignorar os pontos bons por conta dos ruins. Precisamos encarar com grande reverência científica os micróbios que nos mantêm como seres humanos, animais, plantas e ambiente saudáveis. Na verdade, precisamos aprofundar pesquisas e políticas que apoiem sua sobrevivência. Não é muito diferente de garantir a existência saudável de nossas florestas tropicais para combater as mudanças climáticas.

Dito isso, precisamos entender que nós, humanos e animais, já começamos em desvantagem. Como espécie, nos renovamos, em média, a cada 25 anos, a definição aproximada de uma geração humana. Os micróbios, por outro lado, podem se renovar a cada vinte minutos. Para os nossos padrões, eles são superevolucionários. Fica claro, portanto, que, nessa guerra, a nossa forma de renovação não é estratégica nem dominante.

Para complicar ainda mais a questão, entrar em contato com os patógenos, por si só, já altera nossa dinâmica com eles. Ao nos aventurarmos nas casas dos micróbios nas profundezas das florestas tropicais para derrubar árvores, plantar e caçar animais selvagens, ao concentrarmos um grande número de pessoas juntas, ao criarmos milhões e milhões de porcos e aves em espaços fechados, ao fazermos uso excessivo ou equivocado de drogas antimicrobianas, nós, humanos, estamos forçando os micróbios a se adaptarem a estresses contínuos e dando a eles oportunidades que a natureza nunca deu.

Mas nós nos adaptamos também, certo? É claro que sim, mas você precisa considerar quantas gerações microbianas equivalem a uma geração humana: cerca de 40 milhões para cada uma. Seria como se o Grand Canyon tivesse sido criado por canhões de água de alta pressão em um dia, em vez de resultar da erosão por gotejamento ao longo de muitos milênios. Na terceira década do século XX, a Europa sofreu uma enorme redução de mão de obra, produtividade e avanço social, resultado das devastações da Primeira Guerra Mundial e da pandemia de gripe de 1918. Se eliminarmos uma quantidade correspondente de micróbios, a cepa pode se recuperar em cerca de um dia.

Há muitas famílias e ordens de magnitude no microbioma da Terra. Em ordem de tamanho e complexidade, elas incluem os príons, os vírus, as rickettsias, as bactérias, os fungos e os parasitas. Vamos nos concentrar nos micróbios que têm o potencial de nos matar ou de nos causar danos graves, além de perturbar o tecido social, econômico e político do mundo, ou pelo menos partes importantes dele. Como você vai observar, os vírus dominam nessa categoria. Eles têm um enorme impacto sobre seres humanos, animais, plantas e até outros micróbios, como bactérias.

Estritamente falando, os vírus não estão vivos, mas tampouco são inorgânicos. Eles existem em uma espécie de limbo intermediário, à espera de uma oportunidade de se apoderar do mecanismo reprodutivo de uma célula viva e fazer com que ela produza milhões de cópias do vírion. Em geral, há um alvo hospedeiro: uma situação em que um vírus específico pode infectar apenas seres humanos ou determinadas espécies animais. Um bom exemplo disso é o vírus da varíola. Ele infecta humanos, mas não animais. Por outro lado, existem vírus que infectam tanto humanos quanto animais, como o vírus da raiva. Muitas vezes, existe também um grau elevado de tropismo por órgãos, o que significa que o vírus tende a infectar apenas determinados órgãos ou partes do corpo de um hospedeiro. Por exemplo, o vírus da hepatite humana infecta principalmente o fígado.

Os vírus, como a maioria dos outros micróbios e ordens de vida mais elevadas, se reproduzem de acordo com os comandos do DNA ou do RNA: as longas moléculas que compõem nossos cromossomos. Depois de penetrar na célula da vítima, o vírus deve se reproduzir, e é aí que entra a importância da genética viral. Está muito além do nosso âmbito aqui explorar o complexo universo da replicação dos vírus. Compreender em detalhes se um vírus RNA é de fita simples ou dupla, se é um RNA de polaridade positiva ou negativa, ou se usa um intermediário de DNA não é algo que você precise saber para determinar quais vírus devem constar do topo da lista de agentes mais preocupantes no que diz respeito a pandemias ou potencial regional crítico.

O que é importa é que nós, cientistas de saúde pública, determinemos quais micróbios causadores de doenças infecciosas podem sofrer mutações rápidas ou alterar seu código genético de forma eficaz com o objetivo de se esquivar do sistema imunológico do hospedeiro, de vacinas e de medicamentos, podendo até alcançar meios de transmissão aprimorados, sobretudo por via respiratória. É por isso que os vírus da gripe continuam sendo os principais candidatos a causar uma pandemia global.

Mudanças antigênicas por vezes tornam o micróbio menos nocivo; outras vezes, o tornam mais. Como dissemos, cada transmissão geracional é como um lançar de dados genéticos.

Componentes individuais do nosso sangue, incluindo células B e células T, localizam invasores e usam seus vários mecanismos para envolvê-los ou destruí-los, ou até ambos. Esses componentes permanecem em nosso corpo por algum tempo, alguns por toda a vida, com a "memória" do invasor, de modo que, se ele atacar novamente, o sistema imunológico esteja preparado para lidar com a situação sem ter que reagir com a mesma intensidade que da primeira vez que encontrou o agente estranho. Esse é o conceito por trás das vacinas: introduzir uma versão atenuada ou morta do vírus para que o corpo possa construir essas defesas antes que o vírus "real" o infecte.

Em alguns casos, o agente microbiano agressor é apenas o gatilho — a "bala" vem do nosso próprio corpo. Isso acontece quando o micróbio induz uma resposta excessivamente vigorosa do sistema imunológico, desencadeando o que é conhecido como tempestade de citocinas. As citocinas são pequenas proteínas que alertam os glóbulos brancos apropriados para que se dirijam rapidamente ao local da infecção e combatam os invasores. Em uma tempestade de citocinas, o ciclo contínuo de reação entre as citocinas e as células de defesa pode obstruir as vias aéreas e causar a falência de órgãos. É o que acreditamos ter acontecido com a cepa de gripe de 1918, que explica a morte de tantas pessoas jovens e até então saudáveis, com sistemas imunológicos resistentes.

Nas categorias de micróbios com os quais devemos nos preocupar mais, levamos em consideração os meios pelos quais os micróbios se replicam. Micróbios que alteram seus antígenos ou componentes rapidamente por meio de mutações em sua pegada genética terão uma pontuação alta na escala de preocupação se também forem capazes de se disseminar por via respiratória e de matar de maneira mais eficaz aqueles que infectam. Desenvolver uma vacina eficaz para essa categoria de micróbios é mais desafiador, mas também mais crítico do que desenvolver uma vacina para formas microbianas menos mortais.

As frentes de combate estão traçadas: a simplicidade genética dos micróbios e sua rapidez evolutiva *versus* nosso intelecto, nossa criatividade e nossa determinação coletiva nos âmbitos social e político. Não podemos dominar os patógenos, porque eles são mais numerosos e têm estratégias melhores. Nossa sobrevivência depende de sermos mais inteligentes do que eles.

CAPÍTULO 6

A nova ordem mundial

As pessoas estão começando a entender que não há nada no mundo tão remoto que não possa nos impactar individualmente. Não são apenas doenças. Os economistas estão começando a afirmar que, se quisermos ter bons mercados na África, precisaremos ter pessoas saudáveis na África.

WILLIAM FOEGE, MÉDICO

Durante a maior parte da história da humanidade, surtos de doenças infecciosas não eram motivo de tanta preocupação em comparação com outros desafios como ter com que se alimentar e achar maneiras de continuar vivo. Quando nossos ancestrais viviam em pequenos grupos de caçadores e coletores, não havia concentração populacional suficiente para que houvesse uma grande epidemia. Há cerca de 10 mil anos, no entanto, com o início da agricultura, a concentração populacional cresceu exponencialmente, levando ao surgimento de aldeias, vilas e, por fim, cidades.

A agricultura também implicou a domesticação de animais para alimentação e força de trabalho, e muitas de nossas doenças infecciosas têm origem animal; essas doenças são o que chamamos de doenças zoonóticas. A importância dessa conexão cruzada entre seres humanos e animais resultou no movimento Saúde Única (do inglês One Health), que enfatiza que somente entendendo a saúde tanto de humanos quanto de animais poderemos prevenir doenças em nossa própria espécie.

Eu fui um dos primeiros apoiadores do Saúde Única, pelo atual aumento do risco de doenças infecciosas em humanos.

Muitos vírus causadores de doenças infecciosas, incluindo o poliovírus e o *variola major*, se adaptaram apenas aos seres humanos, com outras variações (como os vírus que causam a varíola bovina e a varíola dos macacos) que afetam seres humanos e outras espécies. O *Zaire ebolavirus*, a cepa que causou a epidemia de Ebola na África Ocidental entre 2013 e 2015, é eficientemente fatal para seres humanos, levando de um terço a metade das vítimas à morte. O *Reston ebolavirus*, a variedade que protagoniza *Zona quente*, o best-seller de Richard Preston publicado em 1994, foi fatal para os primatas, mas deixou os seres humanos praticamente ilesos.

Toda doença infecciosa precisa de determinada população humana ou animal para se manter. O sarampo, por exemplo, uma das doenças infecciosas de transmissão mais eficiente que existem, provavelmente requer uma população contígua de várias centenas de milhares; caso contrário, desaparece.

Alguns agentes biológicos podem simplesmente ficar à espera do momento certo para atacar. Se tivermos catapora na infância, o vírus *varicela-zoster* que a causou pode permanecer latente no corpo por décadas. Então, quando formos mais velhos e nosso sistema imunológico estiver mais frágil, ele pode se manifestar sob outra forma, causando a dolorosa herpes-zóster. A bactéria *Bacillus anthracis* pode permanecer dormente na forma de esporos por tempo praticamente indeterminado, até ser inalada ou ingerida ou entrar em contato com uma ferida aberta, momento em que é reativada e causa a mortífera infecção antraz em seu hospedeiro inconsciente.

Quando uma doença salta de maneira eficaz de um hospedeiro animal para um humano, ela representa um novo risco para sua população de vítimas potenciais, que não têm memória biológica, e é preciso tempo e traumas para que essa população (a parte sobrevivente dela) adquira imunidade. À medida que as civilizações foram crescendo e progredindo, o mesmo aconteceu com a velocidade e o impacto das doenças infecciosas. A bactéria *Yersinia pestis* — causadora da peste bubônica e pneumônica que dizimou entre um quarto e um terço da população europeia no século XIV — levou apenas uma década para se espalhar por toda a Europa e continuou sendo mortal por mais de um século.

No entanto, dois séculos mais tarde, quando vieram "colonizar" o Novo Mundo, os europeus encontraram povos que eram imunologicamente *naïve*, sem memória imunológica diante de seus patógenos. O vírus da varíola que trouxeram com eles reduziu à metade o número de indígenas Timucua na Flórida em apenas seis anos — de aproximadamente 722 mil em 1519 para 361 mil em 1524. Quatro anos depois, uma pandemia de sarampo reduziu a população à metade mais uma vez. Ciclos semelhantes tiveram efeitos parecidos em outras civilizações latino-americanas nativas, o que os espanhóis interpretaram como um sinal de que Deus era a favor de suas conquistas e de seu desejo por ouro.

Conforme os navios a vapor substituíram os navios a vela e os trens suplantaram as carroças puxadas por cavalos, a eficiência da propagação de doenças infecciosas também aumentou. Era basicamente nesse estágio que estávamos no início do século XX.

Do ponto de vista estatístico, a pior pandemia da era moderna ocorreu em 1918, quando a chamada gripe espanhola varreu o planeta. A verdade, contudo, é que a gripe em questão não teve origem na Espanha. O que aconteceu foi que, por ser um país neutro na Primeira Guerra Mundial e, portanto, não censurar sua imprensa, a Espanha noticiou de maneira honesta os acontecimentos e, assim, acabou levando a fama. Estimativas conservadoras tradicionalmente indicam que o número de mortes em todo o mundo ficou entre 40 milhões e 50 milhões, mas análises recentes sugerem que o total pode ter chegado ao dobro disso, suplantando o impacto mortal da guerra mundial brutal e sangrenta que a precedeu.

Por razões que ainda vamos discutir, a gripe de 1918 foi provocada por uma cepa de vírus como nenhuma outra de que se tenha registro na história. E algo parecido poderia acontecer de novo? Pode apostar que sim. Na verdade, pode apostar sua vida que sim. Mas com todos os avanços na ciência médica e nas comunicações nos últimos cem anos, será que não estaríamos mais bem preparados para lidar com uma situação como essa?

Não tenha tanta certeza.

O mundo hoje é um lugar muito diferente do que era um século atrás. Na verdade, o mundo hoje é um lugar muito diferente do que era 25 anos atrás. E quase todas as mudanças que ocorreram *favorecem* o lado microbiano da guerra, em detrimento do lado humano.

Primeiro porque, por sua própria natureza, a saúde pública requer cooperação; comunidades e países precisam se unir. O programa mundial de erradicação da varíola funcionou porque as duas superpotências da época — Estados Unidos e União Soviética — concordaram que era a coisa certa a fazer. Se um dos lados não tivesse cooperado com esse esforço, a erradicação da varíola não teria sido possível. E quando essas duas potências deram ordens de marchar, todos os outros países do mundo se alinharam atrás delas e bateram continência.

Desde a queda da União Soviética, o mundo mudou. A lista de Estados frágeis da organização não governamental Fund for Peace era muito maior em 2016 do que um estudo semelhante teria mostrado em 1975, e é mais difícil agora do que quarenta anos atrás fazer com que a comunidade internacional trabalhe em conjunto para atingir um objetivo comum. Hoje, existem mais de quarenta países com apenas uma capacidade mínima de governabilidade.

Não estamos falando apenas da África. Nas Américas, até o momento em que este livro foi escrito, a Venezuela e a Colômbia estavam à beira do colapso econômico e político, em decorrência da queda nos preços do petróleo. A presidenta do Brasil sofreu impeachment, o governo está desmoronando e o estado do Rio de Janeiro declarou estado de "calamidade pública". Porto Rico, parte dos Estados Unidos, está praticamente falido. Todas essas rupturas na governança podem levar a grandes catástrofes na saúde pública.

O terrorismo interno e externo é uma ameaça constante, e as suspeitas são permanentes. Até o momento em que este livro foi escrito, vários agentes de saúde responsáveis pela vacinação contra a pólio tinham sido assassinados em diversas áreas do Paquistão, onde os islamitas radicais se opõem à campanha, considerando-a algo contrário à vontade de Deus e uma tentativa secreta de esterilizar a população.

Em segundo lugar, porque a população tende a se expandir exponencialmente, e cada vez mais humanos e animais ficam concentrados com grande proximidade. Já vivenciamos uma explosão populacional humana: em 1900, estimava-se que houvesse 800 milhões de pessoas no planeta; em 1960, esse número havia subido para 3 bilhões. Hoje está em torno de 7,7 bilhões. A Organização Mundial da Saúde (OMS) estima que a população mundial vá chegar a 10 bilhões em 2050. A maior parte desse crescimento vai ocorrer nas megacidades dos países em desenvolvimento, onde as condições de vida insalubres, incluindo a falta de água potável e saneamento básico, fazem com que as descrições de Dickens não pareçam tão ruins.

A preocupação que mais ouvimos ou lemos hoje em relação à população de animais no mundo diz respeito a uma considerável perda numérica, incluindo a extinção de um número cada vez maior de espécies. No entanto, também houve uma explosão na população de animais produtores de alimentos para atender à crescente população humana.

Por exemplo, em 1960, havia um número estimado de 3 bilhões de galinhas no mundo; hoje existem aproximadamente 20 bilhões. E como uma galinha cresce muito rápido, é possível que o peito de frango em seu prato hoje fosse apenas um embrião 35 dias atrás. Podemos passar por onze ou doze gerações de galinhas em apenas um ano.

Cada uma dessas aves é um tubo de ensaio potencial no qual um novo vírus ou uma nova bactéria pode se reproduzir. E por causa da própria natureza da produção avícola no mundo, essas aves estão em contato próximo com os seres humanos; compartilham o mesmo ar que as pessoas que cuidam delas. O mesmo vale para os porcos. Atualmente, mais de 400 milhões de porcos são produzidos a cada ano, e o porco é o recipiente genético perfeito para os vírus da gripe aviária e humana, instáveis e facilmente mutáveis.

Para piorar ainda mais as coisas, estima-se que as populações de frangos e porcos vão aumentar em pelo menos 25% ou 30% nos próximos vinte anos, a fim de ajudar a alimentar a população humana em rápido crescimento.

Em terceiro lugar, porque as mudanças nas viagens e no comércio global deram origem a uma verdadeira economia mundial. Pessoas, animais e mercadorias são transportados ao redor do planeta em números maiores do que jamais se viu e a uma velocidade sem precedentes. Até o século passado, a maior parte do mundo, e em especial os países em desenvolvimento, era rural e isolada. A maioria das pessoas nunca viajava para nenhum destino que ficasse a mais do que alguns quilômetros da aldeia onde tinham nascido. Em 1850, uma pessoa levava quase um ano para circum-navegar o planeta em um barco a vela rápido. Hoje, podemos dar a volta ao mundo em menos de quarenta horas a bordo de um avião. O primeiro voo comercial programado ocorreu em 1914, transportando passageiros por Tampa Bay. Cem anos depois, 8 milhões de pessoas pegam voos comerciais todos os dias, o que representa mais de 3,1 bilhões de passageiros anualmente.

A magnitude do fato de qualquer pessoa poder ir para qualquer lugar do mundo em questão de horas é óbvia. Mas é igualmente importante considerar que, em razão da cadeia de suprimentos global e das práticas de entrega sob demanda que afetam quase todos os produtos e componentes, o impacto de uma pandemia hoje será muito maior do que o de uma pandemia de virulência semelhante no passado. Só para dar um exemplo, os Estados Unidos têm uma das melhores infraestruturas médicas do mundo, mas praticamente todos os medicamentos genéricos essenciais são fabricados fora do país. Digamos que haja uma grande epidemia em uma região da Índia de onde vêm muitos desses medicamentos. Vidas serão perdidas nas cidades grandes americanas porque os remédios essenciais simplesmente não estarão disponíveis.

No exercício que se encerrou em 30 de junho de 2014, as companhias aéreas transportaram 186 milhões de passageiros entre os Estados Unidos e o restante do mundo. As mesmas companhias também transportaram 9,54 milhões de toneladas de carga entre esses países. Em todo o planeta, mais de 150 milhões de toneladas de carga foram transportados por aviões. Todos os dias, cerca de 60 mil navios cargueiros de grande porte atravessam os oceanos, levando contêineres de um continente ao outro e, com eles, vários vetores de doenças infecciosas, como mosquitos infectados por vírus e produtos agrícolas contaminados.

Ironicamente, a maneira como organizamos o mundo moderno visando a eficiência, o desenvolvimento econômico e o aprimoramento de nosso estilo de vida — tentativas em grande parte bem-sucedidas de transformar o mundo em uma aldeia global — nos deixou mais suscetíveis aos efeitos de doenças infecciosas do que éramos em 1918. E quanto mais sofisticado, complexo e tecnologicamente integrado o mundo se tornar, mais vulneráveis estaremos à possibilidade de que um elemento destrutivo devaste todo o sistema.

O quarto fator em nossa guerra contra os micróbios são as mudanças climáticas globais. Honestamente, não sabemos quais serão os efeitos dessas alterações, mas pode apostar que eles serão significativos. Será que a malária, que já mata entre meio milhão e um milhão de pessoas a cada ano, vai se espalhar por áreas mais afastadas da região equatorial? Isso pode acontecer com qualquer uma das doenças tropicais, ainda mais as transmitidas por mosquitos, como a Zika. Será que os invernos do Centro-Oeste americano não serão mais frios o suficiente para matar os agentes causadores das doenças de verão?

A malária também evidencia outro conceito importante no que diz respeito à saúde pública: a distinção que mencionamos anteriormente entre doenças epidêmicas e endêmicas. Esse mais de meio milhão de mortes na África excede em muito qualquer estimativa razoável das mortes que o Ebola poderia ter causado no surto de 2014. Mas a malária e outras doenças endêmicas, como a tuberculose, não causam pânico generalizado em outros países nem derrubam governos. Elas não levam a ameaças de fechar aeroportos e fronteiras.

Em contraste com uma condição crônica, um surto, em especial um causado por um vírus transmitido simplesmente ao se respirar o mesmo ar que pessoas já infectadas ou levar uma picada de mosquito que nem sequer sentimos ou notamos, cria uma sensação de pânico combinado ao esforço para compreender a ciência por trás daquilo e controlar a situação. Naturalmente, isso provoca rupturas e impactos desproporcionais. Logo depois dos ataques do 11 de Setembro, o envio de uma pequena quantidade de antraz em pó para o Senado e para personalidades da imprensa pelo correio resultou em 22 casos de infecção. Mesmo com um número pequeno de infectados, foram necessários bilhões de dólares para resolver a situação, o Hart Senate Office Building, do outro lado da rua do edifício do Congresso americano, ficou fechado por meses e a entrega de correspondências na região foi paralisada. E olhe que o antraz não é nem uma doença contagiosa como o Ebola e a varíola. Não é possível contraí-la de outra pessoa infectada.

Portanto, por mais graves que as epidemias e pandemias possam ser em termos médicos, temos que entender que determinados tipos de surtos mortais podem acarretar um pânico e uma desordem que vão muito além do seu simples efeito numérico — está ligado à frequente falta de conexão entre aquilo que tem o maior potencial de nos matar ou nos causar danos e o que nos assusta ou simplesmente nos deixa desconfortáveis.

Uma pandemia é capaz de interromper o comércio regional, nacional ou até mesmo internacional, o que pode levar ao caos econômico — que, por sua vez, pode acarretar a destruição da confiança em governos instáveis. Se uma autoridade governamental já está em uma situação de instabilidade, o estresse de uma pandemia pode desencadear o colapso do Estado e, por sua vez, levar ao anarquismo e ao terrorismo. Ao mesmo tempo, no curso de uma pandemia, outras doenças endêmicas e não infecciosas continuam a afetar a população, e essa combinação pode acabar sobrecarregando ou até mesmo colapsando o sistema de saúde existente.

Nos três países da África Ocidental afetados pelo surto de Ebola em 2014, safras inteiras não foram colhidas, escolas deixaram de funcionar, as fronteiras foram fechadas e o Peace Corps removeu 340 voluntários da região. Como não puderam receber atendimento médico durante o surto, a quantidade de pessoas que morreram de infecções pelo HIV, de tuberculose e malária foi quase a mesma de pessoas que morreram em decorrência do Ebola.

O inimigo com que os Estados Unidos têm gastado tanto dinheiro e recursos humanos para derrotar desde o 11 de Setembro pode facilmente preencher o vácuo de liderança deixado por uma doença pandêmica. Em um sentido muito real, combater doenças infecciosas é, entre outras coisas, uma questão de segurança nacional.

CAPÍTULO 7

Meios de transmissão: morcegos, insetos, pulmões e pênis

Como a natureza é caprichosa e tem prazer em criar e produzir uma sucessão contínua de vidas e formas porque sabe que elas servem para aumentar sua substância terrestre, ela está mais preparada e é mais rápida em criar do que o tempo em destruir, portanto, determinou que muitos animais sirvam de alimento para outros; mas como isso não satisfaz seu desejo, envia com frequência certos vapores nocivos e pestilentos e pragas contínuas que se abatem sobre as vastas aglomerações e rebanhos de animais e especialmente sobre os seres humanos, que aumentam de número muito rapidamente, já que outros animais não se alimentam deles.

LEONARDO DA VINCI

Para passar de onde está para o próximo hospedeiro disponível, um micróbio precisa encontrar uma maneira de chegar até ele. Isso é o que chamamos de meio de transmissão. Ao longo de milênios, vários patógenos desenvolveram diferentes meios de transmissão, o que é um dos principais motivos pelos quais devemos nos preocupar tanto com eles.

As quatro categorias enumeradas no título do capítulo não representam uma lista completa, mas os principais conceitos que precisamos ter em mente para entender a disseminação de doenças.

Os morcegos são uma espécie de reservatório natural de doenças, o que significa que são um local onde os patógenos se preservam. Por exemplo, acreditamos, mas ainda não temos provas definitivas, que o filovírus Marburg — um primo próximo do Ebola — está presente em morcegos que vivem em locais como a caverna Kitum, no Parque Nacional Mount Elgon, no Quênia. O vírus é excretado no guano dos morcegos e migra a partir daí. É importante observar que os reservatórios não precisam ser animais, não precisam nem mesmo estar vivos. Um reservatório pode ser uma planta, um corpo d'água ou qualquer outro hospedeiro no qual o patógeno possa se multiplicar e sobreviver enquanto aguarda sua próxima propagação. Como vimos com o Marburg e o Ebola, tentar descobrir ou identificar o reservatório pode ser um dos passos mais importantes na resolução do enigma para quem investiga doenças.

O mosquito é aquilo que conhecemos como vetor: um artrópode que carrega e transmite um patógeno para outro hospedeiro. Os mosquitos são os reis dos vetores, nossos maiores inimigos. Além da prevenção de doenças por meio de vacinas e novos antibióticos, o controle de vetores é crucial para impedir a propagação de doenças transmitidas por mosquitos e outros insetos. Trataremos disso em profundidade no capítulo 14.

No século XV, quando acompanhavam os marinheiros ao Novo Mundo e em outras viagens que duravam meses ou até anos, os mosquitos a bordo dos navios morriam antes que pudessem infectar populações imunologicamente *naïve*; eram os humanos que faziam isso. Hoje, uma ratazana ou um rato provavelmente seriam notados a bordo de um avião comercial, e a situação seria resolvida antes de os passageiros embarcarem. Mas um mosquito pode pegar carona em qualquer lugar e permanecer praticamente indetectável.

Os pulmões, dos quais todos precisamos para sobreviver, são o método mais assustador de transmissão, porque o resultado é que podemos ficar doentes simplesmente ao respirar — para ser mais específico: respirando o ar contaminado por outra pessoa. O surto de gripe de 1918, que já identificamos como a pandemia mais mortal da era moderna, foi de transmissão por via aérea, assim como todas as cepas de gripe. As infecções transmitidas por vias respiratórias são as candidatas mais prováveis à rápida disseminação, porque para isso basta que seus hospedeiros respirem.

Depois, há toda a categoria de infecções sexualmente transmissíveis, baseada na troca de fluidos corporais entre parceiros sexuais. Essa sempre foi uma questão delicada para as autoridades de saúde pública, porque as pessoas não gostam de falar sobre o assunto e é difícil obter relatos sinceros e estatísticas confiáveis. Apesar de o fato de estarmos todos aqui ser resultado de relações sexuais, discussões sérias a esse respeito continuam sendo um dos grandes tabus da sociedade. Com as infecções sexualmente transmissíveis, a epidemiologia precisa se aventurar com profundidade no campo da sociologia. Quando chega lá, o que tendemos a descobrir — ou reaprender — é que é extremamente difícil fazer com que as pessoas mudem seus hábitos e que, em muitos casos, as mulheres não têm controle sobre seu próprio destino sexual.

A sífilis, um flagelo antigo causado pela bactéria *Treponema pallidum*, é uma daquelas doenças que nenhum grupo queria assumir e que todos queriam atribuir a outros. Depois de uma invasão francesa no fim dos anos 1400, os napolitanos a rotularam de "a doença francesa". Os franceses, por sua vez, a batizaram de "a doença de Nápoles". Para os russos, era "a doença polonesa", enquanto os poloneses e os persas a chamavam de "a doença turca". Os turcos a nomearam "a doença cristã"; os taitianos, "a doença britânica"; os indígenas, "a doença portuguesa"; os japoneses, "a varíola chinesa"; e assim por diante. Uma paranoia mundial semelhante se seguiu ao surgimento do HIV/Aids, e essa foi uma das razões pelas quais Jim Curran, do Centro de Controle e Prevenção de Doenças dos Estados Unidos, insistiu tanto para que a comunidade científica mundial adotasse sem demora um nome que fosse completamente neutro e padronizado em todas as línguas.

Embora muitos de nós tenham atingido a maioridade durante a chamada revolução sexual da década de 1960 e nas décadas seguintes, devemos lembrar que houve apenas uma estreita janela na história durante a qual o sexo não podia matar: entre a ampla disponibilidade de sulfonamidas e antibióticos que combatiam as doenças sexualmente transmissíveis de origem bacteriana, na década de 1940, e a eclosão da Aids, no início da década de 1980. E sim, agora temos coquetéis que mantêm o HIV sob controle, mas a Aids ainda é uma assassina em grande parte dos países pobres e em desenvolvimento, cujas populações não têm acesso a medicamentos modernos. E, para que não passemos a desdenhar da sífilis, da gonorreia e de outras patologias sexualmente transmissíveis, como veremos adiante neste livro, é preciso compreender que a efetividade futura dos antibióticos é bastante incerta. Nosso inimigo em comum nunca desiste da luta.

Outro aspecto da transmissão de doenças através do sexo que não podemos ignorar é o estupro como arma de guerra. Qualquer pessoa decente fica chocada com casos de agressão sexual e horrorizada quando um deles resulta em uma doença sexualmente transmissível. Ao longo da história, no entanto, o estupro também tem sido usado como um meio de aterrorizar e ajudar a dominar a população civil de um território inimigo — hoje o vemos sendo empregado de forma estratégica em conflitos na África e no Oriente Médio. Basta dizer que todo estuprador é um colaborador covarde e irredimível desse inimigo compartilhado e culpado da acusação mais grave que se pode apresentar contra um ser humano em um tribunal: crime contra a humanidade.

Uma teia complexa de fatores determina quais patógenos são capazes de nos matar, quais podem nos fazer mal e quais apenas nos incomodam. No centro dessa teia, há uma única consideração crítica: como o micróbio é transmitido? No campo do controle de doenças, a transmissão é definida como qualquer mecanismo por meio do qual o micróbio se propaga pelo ambiente ou para outro ser humano ou animal. Esses mecanismos podem variar desde ter contato corporal direto com um ser humano ou animal; inspirar o ar que outra pessoa ou um animal acabou de expirar, um aerossol pulverizado propositalmente no ar ou o vapor de uma torre de resfriamento de um prédio próximo; consumir comida ou água contaminadas; ter contato com uma superfície como a maçaneta de uma porta; ser picado por um mosquito ou carrapato; receber uma transfusão de sangue, ou ter contato com sangue em uma agulha previamente usada ou contaminada.

Embora todos esses mecanismos sejam propagadores importantes de determinadas doenças, a capacidade de transmitir um micróbio apenas fazendo com que ele seja inspirado por nossos pulmões, a transmissão por via aérea, é a mais perigosa de todas. No ramo imobiliário, costuma-se dizer que o que mais importa é "localização, localização, localização". Na saúde pública, é "via aérea, via aérea, via aérea".

O potencial de transmissão de um vírus pelo ar foi demonstrado com perfeita clareza na investigação de um surto de sarampo que conduzi em 1991 no estado de Minnesota. O surto ocorreu concomitantemente com as Olimpíadas Especiais, e um atleta argentino de atletismo de doze anos de idade foi infectado. Ele estava no estágio inicial e altamente infeccioso da doença quando passou várias horas de pé num campo de beisebol durante a cerimônia de abertura no Hubert H. Humphrey Metrodome, um estádio fechado. Outros competidores, árbitros e integrantes da equipe de apoio também contraíram sarampo depois de ficarem expostos ao jovem. Dois dos casos subsequentes foram de residentes de Minnesota que não se conheciam e não compareceram a nenhum outro evento das Olimpíadas Especiais além da cerimônia de abertura. Mas ambos estavam na mesma seção da arquibancada, a mais de duzentos metros do campo. Os dados sobre a circulação do fluxo de ar no estádio aquela noite corroboraram a conclusão de que o ar do local por onde o atleta tinha entrado no estádio ou da área ele havia permanecido de pé teria sido deslocado na direção dos dois espectadores que acabaram desenvolvendo sarampo.

A mais notória das doenças transmitidas por via aérea é a gripe e, embora classifiquemos as cepas de gripe por subgrupos correspondentes a duas de suas proteínas de superfície — a hemaglutinina (HA) e a neuraminidase (NA) —, para os objetivos deste livro, vamos dividir os vírus da gripe em dois grupos. O primeiro é o das gripes sazonais: o tipo que faz você se sentir péssimo, lota os hospitais na maioria dos invernos, provoca faltas em massa em instituições de ensino e locais de trabalho e mata entre 3 mil e 49 mil pessoas por ano nos Estados Unidos. O outro grupo é o das gripes pandêmicas, que ocorrem quando um novo vírus da gripe emerge do mundo animal por meio de mutação ou recombinação, de forma que passa a ser capaz de infectar e ser transmitido por humanos. Geralmente, a gripe sazonal é resquício de uma cepa do vírus da gripe que um dia causou uma pandemia.

Ao longo da história, a capacidade da gripe de matar rapidamente milhões de pessoas durante uma pandemia global lhe rendeu o status de rainha das doenças infecciosas. Um ser humano infectado pode transmitir o vírus da gripe para as pessoas ao seu redor de maneira bastante eficiente e, diferentemente de uma pessoa infectada pelo Ebola, por exemplo, pode fazer isso antes mesmo de dar sinais de estar doente. Basta respirar o ar contaminado proveniente de uma pessoa infectada que acabou de expirar ou tossir. Imagine essa pessoa em um avião ou vagão do metrô, ou em um shopping ou evento esportivo, quando todos compartilhamos a mesma grande bolha de ar. E, ao imaginar a rapidez com que uma doença como a gripe pode se espalhar pelo mundo, lembre-se de quantas pessoas voam por dia no mundo todo. Infelizmente, tenho certeza de que hoje estamos mundialmente mais vulneráveis a uma pandemia de gripe do que em qualquer outra época nos últimos cinco séculos.

A transmissão por via aérea também é uma grande preocupação no que diz respeito ao uso de micróbios em ataques terroristas. Hoje sabemos que os esporos altamente infecciosos da *Bacillus anthracis*, que causa antraz, podem viajar quilômetros e quilômetros no ar se liberados na forma de um pó simples e relativamente fácil de preparar — vindo, por exemplo, de um avião usado na pulverização de culturas agrícolas, ou no controle de mosquitos. Inspirar apenas alguns desses esporos é o suficiente para causar uma reação potencialmente mortal.

A próxima categoria mais preocupante de transmissão de doenças basicamente precisa ser definida em um cara ou coroa. Enquanto os casos de Aids continuarem a aumentar em número ao redor do mundo todos os anos como resultado da transmissão por contato direto, ou seja, através do sexo ou durante o parto, no caso de uma mãe infectada pelo HIV que não esteja recebendo tratamento medicamentoso apropriado, esse modo de transmissão de doenças será de extrema importância para a saúde pública. Não incluo aqui a transmissão do HIV por meio do compartilhamento de agulhas contaminadas porque trata-se, tecnicamente, de transmissão indireta. Ela continua sendo uma parte importante do cenário de risco do HIV, mas a transmissão por contato direto ainda é o aspecto mais crítico desse vírus nos dias atuais. No entanto, embora essa doença continue tendo alta prioridade em termos de saúde pública em razão de sua morbimortalidade internacional, sobretudo na África Central, o desenvolvimento e a disponibilidade de medicamentos que a transformaram em uma condição crônica "suportável" eliminaram seu aspecto de emergência ou crise nos países mais ricos.

A segunda categoria de transmissão no cara ou coroa são as doenças transmitidas por vetores: mosquitos, carrapatos e moscas. Transportamos ao redor do mundo, dentro de aviões e navios de carga, diversas espécies de mosquitos que podem transmitir um grande número de doenças infecciosas para seres humanos e animais. Quando mosquitos originalmente nativos apenas do sudeste da Ásia são levados para as Américas dentro de pneus nos porões de navios de carga, eles se proliferam rapidamente em sua nova pátria. Nunca antes na história da humanidade houve o atual número de espécies de mosquitos que atuam como vetores de micróbios em todos os continentes (com exceção da Antártida). Como resultado, apenas nos últimos quinze anos, testemunhamos a maior disseminação global de doenças como dengue, febre do Nilo Ocidental, chikungunya e Zika. E ainda temos que considerar o ressurgimento da febre amarela e da malária altamente resistente a medicamentos. Essa categoria de transmissão de doenças tampouco é um bom presságio para nós no que se refere às mudanças climáticas globais. Um mundo mais quente nos coloca diante de uma potencial redução da precipitação total em algumas regiões. Quando chover, no entanto, as chuvas serão muito intensas. Isso significa que os mosquitos causadores de doenças vão disputar ainda mais território com grandes populações.

Vamos chamar a última categoria de transmissão de "condições mundiais atuais": um amálgama de fatores em três ambientes muito diferentes, porém muito ricos em micróbios. O primeiro é a explosão populacional nas megacidades dos países em desenvolvimento e as condições precárias e de superlotação nas quais vivem os residentes menos afortunados. O segundo é o contato humano com animais das florestas tropicais da Ásia, da América do Sul e da África, o terreno mais propício para novos e perigosos patógenos humanos, que agora estão se espalhando pelo mundo habitado. O terceiro são as instalações de produção animal de alta intensidade em todo o mundo, que representam o nascimento de milhões de novos "tubos de ensaio", os animais vivos, para micróbios todos os dias.

Por que ficamos surpresos com o fato de o Ebola, uma doença que até agora se transmite pelo contato direto com fluidos corporais contaminados, ter se disseminado de maneira tão rápida e eficiente nas aldeias e favelas dos três países da África Ocidental afetados? Por que ficamos surpresos com o aumento sem precedentes dos vírus da gripe aviária — os precursores de uma cepa pandêmica de gripe humana — associado à explosão da produção avícola global? Por que ficamos surpresos com a rápida disseminação do vírus da Zika nas Américas, quando o mosquito *Aedes aegypti*, o vetor dessa doença, agora está disseminado por toda essa região?

Se há uma lição aqui, é que precisamos refletir seriamente sobre todas essas situações. E não temos feito isso.

CAPÍTULO 8

Vacinas: a flecha mais precisa de nossa aljava

O retorno do investimento em saúde global é enorme, e o maior deles vem das vacinas. As vacinas estão entre os investimentos em saúde mais bem-sucedidos e com melhor custo-benefício da história.

SETH BERKLEY, MÉDICO

É difícil exagerar o impacto das vacinas em nossa história e em nossa vida.

O termo "vacina" remete ao trabalho de Edward Jenner, que se referiu à varíola bovina, doença à qual expôs pacientes a fim de imunizá-los contra a varíola humana, como *Variolae vaccinae*, latim para "varíola da vaca". Com o sucesso e a popularidade desse modo de inoculação contra uma das maiores assassinas da história, todos os métodos do tipo ficaram conhecidos como vacinação.

Mas embora estejamos corretos ao considerar Jenner o pai da vacinação, o conceito básico provavelmente remonta a mil anos atrás. Ao perceber que arranhar ou fazer um corte na pele e inserir nele uma pequena quantidade do pus das feridas da varíola poderia conferir imunidade contra a doença, curandeiros chineses do século X empregaram uma prática conhecida como variolação. Um método alternativo era deixar o pus secar até virar um pó e em seguida aspirá-lo pelo nariz. Embora essas práticas de fato poupassem as pessoas de contrair a varíola em sua forma mais potente, havia riscos significativos envolvidos: essas iniciativas podiam não só causar a doença — às vezes com um desfecho fatal — como também permitiam que outros micro-organismos perigosos, incluindo a bactéria causadora da sífilis, penetrassem o organismo através dos arranhões e cortes na pele ou chegassem aos pulmões pela inalação. Entretanto, como aqueles eram os melhores meios de inoculação disponíveis até a época de Jenner, acabaram sendo adotados por muitas culturas.

O método de inoculação de Jenner mudou tudo e deu início à era moderna das vacinas. Os benefícios foram observados em momentos diferentes em cada país, e em alguns desses locais céticos chegavam a agredir fisicamente os agentes de vacinação, acusando-os de charlatães ou coisa pior.

Em 1777, o general George Washington determinou que todos os membros do Exército Continental fossem submetidos à inoculação da varíola. Em 1806, quando o método de Jenner já era amplamente usado, o presidente Thomas Jefferson endossou publicamente a vacinação. "A Medicina [sic] nunca antes produziu um avanço de tanta utilidade", declarou ele. Sete anos depois, a Agência de Vacinas dos Estados Unidos foi criada pelo presidente James Madison, que instruiu as agências do correio a distribuírem gratuitamente a vacina contra a varíola. Em 1885, Louis Pasteur anunciou sua vacina contra a raiva, uma doença que tinha uma taxa de mortalidade de 100%. A afirmação de Jefferson passou a ser difícil de refutar.

Os argumentos a favor das primeiras vacinas foram tão convincentes que, em 1905, a Suprema Corte americana decidiu, no caso Jacobson vs Massachusetts, que os benefícios da vacinação obrigatória contra a varíola para a saúde pública tinham precedência sobre o direito individual de um cidadão de se recusar a ser imunizado.

De lá para cá, as descobertas científicas a respeito da etiologia, das antitoxinas e dos meios de transmissão das doenças infecciosas deram início à grande era das inovações na vacinação. Basta uma olhada nas tabelas do Centro de Controle e Prevenção de Doenças comparando a morbimortalidade anual de um grupo de infecções comuns nos Estados Unidos no século XX e em 2014 para se deparar com um quadro impressionante.

No século XX, o número anual de casos de coqueluche (tosse convulsa) nos Estados Unidos era de, em média, 200.752 antes de a vacina estar disponível. Em 2014, o número foi para 32.971: uma queda de 84%. No mesmo período, o sarampo passou de uma média de 530.217 casos por ano para 668 casos em 2014: uma redução de 99% depois que a vacina passou a ser aplicada em crianças. Em 1964, quando os Estados Unidos enfrentaram seu último grande surto de rubéola, uma doença que pode ser devastadora para os nascituros das mulheres grávidas afetadas, 2.100 bebês morreram e outros 20 mil nasceram com deficiências severas e permanentes. Atualmente, os casos de caxumba e rubéola também tiveram uma diminuição de 99%. Os casos de tétano, doença que tem uma taxa de mortalidade extremamente alta, caíram 96%. E não houve registro de casos de poliomielite, difteria e varíola.

Na virada do século XX, a taxa de mortalidade infantil (contabilizada com base no número de mortes de crianças no primeiro ano de vida) nos Estados Unidos era de 20%; em algumas cidades, chegava a 30%. Dos 70% a 80% que sobreviviam, 20% acabavam morrendo antes de completar cinco anos. Alguns anos mais tarde, ainda no mesmo século, a mortalidade entre crianças nessa faixa etária teve uma redução significativa graças à vacinação e às melhorias no saneamento básico.

De 1900 a 1904, uma média de 48.164 casos e 1.528 mortes causadas por varíola era registrada a cada ano nos Estados Unidos. Os surtos passaram a ocorrer periodicamente depois de 1905 e cessaram em 1929. Casos esporádicos continuaram sendo registrados até 1949. A ausência de casos de varíola nos Estados Unidos nos últimos 67 anos é uma das conquistas mais notáveis de todos os tempos no campo da saúde pública, considerando as mortes, a desfiguração e o sofrimento que o vírus causou durante séculos.

Em 1954, Jonas Salk, virologista da Faculdade de Medicina da Universidade de Pittsburgh e responsável por desenvolver a primeira vacina contra a poliomielite, tornou-se um herói internacional para as gerações de pais que se preocupavam todos os verões quando seus filhos iam a um parquinho, à piscina ou ao cinema — basicamente a qualquer lugar onde as pessoas se reunissem e o poliovírus pudesse estar espreitando em silêncio. Eles eram assombrados por imagens de fileiras e mais fileiras de respiradores de pressão negativa e meninos e meninas com aparelhos ortopédicos nas pernas e em cadeiras de rodas. A partir daquele ano, passou a haver uma perspectiva de que essas imagens desaparecessem do mundo moderno.

Em 12 de abril de 1955, no que se tornou uma das citações mais famosas da década, o lendário jornalista Edward R. Murrow perguntou a Salk durante o programa ao vivo da CBS *See It Now*: "Quem tem a patente dessa vacina?"

Com uma modéstia sincera e um sorriso tímido, Salk respondeu: "Bem, a população, eu diria. Não há patente. Alguém poderia patentear o sol?"

E assim foi: a apoteose de homem a imortal. Jonas Salk foi o herói altruísta que libertou todos os pais do medo.

Arquirrival de Salk, o dr. Albert Sabin, do Centro Médico do Hospital Pediátrico de Cincinnati, mais tarde desenvolveu uma vacina baseada no vírus vivo atenuado (um vírus alterado de forma a não causar a doença, mas ainda assim se reproduzir em seres humanos ou animais) que podia ser administrada em um cubo de açúcar em vez de injetada no braço. Ambas as vacinas eram altamente efetivas em seu objetivo comum de proteger os seres humanos da poliomielite.

Mesmo sem uma patente, as vacinas eram economicamente viáveis, o que estimulou várias empresas a entrar no negócio de vacinas contra a poliomielite e reforçou o comentário de Jefferson de que as vacinas existiam para o bem de todos.

Isso, por sua vez, criou uma demanda de produção vital e contínua. O *negócio* das vacinas floresceu. Cinco grandes empresas farmacêuticas passaram a produzir a vacina de Salk. Entre 1955 e 1962, 400 milhões de doses foram administradas apenas nos Estados Unidos. Praticamente todo mundo foi inoculado contra a varíola e a poliomielite.

Ao longo das décadas de 1960 e 1970, crianças nos Estados Unidos e em outros países desenvolvidos passaram a seguir uma programação padrão de imunizações antes de começarem a frequentar a escola. Estavam incluídas as vacinas de difteria, tétano e coqueluche (DTP) e, mais tarde, a de sarampo, caxumba e rubéola (tríplice viral) e a de catapora. A maioria dos distritos escolares exigia prova de imunização antes que os pais pudessem matricular os filhos na escola. A vacinação contra a raiva tornou-se procedimento padrão para qualquer pessoa mordida por um animal suspeito que não pudesse ser capturado e examinado ou que fosse capturado e diagnosticado com raiva. Soldados e marinheiros recém-recrutados faziam fila para serem vacinados contra qualquer coisa que os militares temessem que eles pudessem contrair, incluindo vacinas anuais contra a gripe. Havia uma demanda contínua por vacinas, e as empresas farmacêuticas estavam ansiosas por fazer parte de um modelo de negócios lucrativo que promovia a saúde pública em grande escala.

Todos esses avanços impressionantes se devem às vacinas. Não é exagero dizer que elas continuam sendo, juntamente com o saneamento básico, a flecha mais afiada e precisa na aljava de saúde pública. A maneira como miramos com essa flecha vai determinar nosso futuro.

O esforço para conter ou erradicar uma variedade de doenças da infância foi tão bem-sucedido que a população começou a tomar sua ausência como algo certo. Isso, entre outras coisas, deu origem a um movimento antivacinação, fomentado por uma desconfiança das vacinas, sobretudo as infantis, e pela crença de que estas podem causar autismo ou até mesmo as doenças que têm o objetivo de prevenir. Não há evidências científicas que fundamentem essas alegações, mas isso não impede que muitas pessoas instruídas e sofisticadas fiquem longe das vacinas que antes eram consideradas milagrosas. Ironicamente, essa resistência lembra o despontar das vacinas, quando os agentes de vacinação contra a varíola eram agredidos e atacados por opositores desconfiados. Mas eles, pelo menos, tinham a desculpa da falta de conhecimento básico.

Os opositores de hoje não podem lançar mão desse argumento. O sarampo, por exemplo, que em geral é uma doença autolimitada, mas pode se tornar muito grave em alguns indivíduos (nos imunocomprometidos, a taxa de mortalidade pode chegar a 30%), foi eliminado dos Estados Unidos em 2000. Mas voltou, trazido por crianças de países onde ainda há incidência de sarampo que viajaram para os Estados Unidos já infectadas e contaminaram as crianças americanas não vacinadas. E essa transmissão pode acontecer facilmente, como quando um visitante infectado foi à Disneylândia, na Califórnia, em 2015. O surto fez 147 pessoas adoecerem nos Estados Unidos, entre as quais 131 na Califórnia. Se isso se deveu à crença condescendente de que a doença era coisa do passado ou ao medo equivocado de uma vacina altamente efetiva, não importa. O resultado foi uma doença desnecessária — com alguns casos bem graves —, medo generalizado e custos econômicos.

Não são apenas a complacência e os grupos negacionistas que desafiam o desenvolvimento de vacinas. A economia básica mudou.

Hoje, o modelo dos negócios farmacêuticos para imunizações rotineiras e proteção relacionada a viagens, como contra a febre amarela e a febre tifoide, ainda é lucrativo, apesar de haver menos fabricantes no ramo e de os grandes compradores, como o governo e as companhias de seguros, terem feito os preços e a margem de lucro de determinadas vacinas reduzirem muito. Em 2002, a Wyeth, empresa farmacêutica americana, parou de produzir a DTP e a vacina contra a gripe. Essa mudança teve um impacto insignificante nos lucros da empresa, mas levou a um racionamento de ambas as vacinas no ano seguinte.

Agora, porém, temos novas e diferentes demandas por vacinas, e o modelo de negócios se tornou mais complexo. Os fabricantes de produtos farmacêuticos estão chegando à conclusão de que a produção de vacinas não é mais um grande negócio. Em 2014, estima-se que a indústria farmacêutica mundial tenha obtido mais de 1 trilhão de dólares em receita anual. Só os cinco principais medicamentos do mundo geraram mais de 49 bilhões de dólares em vendas. Isso incluiu três drogas autoimunes — Humira (12,54 bilhões), Remicade (9,24 bilhões) e Enbrel (8,54 bilhões) —, o remédio Solvaldi, para a hepatite C (10,28 bilhões), e o Lantus, medicamento para diabetes (8,54 bilhões). No total, os dez produtos farmacêuticos mais vendidos em 2014 geraram vendas combinadas correspondentes a 83 bilhões de dólares.

Por outro lado, em 2014, os cinco principais fabricantes de vacinas do mundo tiveram vendas combinadas de 23,4 bilhões de dólares, meros 2%-3% do mercado trilionário de medicamentos.

Vamos esclarecer um ponto sobre as vacinas: as coisas não funcionam como nos livros e filmes sobre epidemias. Um monte de cientistas em um laboratório não encontra de repente a fórmula mágica, a coloca em um frasco e faz com que uma brigada de médicos vá até o local da epidemia e injete a vacina no braço dos infectados, que, milagrosamente, se recuperam em questão de segundos ou minutos. Para começar, as vacinas são quase sempre para prevenção, não tratamento. Além disso, uma vez que você tenha uma "fórmula" que pareça funcionar em laboratório e, em seguida, em modelos animais, ainda há um longo caminho a percorrer antes de submeter sua potencial vacina à aprovação da FDA, e só depois se começa a planejar e construir as instalações de produção, sem mencionar os gastos que se tem com tudo isso.

As vacinas não são como outros tipos de drogas e, comparativamente, são difíceis de produzir. A produção do Lipitor que se toma para controlar o colesterol, da Metformina para a diabetes, do Prozac para a depressão ou do Viagra para a disfunção erétil — todos medicamentos de manutenção de algum tipo — pode ser comparada à fabricação de um carro em uma linha de montagem gigante. A produção de uma vacina, por outro lado — sobretudo se for uma vacina nova —, se aproxima mais do cultivo de alface em uma plantação na Califórnia. Quando o carro chegar à sua garagem e a alface chegar à sua mesa, ambos basicamente corresponderão ao que você esperava. Mas o processo de fabricação do carro é muito mais previsível e fácil de reproduzir e de realizar em larga escala do que o processo de cultivar alface, que está sujeito ao clima, às condições do solo, a secas e inundações, a insetos e a quaisquer pragas de origem vegetal que estejam circulando na área.

Estamos falando da diferença entre um agente químico e um agente essencialmente biológico; isto é, síntese química *versus* o crescimento biológico. Ao longo de décadas, nossas vacinas cresceram em culturas de células, em ovos ou na pele de animais como bezerros. É um processo demorado, com uma série de variáveis de produção difíceis de controlar. E a maior parte da produção de vacinas contra a gripe requer uma grande quantidade de galinhas pondo uma grande quantidade de ovos. A tecnologia de cultura de células mais moderna, na qual um vírus original é introduzido em uma linhagem celular existente e tem a capacidade aumentada em um fermentador, é mais rápida e eficiente, mas continua sendo um processo biológico.

Assim como uma vacina é diferente de um medicamento de manutenção em termos de fabricação e composição, ambos também são fundamentalmente diferentes do ponto de vista econômico. Uma empresa farmacêutica pode contar com um mercado regular e previsível para os medicamentos de manutenção que seus clientes precisarão tomar todos os dias, em geral pelo resto da vida. No caso das principais doenças não transmissíveis, como o câncer, os fabricantes sabem que terão um mercado estável, uma vez que essas doenças não vão desaparecer tão cedo, e podem cobrar muito dinheiro por seus medicamentos enquanto durar o monopólio das patentes.

Por outro lado, a demanda por uma vacina específica é instável e imprevisível. Quando se precisa de uma que já teve a fabricação autorizada, muitas vezes é tarde para aumentar a produção. Durante a pandemia de gripe H1N1 de 2009-2010, o número de casos da segunda e crítica onda atingiu o pico nos Estados Unidos em outubro de 2009. A quantidade de doses de vacina distribuídas atingiu o pico no fim de janeiro de 2010, quando o total de casos já havia caído 60%. Mesmo então, o número de doses distribuídas nos Estados Unidos foi inferior a 125 milhões. Isso é muito menos do que o necessário para vacinar todos os americanos, principalmente porque as crianças precisavam tomar duas doses.

Para serem produzidas nos Estados Unidos, as vacinas precisam passar pelo mesmo tipo de testes clínicos exigidos pela FDA para os outros produtos farmacêuticos. À medida que o desenvolvimento da vacina avança, há vários testes internos e, em seguida, testes em animais. Depois, há três fases de testes em humanos. A Fase I testa a segurança. A Fase II testa vários níveis de dosagem para averiguar segurança e efetividade. A Fase III testa a real efetividade do medicamento ou da vacina em um grupo de humanos grande o suficiente para permitir variações na reação, levando em conta considerações sobre como a vacina afeta crianças, adolescentes, pessoas com mais de 65 anos, pessoas com uma condição que comprometa a imunidade, grávidas e assim por diante.

Em geral, nos testes da Fase III usa-se o método duplo-cego, o que significa que nem o indivíduo vacinado nem a pessoa que coordena a pesquisa sabem quais indivíduos receberam o medicamento real e quais receberam um placebo. No fim dos testes, essas informações são reveladas e os resultados, comparados. Às vezes, esse processo é interrompido ainda no início, quando um comitê de monitoramento independente determina que, durante os testes, a vacina demonstrou claramente se está ou não está surtindo efeito, ou quando surgem problemas relativos à segurança dos pacientes. Os testes da Fase III podem ser extremamente caros, e as empresas farmacêuticas não gostam de realizá-los, a menos que achem que têm uma perspectiva muito boa de obter a aprovação da FDA. Hoje, uma empresa farmacêutica pode esperar que a obtenção da autorização para produzir uma nova vacina vá consumir mais de uma década de trabalho e 1 bilhão de dólares em investimentos.

Os executivos do setor sabem que o processo que vai do início da Fase III até seus resultados, a apresentação ao Escritório de Pesquisa e Revisão de Vacinas da FDA e a revisão e avaliação completas por esse mesmo escritório podem levar literalmente anos. Chamamos esses testes da Fase III de "o vale da morte": o ponto em que os custos substanciais com pesquisa, desenvolvimento, testes e licenciamento vão se acumulando, mas nenhuma receita está sendo gerada.

Para entender esse fenômeno, vamos voltar algumas etapas. O desenvolvimento de vacinas geralmente começa com subsídios e o estabelecimento de contratos com os Institutos Nacionais de Saúde e fundações voltadas para a ciência e a saúde, bem como investidores benevolentes. Grande parte da pesquisa se origina na esfera acadêmica. Essa etapa inicial de desenvolvimento, quando é bem-sucedida, pode levar a vacina ao estágio de protótipo e aos testes da Fase II. Mas então o produto entra no vale da morte. Daí em diante, a perspectiva de grandes despesas entra em foco, e o pesquisador-desenvolvedor precisa tomar algumas decisões cruciais.

Quais são as chances de a vacina passar pelos testes da Fase III e se mostrar eficaz e sem efeitos colaterais graves? Quais são as chances de a vacina encontrar um mercado grande e estável se obtiver êxito nos testes da Fase III e a aprovação da FDA? Quanto vão custar as instalações para sua fabricação? E o tempo e as despesas adicionais de passar pelos procedimentos regulatórios de outros países? Como se decide alocar recursos para pesquisa e desenvolvimento, incluindo testes da Fase III, de vacinas para as doenças que temos mais motivos para considerar "calamidades globais com chances relevantes de acontecer", mas que podem não se revelar nos próximos anos ou nem mesmo nas próximas décadas? A experiência da África Ocidental com o Ebola e a experiência das Américas com infecções pelo vírus da Zika são dois exemplos desse desafio.

Isso faz sentido. As empresas não podem ignorar a realidade econômica. Elas precisam demonstrar para seu conselho diretor que estão agindo de forma racional do ponto de vista comercial. Embora todos aplaudam exemplos de responsabilidade social, não podemos esperar que isso seja um modelo de negócios. Como o dr. Rajeev Venkayya — presidente da Unidade de Negócios de Vacinas Globais da Takeda Pharmaceutical Company e ex-diretor de Saúde Global da Fundação Bill & Melinda Gates — disse em uma conferência na Academia Nacional de Medicina dos Estados Unidos: "As empresas farmacêuticas querem fazer a coisa certa, mas não gostam de riscos nem os toleram bem."

O financiamento filantrópico ainda desempenha um papel importante na pesquisa e no desenvolvimento de vacinas e em sua subsequente compra, nos moldes da March of Dimes e da campanha da poliomielite. A Fundação Bill & Melinda Gates, por exemplo, tem parcerias com grupos de pesquisa acadêmica, empresas farmacêuticas e consórcios para o desenvolvimento de produtos a fim de tentar desenvolver uma vacina contra o HIV/Aids e uma vacina mais eficaz contra a malária, duas das doenças infecciosas que mais matam na África. E há outros exemplos.

Mas, como Bill Gates nos disse quando Mark e eu nos encontramos com ele em seu escritório nos arredores de Seattle: "As pessoas investem em cenários de alta probabilidade: os mercados que existem. E as coisas de baixa probabilidade para as quais você talvez devesse comprar uma apólice de seguro, investindo em capacitação com antecedência, não são realizadas. A sociedade aloca recursos essencialmente dessa maneira capitalista. A ironia é que de fato não existe recompensa para quem se adianta ao desafio."

Toda vez que há um novo surto viral sério, como o Ebola em 2012 e a Zika em 2016, há comoção pública; as pessoas querem saber por que não existe uma vacina disponível para combater a ameaça em questão. Em seguida, um agente de saúde pública prevê que uma vacina estará disponível em *x* meses. Essas previsões quase sempre se mostram equivocadas. E, mesmo quando estão certas, há dificuldades em aumentar a produção em uma escala que corresponda ao tamanho e à localização da ameaça, ou o vírus recua para o lugar de onde veio e não há mais demanda por prevenção ou tratamento. Eis mais uma fala de Bill Gates:

> Infelizmente, a mensagem do setor privado tem sido bastante negativa, como com a H1N1 [a cepa epidêmica de gripe de 2009]: houve uma procura muito grande pela vacina porque as pessoas pensaram que a gripe ia se espalhar. Então, depois que tudo terminou, elas meio que perseguiram o pessoal da OMS e alegaram que a GSK [GlaxoSmithKline] havia vendido as vacinas e que eles deveriam saber que a coisa toda ia acabar e que tinha sido um desperdício de dinheiro. Isso foi ruim. Mesmo com o Ebola, essas empresas — Merck, GSK e J&J [Johnson & Johnson] — gastaram muito dinheiro, e não está claro se desperdiçaram ou não seus recursos. Elas ainda não recuperaram, nesse estágio, os custos de tudo que fizeram, embora na época todo mundo dissesse: "É claro que vocês vão ser pagos. Vão lá e produzam todas essas coisas." Isso realmente diminui a capacidade de resposta.

Esse modelo nunca vai funcionar e nunca vai atender às nossas necessidades globais. No entanto, se não o mudarmos, o resultado também não mudará.

Pensemos em um exemplo. Todos os anos, a partir de setembro [no hemisfério Norte], somos lembrados de nos vacinar contra a gripe. E ainda assim, ano após ano, ouvimos de alguém: "Tomei a vacina da última vez e ainda assim peguei a gripe!" Há alguns anos, aconteceu comigo: mesmo tendo sido vacinado, passei uma semana de cama por causa da gripe.

O fato é que a vacina contra a gripe é uma de nossas vacinas menos eficazes e a única que precisa ser mudada a cada ano. Isso ocorre em parte porque as cepas do vírus mudam com tanta facilidade que as autoridades de saúde pública precisam prever qual cepa ou quais cepas vão predominar em determinado ano, e precisam fazer isso com muitos meses de antecedência, analisando o que está acontecendo no outro hemisfério do planeta. Acompanhamos o que está acontecendo com as cepas do vírus da gripe no hemisfério Sul, quando lá é outono (primavera no hemisfério Norte), a fim de prever quais vírus provavelmente estarão conosco no inverno seguinte. Em alguns anos esse palpite é mais preciso que em outros.

Então vale a pena tomar a vacina todos os anos? Minha resposta é um enfático *sim*. A vacina pode ou não impedir que você fique gripado. Mas mesmo que sua eficácia seja de apenas 30% a 60%, isso certamente é melhor do que nenhuma proteção.

O que precisamos de verdade é de uma vacina contra a gripe capaz de virar o jogo, uma vacina que atue sobre as características conservadas — ou imutáveis — dos vírus da gripe que têm maior probabilidade de causar pandemias e gripes sazonais nos anos seguintes.

Quão difícil seria desenvolver uma vacina revolucionária contra a gripe? A verdade simples é que não sabemos, porque nunca um protótipo foi submetido ao vale da morte.

Precisamos de um novo paradigma, um novo modelo de negócios que combine dinheiro público com parcerias entre empresas farmacêuticas privadas e apoio e orientação de fundações.

Como seria esse modelo?

Voltando à nossa analogia de guerra, quando o Departamento de Defesa decide que precisa de um novo sistema de defesa, ele apresenta as especificações gerais e solicita propostas, mas não espera que os grandes fornecedores militares desenvolvam essa arma, a testem, depois torçam para o governo querer comprá-la em quantidades suficientes para torná-la lucrativa. Em vez disso, as propostas são avaliadas e um fornecedor ou consórcio de fornecedores é selecionado. Se quisermos de fato ter vacinas para uma ampla gama de doenças infecciosas potencialmente destrutivas ou resistentes a antibióticos, precisamos considerar com seriedade o envolvimento do governo — não apenas na pesquisa e no desenvolvimento inicial, mas também na comercialização do produto.

Gostaríamos de ver uma mudança de paradigma em todo o mundo, mas os Estados Unidos, como é muitas vezes o caso, terão que liderar esse movimento. Com certeza apoiamos propostas de investimentos científicos e liderança política, assim como recursos financeiros, de países da União Europeia, da China ou da Índia. Mas não podemos esperar por um consenso internacional; os agentes infecciosos estão ganhando terreno a uma velocidade vertiginosa. O governo dos Estados Unidos precisa aumentar o apoio ao desenvolvimento de vacinas capazes de lidar com nossa Agenda de Crise, e uma coordenação entre governo, academia e indústria será necessária para garantir que as vacinas com potencial claro atravessem o vale da morte.

O governo dos Estados Unidos tentou realmente fazer a diferença na arena crítica da imunização. Ameaças estrangeiras e terroristas sempre atraem a atenção oficial. Depois do 11 de Setembro e durante o ataque com antraz que veio mais tarde, o secretário de Saúde Tommy Thompson me convidou para ser consultor especial dele e da equipe altamente competente e experiente de especialistas em bioterrorismo e saúde pública que ele havia reunido. Ele tomara conhecimento da minha experiência nessas áreas depois de ler meu livro *Living Terrors*, bem como por meio de minhas inúmeras ligações e reuniões com a alta cúpula da secretaria nos dias que se seguiram ao atentado de 2001. A partir disso, passei mais de três anos como consultor especial da Secretaria de Saúde em regime de meio período, enquanto ainda atuava como diretor do Centro de Pesquisa e Formulação de Políticas sobre Doenças Infecciosas. Para minha agradável surpresa, logo fiquei sabendo que o secretário Thompson compreendia, assim como outros poucos altos funcionários do governo, a importância crítica da prontidão do sistema de saúde pública.

Um dos esforços nos quais me envolvi se chamava Projeto BioShield. O projeto havia sido idealizado por Stewart Simonson, um dos conselheiros mais próximos do secretário e o primeiro secretário assistente de preparação para emergências de saúde pública, e pelo major-general Philip K. Russell, ex-diretor do Comando de Pesquisa e Material Médicos do Exército dos Estados Unidos e especialista no desenvolvimento de vacinas. Além deles, o falecido D. A. Henderson; Anthony (Tony) Fauci, diretor do Instituto Nacional de Alergias e Doenças Infecciosas (NIAID, na sigla em inglês) dos Institutos Nacionais de Saúde, que foi quem batizou o projeto; o falecido John LaMontagne, vice-diretor do NIAID; William Raub, ex-diretor interino dos Institutos Nacionais de Saúde e consultor científico do secretário Thompson; e Kerry Weems, executivo do Departamento de Saúde, faziam parte da equipe que tornou o BioShield realidade. Como resultado de seu trabalho visionário e inovador, o Congresso destinou 5,6 bilhões de dólares ao Fundo de Reserva Especial do Projeto BioShield no ano fiscal de 2004, para apoiar seu objetivo de desenvolver contramedidas médicas nas áreas química, biológica, radiológica e nuclear por um período de dez anos. A esperança era que um fundo governamental tão grande incentivasse a indústria farmacêutica a investir seus recursos em projetos de contramedida que durariam vários anos.

Ao garantir o mercado, o fundo fez com que várias empresas farmacêuticas de pequeno e médio porte se sentissem atraídas a participar do desenvolvimento de produtos de contramedida, incluindo novas vacinas. Infelizmente, o fundo de 5,6 bilhões de dólares não foi suficiente para fazer com que empresas maiores se envolvessem e agregassem seus conhecimentos únicos em produção de vacinas. No entanto, vários produtos de contramedida, em especial relacionados à reação ao terrorismo, foram garantidos. Esse fundo seguiu seu curso de dez anos (2004-2014) e esgotou os recursos previamente alocados. Agora, ele exige uma alocação de verbas anual do Congresso, um processo sempre repleto de incertezas e, portanto, um impedimento para empresas que compreensivelmente desejam se comprometer apenas com projetos plurianuais.

Em meio à relação muitas vezes instável entre o governo, o sistema de saúde pública e a indústria farmacêutica, você constantemente vai ouvir lamentos sobre a grande dificuldade de se obterem acordos orçamentários permanentes para qualquer coisa que não possa ser rotulada como gasto com defesa ou com segurança nacional. Os financiadores da defesa estão acostumados a solicitações de orçamentos plurianuais. Não é possível desenvolver e construir um sistema ofensivo em um ano. Mas quase tudo que fazemos em termos de saúde pública e contramedidas médicas também leva mais de um ano fiscal ou um ciclo de financiamento. Quando o assunto é financiamento, a palavra aspiracional que mais ouvimos é "sustentabilidade".

Em 2006, o Congresso criou a Autoridade de Desenvolvimento e Pesquisa em Biomedicina Avançada (BARDA, na sigla em inglês). Seu objetivo é fornecer uma abordagem sistemática e integrada para o desenvolvimento e a compra de vacinas, medicamentos, terapias e ferramentas de diagnóstico necessárias para lidar com emergências médicas no campo da saúde pública. O projeto BioShield agora faz parte da BARDA. Seu orçamento anual apropriado agora deve cobrir o desenvolvimento de todas as medidas QBRN (químicas, biológicas, radiológicas e nucleares). Em 2016, o orçamento foi de aproximadamente 1,8 bilhão de dólares, sem fundos dedicados para doenças infecciosas emergentes, incluindo vacinas e tratamentos medicamentosos. E a necessidade de ir ao Congresso pedir dinheiro todo ano praticamente acabou com a possibilidade de grandes projetos de longo prazo, como o desenvolvimento de vacinas revolucionárias contra a gripe.

Embora eu respeite os esforços dos funcionários da BARDA, a maneira como eles são obrigados a fazer negócios simplesmente não é suficiente para conseguirmos o que precisamos a fim de desenvolver vacinas para pandemias mundiais ou epidemias de importância regional crítica. A BARDA é frequentemente cobrada por importantes membros do Congresso no sentido de priorizar o desenvolvimento e a aquisição de determinadas contramedidas quando as contramedidas são produzidas por empresas em seu distrito ou estado. Embora essa influência nem sempre fique clara para o público, basta analisar decisões da BARDA sobre a compra da vacina contra o antraz para perceber o poder do lobby de uma única empresa no Congresso e, por sua vez, na própria BARDA. Além disso, acredito que, muitas vezes, quando membros da equipe sênior da BARDA eram chamados ao Congresso para falar sobre o andamento de seus programas, eles forneciam uma perspectiva de "copo meio cheio" quando, na verdade, o copo estava praticamente vazio. Esse certamente foi o caso da prontidão para pandemias de gripe. O atual esforço do governo federal para garantir as novas vacinas necessárias pode não ser uma receita para o desastre, mas certamente é uma receita para se fazer pouco a fim de se prevenir contra uma crise, como a história recente provou.

Nos últimos tempos, outras instituições perceberam que a ameaça cada vez maior das infecções emergentes exige uma prontidão global muito mais ampla. Três iniciativas independentes capitaneadas pela OMS, pelo Instituto Norueguês de Saúde Pública e pela Foundation for Vaccine Research elaboraram listas de "patógenos prioritários" para receberem financiamentos maiores. A posição de um patógeno nessa lista baseia-se em sua probabilidade de ocorrência, seu potencial impacto na saúde global e nas chances reais de uma vacina segura e eficaz ser desenvolvida.

A Foundation for Vaccine Research propôs a criação de um fundo global para o desenvolvimento de vacinas com um capital inicial de 2 bilhões de dólares para combater a primeira das 47 doenças para as quais não há vacina ou há apenas vacinas parcialmente eficazes. O objetivo do fundo seria fazer com que protótipos de vacinas para doenças da Agenda de Crise, como a Mers, o Ebola e a Zika, saiam do laboratório e passem pelo vale da morte, para que estejam prontas e disponíveis quando ocorrerem os surtos. Citando o fato de que existem hoje apenas quatro grandes farmacêuticas que se concentram no desenvolvimento de vacinas (GlaxoSmithKline, Merck, Pfizer e Sanofi Pasteur), os autores pediram que o dinheiro inicial fosse proveniente de governos, fundações, da própria indústria farmacêutica e de fontes não tradicionais porém relacionadas, como a indústria de seguros e a indústria do turismo. Para justificar o financiamento, eles observam que, em razão da falta de uma vacina de efetividade comprovada contra o Ebola, a crise de 2013-

2015 custou mais de 8 bilhões de dólares. No entanto, não houve nenhum incentivo econômico para colocar uma vacina contra o Ebola no mercado porque a população-alvo na África não podia pagar.

Lawrence Summers, titular da cátedra Charles W. Eliot, de Harvard, e presidente da universidade, bem como ex-secretário do Tesouro, nos informou de cara: "Eu nem sonharia em dizer que sou especialista nesse campo." Pode ser, mas suas análises e perspectivas sobre saúde pública são consistentemente esclarecedoras. Ao fazer o discurso inaugural da cerimônia de divulgação do relatório da Global Health Risk Framework Commission, intitulado *A dimensão negligenciada da segurança global: Uma estrutura para combater crises de doenças infecciosas*, ele disse:

> Com relação às vacinas em geral e à capacidade de desenvolver vacinas o mais rápido possível em caso de emergência, é essencial investirmos mais. Esse é o principal problema, e em relação ao qual não podemos depender do setor privado. Ninguém permitiria, e ninguém deveria desejar, ter um lucro imenso com uma vacina ou um anticorpo escasso no momento de uma pandemia. Portanto, o setor privado não será capaz de compreender nem uma pequena fração do benefício social de um método de prevenção valioso.

Os esforços da Foundation for Vaccine Research, da OMS e do Instituto Norueguês são altamente louváveis e um ótimo primeiro passo. Mas quem vai pagar por esse novo e importante esforço internacional? Quanto vão pagar, e por quanto tempo? Quem vai decidir quais vacinas serão colocadas no início da fila de investimentos? Quem vai ser responsável pela supervisão dos parceiros dos setores público e privado? A lista de perguntas não termina aqui.

Embora a esperança não seja uma estratégia, tenho esperança de que haja um desenvolvimento novo e realmente empolgante no mundo das vacinas. Como resultado das conversas constantes entre os líderes das três organizações supracitadas, de grandes fundações, do Fórum Econômico Mundial, dos principais fabricantes de vacinas e do governo dos Estados Unidos, uma nova organização está surgindo: a Coalizão para Inovações em Preparação para Epidemias (Cepi, na sigla em inglês).

Participei de dois dos quatro grupos de trabalho da Cepi e, depois de ter visto tudo de dentro, estou otimista de que os objetivos descritos no site da

Cepi para essa coalizão ainda emergente sejam potencialmente revolucionários: "Surtos epidêmicos de doenças infecciosas serão controlados em um estágio inicial para impedir que se tornem emergências de saúde pública que resultem em perda de vidas, comprometam o desenvolvimento social e econômico e deem origem a crises humanitárias."

Adotando uma abordagem de ponta a ponta, desde o desenvolvimento inicial das vacinas até sua aplicação, a Cepi vai se concentrar nas lacunas essenciais que existem no processo por causa de uma falha de mercado. O foco inicial será fazer com que novas vacinas avancem no procedimento como um todo, dos testes pré-clínicos à prova de princípio em humanos e à criação de plataformas que possam ser usadas para o rápido desenvolvimento de vacinas contra patógenos desconhecidos. Onde vamos encontrar os recursos financeiros contínuos para tornar esse esforço realidade é uma grande questão que permanece sem resposta. Ainda assim, acredito que esse grupo é a melhor chance que já tivemos de desenvolver uma resposta internacional sustentável para a concretização de um canal viável e confiável para vacinas críticas, e todos devemos prestar muita atenção aos progressos da Cepi. Nossas vidas podem um dia depender disso.

CAPÍTULO 9

Malária, Aids e tuberculose: para não esquecer

> *Se você analisar três doenças, as três principais assassinas (Aids, tuberculose e malária), a única delas para a qual temos drogas realmente eficazes é a Aids. E a explicação é muito simples: porque existe um mercado nos Estados Unidos e na Europa.*
>
> Jim Yong Kim, ex-presidente do Banco Mundial

Em 2014, o ano mais recente para o qual havia estatísticas da OMS disponíveis quando escrevi este livro, estimava-se que houvesse 36,9 milhões de pessoas vivendo com HIV em todo o mundo, e que 1,2 milhão de mortes tivessem ocorrido em decorrência da Aids. Segundo estatísticas de 2015, estima-se que tenha havido 9,6 milhões de casos de tuberculose no ano e 1,1 milhão de mortes. Houve 214 milhões de casos de malária e 438 mil mortes naquele mesmo ano. No entanto, essa quantidade enorme de sofrimento humano e morte não atrai nem uma pequena fração das manchetes e da atenção dos veículos de comunicação, como aconteceria se houvesse dez casos de varíola em uma grande cidade em qualquer lugar do mundo.

Continuamos voltando à realidade de que o que nos mata, o que nos faz mal e o que nos assusta não são uma única e mesma coisa. Para aqueles que vivem nos chamados países desenvolvidos, esses três principais assassinos infecciosos estão agora confortavelmente assimilados em nossa matriz de ameaças, juntamente com outras possibilidades cotidianas, como acidentes de carro e criminalidade urbana. Nós sabemos que elas existem, mas não pensamos muito a respeito.

Nem sempre foi assim. Aqueles que viveram na década de 1980 se lembram do terror evocado pela Aids, quando o recém-descoberto diagnóstico do vírus da imunodeficiência humana era uma sentença de morte. Nos tempos de nossos avós e bisavós, a tuberculose poderia significar uma morte rápida e dolorosa ou um lento definhar, sem nenhum tratamento, exceto descanso e ar fresco e seco. Ao longo dos séculos, a malária representou um sério risco para as pessoas que viviam em determinadas partes do mundo, incluindo meu estado natal, Minnesota.

Hoje, embora ainda não tenhamos cura nem prevenção, um coquetel eficaz de medicamentos mantém a maioria dos efeitos mortais do HIV sob controle. A tuberculose exige um regime longo e rigoroso de antibióticos para ser curada, e a malária é rara nas regiões ocidentais do mundo.

Ainda que tenhamos sido relativamente complacentes, essas três doenças continuam sendo grandes ameaças à saúde mundial, sobretudo em áreas e países pobres demais para custear os tratamentos ou a infraestrutura médica adequada. Este livro trata, em especial, de agentes infecciosos de "crise": patógenos de potencial pandêmico e patógenos de importância regional crítica. Mas este trabalho estaria incompleto e eu seria negligente se deixasse de falar sobre esses três. E nunca esqueço que existem outras doenças infecciosas de grande importância para a saúde pública em todo o mundo, entre as quais a hepatite C, doenças transmitidas pela água e por alimentos contaminados, pneumonia bacteriana, outras doenças tropicais negligenciadas e até a raiva humana, que mata mais de 50 mil pessoas por ano, principalmente na Ásia e por conta de mordidas de cães raivosos.

Felizmente, algumas pessoas e organizações estão tentando mudar o status quo, destinando muitos recursos a esse esforço.

O fundador da Microsoft, Bill Gates, poderia ter direcionado sua vasta fortuna para qualquer coisa que o interessasse. O que ele, junto da esposa, Melinda, escolheu fazer foi criar uma fundação baseada em uma premissa simples: "Todas as vidas têm o mesmo valor." Por meio da assistência médica, da educação e do alívio da pobreza, a Fundação Bill & Melinda Gates assumiu um papel de liderança ao colocar essa premissa em ação e, por isso, acreditamos que os Gates merecem o Prêmio Nobel da Paz. Não consigo pensar em nada que possa contribuir mais para a paz mundial do que dar a todas as crianças as mesmas oportunidades de crescerem saudáveis e com as ferramentas necessárias para trilhar seu caminho no mundo.

Apesar de seu interesse significativo na prevenção de pandemias e surtos que podem causar milhões de mortes em um curto período de tempo, os Gates estão se concentrando no básico de uma maneira que pode fazer uma enorme diferença em todo o mundo. "É nisso que a fundação gasta a maior parte do tempo quando se trata de saúde", observou Bill Gates. "Não somos uma organização voltada para o combate a epidemias e para a defesa contra o bioterrorismo. Somos uma organização voltada para o combate à malária, ao HIV, à tuberculose, à diarreia, à pneumonia."

Um dos esforços mais importantes da fundação é uma luta heroica contra a poliomielite. Admito que tenho um longo histórico de ceticismo em relação à possibilidade de livrar o mundo da poliomielite, sobretudo diante das nações vulneráveis de hoje e das questões políticas, econômicas e religiosas associadas a esses países. Mas parece que isso pode finalmente acontecer, graças a agentes como a Fundação Gates e aos parceiros que ela inspirou.

Ainda mais importante, no entanto, é a luta que os Gates estão travando contra a malária, e como estão convencendo parceiros em todo o mundo a se envolver.

Embora pensemos na poliomielite como uma doença mais "comovente" do que a malária, sobretudo porque sofremos com ela no mundo ocidental e nos lembramos das imagens tristes de crianças com aparelhos ortopédicos nas pernas, usando cadeiras de rodas e respiradores de pressão negativa, ela na verdade pode ser a doença "mais fácil" de erradicar. Assim como a varíola, a poliomielite é uma doença específica de seres humanos, sem reservatório animal e sem mosquitos como vetor. Já a malária é outra história.

A malária existe desde os primeiros registros históricos, e as duas substâncias mais eficazes para combatê-la — a quinina e a artemisinina — são derivadas de medicamentos antigos: a casca de cinchona e uma planta conhecida como *qinghaosu*. A doença é causada por um micro-organismo unicelular parasitário (um protozoário) chamado plasmódio, transmitido pelo mosquito *Anopheles*. Como vamos ver com mais detalhes no capítulo 14, esse mosquito é muito diferente do *Aedes*, o vetor da dengue, da febre amarela, da Zika e da chikungunya. Os esforços de controle de cada espécie de mosquito devem seguir manuais específicos, com base em onde eles vivem, se reproduzem e se alimentam.

Depois que os plasmódios da malária entram na corrente sanguínea por meio da saliva do mosquito, eles viajam para o fígado e se reproduzem. Os sintomas da malária incluem febre alta, náusea, vômito e diarreia, sudorese ou calafrios, ou ambos, fadiga e dores de cabeça. Por causa do comprometimento do fígado, pode ocorrer icterícia. Casos graves podem evoluir para encefalite, problemas respiratórios e anemia, que, por sua vez, podem levar ao coma e à morte. Aqueles que já estão em desvantagem em decorrência da pobreza endêmica, da água imprópria para o consumo, de instalações e atendimento médico inadequados e outros problemas de saúde têm maior probabilidade de sofrer com formas graves da doença. Depois que alguém é acometido pela infecção, esta pode ser transmitida de pessoa para pessoa por meio de transfusões de sangue, compartilhamento de agulhas ou da mãe para o nascituro. Ao contrário de muitas das doenças infecciosas que discutimos, o mesmo indivíduo pode voltar a ter malária. Nas crianças, a doença é capaz de causar dificuldades intelectuais e cognitivas permanentes.

A luta contra a malária é tão importante que resultou em cinco prêmios Nobel de Fisiologia ou Medicina de 1902 a 2015. Por outro lado, os planos para eliminar a enfermidade em todo o mundo foram abandonados em 1969 por serem muito caros, complicados e impraticáveis.

A malária está presente em cerca de cem países, com aproximadamente 90% das mortes ocorrendo na África Subsaariana. Dessas mortes, 77% ocorrem entre crianças menores de cinco anos.

Com o envolvimento da Fundação Gates e de outros colaboradores, os casos caíram cerca de 25% entre 2004 e 2016, com uma queda de 42% nas mortes. Durante esse período, o financiamento de ações contra a malária aumentou quase dez vezes, e houve vitórias importantes no controle da doença nos países em desenvolvimento. Esse sucesso foi resultado de uma combinação de intervenções, incluindo o diagnóstico e o tratamento em tempo hábil, a pulverização de interiores com agentes eficazes e mosquiteiros impregnados com inseticidas de longa duração. O Fundo Global de Combate ao HIV, à Tuberculose e à Malária, financiado pelos Gates, é o maior comprador desses mosquiteiros.

Em 2013, a Fundação Gates anunciou uma nova estratégia plurianual de combate à malária chamada "Acelerar até Zero". Inicialmente, encarei com ceticismo a conclusão da fundação de que a erradicação da malária é biológica e tecnicamente viável. Mas depois de conversar com Gates sobre essa iniciativa, Mark e eu ficamos admirados com sua maneira de pensar: "Só vamos saber se tentarmos." É como ele nos disse: "Essas coisas não são preto no branco. E o momento de agir é justamente quando as coisas não estão muito claras."

Aprendemos da maneira mais difícil que, quando há escassez de recursos para o controle de vetores (o que invariavelmente acontece com o tempo), as populações de mosquitos e os perigosos micróbios que eles carregam se recuperam rapidamente. E mesmo que consigamos erradicá-los de um continente, teremos de estar sempre vigilantes para que não voltem em aviões ou navios vindos de outra área infectada. A erradicação global deve ser o objetivo final. Francamente, se alguém é capaz de realizar esse esforço enquanto eu viver, essas pessoas são Bill e Melinda Gates. Seria um legado incrível para a humanidade.

A estratégia envolve várias frentes, todas as quais implicam garantir que a malária tenha um lugar de destaque na agenda global da saúde. Dois dos elementos mais importantes se enquadram na fase preventiva: o desenvolvimento de novos inseticidas contra o mosquito *Anopheles* e a criação de uma vacina. Atualmente, mais de trinta vacinas contra a malária estão em alguma fase de desenvolvimento. Depois de cinco anos sendo desenvolvida pelo Instituto Nacional de Alergias e Doenças Infecciosas dos Estados Unidos, uma candidata a vacina obteve resultados encorajadores em seu primeiro teste em seres humanos.

Meios genéticos de liberar mosquitos esterilizados na natureza estão sendo testados com várias espécies perigosas de vetores. A eficácia definitiva dessa técnica ainda é altamente especulativa, e os cientistas seguem tentando descobrir como dar aos mosquitos machos modificados uma vantagem seletiva em relação a suas contrapartes "naturais". Além disso, como nada dessa ordem jamais foi tentado, há preocupação com consequências imprevistas e indesejadas para os ecossistemas nos quais esses mosquitos são introduzidos. Alguns especialistas preveem que serão necessários dez anos para saber se essa estratégia terá alguma eficácia.

Em doenças transmitidas por vetores, fazemos uma distinção entre medidas ativas e medidas passivas. As medidas ativas incluem inseticidas para matar os insetos transmissores e medicamentos para tratar as doenças e os sintomas. As medidas passivas incluem os mosquiteiros. Uma das medidas passivas mais interessantes em teste é o papel de parede tratado com inseticida. A pulverização da casa com inseticida deve ser repetida a cada três ou quatro meses, mas esses revestimentos de parede podem se manter eficazes por três anos ou mais.

O Exército dos Estados Unidos vem produzindo uniformes de combate embebidos no inseticida sintético permetrina para seus contingentes em regiões mosquito-endêmicas há vários anos. Estão em curso experimentos para verificar se as roupas tratadas com inseticida podem ser uma proteção eficaz também para as populações civis nas áreas atingidas.

No âmbito do tratamento, a Fundação Gates está investindo no que chama de "cura de dose única, uma pílula que eliminaria todos os parasitas do corpo". Os medicamentos existentes, aos quais a doença está desenvolvendo resistência, devem ser tomados por três dias, então muitas pessoas acabam não tomando a dose completa.

Esses esforços se unem à Iniciativa Presidencial contra a Malária (PMI, na sigla em inglês), lançada em 2005 após a aprovação da Lei de Liderança Global contra o HIV/Aids, a Tuberculose e a Malária, de 2003, que foi retificada em 2008. Com o objetivo de reduzir o número de mortes por malária em 50%, a iniciativa pretende ampliar quatro esforços específicos: produção e fornecimento de mosquiteiros tratados com inseticidas mais eficazes, pulverização de interiores, terapias combinadas com base na artemisinina e tratamento intermitente de grávidas.

A sustentabilidade, como você já deve ter percebido, é sempre uma questão primordial em saúde pública. Mas o que vai acontecer se, como desejamos e esperamos, o esforço e os recursos gastos no combate à malária africana fizerem com que o número de casos continue caindo? Será que a luta não vai deixar de parecer tão urgente? Será que vamos passar para a próxima questão em alta, como fizemos com o Ebola e o controle de mosquitos em geral? Ou vamos dar continuidade ao esforço, como fizemos com a varíola, para o bem duradouro da humanidade?

A eclosão da Aids foi uma das histórias mais trágicas e divulgadas nos anos 1980 e início dos anos 1990. Os rostos esqueléticos dos que estavam à beira da morte por causa dessa infecção incurável continuam a assombrar as lembranças de quem viveu aqueles tempos. Com o notável progresso da terapia antirretroviral (embora ainda não haja uma vacina preventiva eficaz), a Aids passou de uma sentença de morte quase certa a uma doença crônica administrável, pelo menos em países ricos o suficiente para custear o tratamento ou sortudos o suficiente para receber ajuda internacional.

Mas, com o progresso, a doença desapareceu das manchetes, e surgiu certa complacência em relação a ela, que na verdade ainda é um grande problema mundial.

Eis o panorama do HIV/Aids no mundo hoje:

Há cerca de 2 milhões de novos infectados a cada ano, e quase 70% deles vivem na África Subsaariana. Cerca de 220 mil desses novos casos são crianças com menos de quinze anos, a maioria infectada por mães HIV-positivas, seja ainda no útero ou através da amamentação. Cerca de metade das pessoas que vivem com o HIV não sabe que está infectada. E a maioria das pessoas vivendo com o vírus, ou em risco de contraí-lo, não tem acesso a medidas de prevenção, cuidados ou tratamento.

Alguns países africanos, mais notadamente o Quênia e a África do Sul, fizeram progressos significativos no sentido de proporcionar tratamento a parte de suas populações afetadas. Mas em grande parte da África e do Oriente Médio nada está sendo feito pela maioria dessas pessoas. Algumas que sabem que são soropositivas são instruídas pelos profissionais de saúde a voltar para receber tratamento somente depois de desenvolver sintomas, porque os recursos são suficientes apenas para aqueles com a doença ativa. Muitos se recusam a admitir que têm a doença por causa da discriminação no trabalho, do ostracismo social ou da perseguição religiosa em países como Nigéria, Uganda e Rússia. Em alguns lugares, a distribuição de preservativos e de seringas descartáveis pode ajudar a conter a onda de contaminações. Em outros locais, ela também é alvo de tabus sociais.

As Nações Unidas estabeleceram uma data-limite para acabar com a epidemia de Aids: 2030. Mas na Reunião de Alto Nível da ONU sobre o Fim da Aids, realizada em junho de 2016, os delegados conseguiram chegar a um acordo a respeito de tudo, exceto de como alcançar esse fim. A declaração deles apoiou as diretrizes da OMS de que todo indivíduo HIV-positivo tenha acesso ao tratamento e reconheceu as consequências de não atingir a meta.

Alguns membros, no entanto, não aceitaram a inclusão no documento de trechos sobre igualdade de gênero e acesso a meios de contracepção e prevenção contra o HIV para mulheres. "Isso vai contra o enquadramento jurídico de vários países", comentou o representante do Sudão. Alguns não gostaram de trechos que insistiam na educação sexual como forma de prevenir a transmissão. Outros acharam inapropriado destacar grupos vulneráveis, como usuários de drogas injetáveis, profissionais do sexo (um termo do qual a Islândia não gostou), homossexuais, pessoas transgênero e prisioneiros. O representante do Irã chegou a ponto de dizer que esses termos eram discriminatórios. O Vaticano, membro sem direito a voto, fez objeção a qualquer menção a medidas de controle de natalidade, e outros queriam que se desse mais ênfase à abstinência antes do matrimônio e à fidelidade durante o casamento.

A representante dos Estados Unidos, Sarah Mendelson, disse que seu país acreditava que o documento "deveria ser mais enérgico e mais explícito" a respeito dos direitos humanos, dos direitos reprodutivos e das populações marginalizadas. Os representantes do Canadá e da Austrália concordaram, condenando a ausência de trechos que pedissem o fim da discriminação e da estigmatização dos gays.

Toda essa discordância não é um bom presságio para um plano de ação com o objetivo de derrotar a doença.

O país que mais se esforçou para combater a Aids no mundo foram os Estados Unidos, por meio do Plano de Emergência do Presidente para o Combate à Aids (o Pepfar, na sigla em inglês), encabeçado pelo presidente George W. Bush como uma maneira de fornecer tratamento a milhões de pessoas em áreas com recursos limitados, impedindo assim a propagação da doença. O plano foi renovado e ampliado em 2008 como a pedra angular e o maior componente da Iniciativa Global de Saúde do presidente Barack Obama e representa a maior e mais extensa iniciativa de saúde que um único país já lançou contra uma doença específica. Várias agências governamentais estão envolvidas e articuladas em prol desse projeto, incluindo os Departamentos de Estado, Defesa, Saúde, Comércio e Trabalho, além do CDC, da Agência dos Estados Unidos para o Desenvolvimento Internacional e do Peace Corps. O Pepfar agora trabalha diretamente com os países anfitriões no sentido de desenvolver liderança local e sustentabilidade de longo prazo.

O principal objetivo é que os programas sejam adotados e impulsionados pelos países, como parte de um plano geral para atender às necessidades sanitárias locais. À medida que o Pepfar passa de uma resposta emergencial a um esforço contínuo, a meta se torna desenvolver o conhecimento local necessário para a tomada de decisões com base em evidências. E, como a Fundação Gates, o Pepfar também quer alavancar o trabalho de organizações multinacionais e parcerias internacionais.

Na condição de cidadão americano, tenho muito orgulho de ver o que o Pepfar alcançou no sentido de reduzir o ônus global do HIV. Mas estou preocupado com o impacto futuro que esse programa terá. Primeiro, considerando o atual nível de apoio político — ou a falta dele — para questões relacionadas à saúde pública, como nossa resposta ao surto de Zika, não há garantias de que o financiamento do Pepfar vá permanecer em seu nível atual. Na verdade, desde o grande aumento do apoio financeiro ao Pepfar em 2008, o financiamento federal ficou estável e foi menor no ano fiscal de 2017 do que foi no ano fiscal de 2016. Isso apesar de um número cada vez maior de pessoas vivendo com o HIV.

Em 2010, havia um total estimado de 33,3 milhões de casos de HIV em todo o mundo. Em 2015, esse número passou para 36,7 milhões, um aumento líquido de mais de 3,4 milhões. Em 2015, o Pepfar forneceu terapia antirretroviral para 9,5 milhões de pessoas infectadas com o HIV. Se a taxa de aumento de pessoas vivendo com o vírus se mantiver e todas elas precisarem de tratamento contínuo, em uma década haverá 6,8 milhões de novos casos. Isso representa 71% do número de pessoas sendo tratadas atualmente com o apoio do Pepfar, o que significa que precisaríamos de um aumento substancial no apoio ao programa na próxima década apenas para acompanhar o surgimento de novos casos. Não vejo isso acontecendo, a menos que os governos dos países onde estão surgindo novos casos de infecção pelo HIV se movimentem e forneçam esse apoio. Dado que quase metade do aumento global de novos casos de HIV ocorre na África Ocidental e Central, as chances de isso acontecer são preocupantemente escassas.

A melhor resposta para essa situação é encontrar uma vacina eficaz ou um tratamento curativo, como temos para a infecção pelo vírus da hepatite C. Mas isso ainda não aconteceu nem está acontecendo, embora não seja por falta de tentativa. Todos os anos, gastamos quase 1 bilhão de dólares em pesquisas para o desenvolvimento de vacinas contra a Aids. O dr. Tony Fauci, diretor do Instituto Nacional de Alergias e Doenças Infecciosas, está envolvido com o HIV e a Aids desde o início. "É um dilema científico", explica ele, "porque o corpo não gosta de produzir anticorpos neutralizantes contra o HIV, e estamos experimentando todos os tipos mais eloquentes de recursos científicos que você possa imaginar, usando microscopia crioeletrônica, biologia estrutural e cristalografia de raios X para obter a conformação correta do envoltório a fim de fazer com que as células B de linhagem germinativa induzam uma resposta protetora; quero dizer, todo tipo de esforço altamente sofisticado."

Ainda não sei se veremos uma vacina eficaz em algum momento no futuro próximo, embora eu tenha esperança. Ao mesmo tempo, acho que temos que planejar nossa guerra em curso contra o HIV/Aids sem essa arma "nuclear". Temos que pensar nela como uma série de batalhas locais constantes.

A tuberculose não provoca em nós o mesmo nível de alarme que as infecções recém-emergentes, mas deveria. Embora pensemos nela como um vestígio do século XIX e do início do século XX, evocando sanatórios no alto das montanhas e heroínas de ópera tossindo sangue, a tuberculose está muito presente no mundo atual e ficando cada vez mais resistente aos medicamentos. Por um longo tempo, ela se tornou algo raro nos países desenvolvidos, mas voltou mais ou menos na mesma época que o HIV, e, em muitas regiões da Índia e de outros países em desenvolvimento, há uma comorbidade substancial com o vírus da Aids, o que complica demais as opções de tratamento.

A tuberculose é causada por uma bactéria que pode afetar várias partes do corpo, mas que na maioria dos casos infecta os pulmões. Ela é transmitida de pessoa a pessoa pelo ar, embora felizmente seja mais difícil de contrair do que muitos vírus respiratórios, como os do sarampo e da gripe.

Em pessoas saudáveis, a tuberculose pode permanecer assintomática, porque o sistema imunológico a isola; isto é, as bactérias vivas da tuberculose permanecem no corpo, mas ficam em nódulos isolados por células imunológicas. A OMS estima que até um terço da população mundial possa estar infectada com tuberculose latente. As pessoas nessa categoria têm um risco permanente de cerca de 10% de a doença se tornar ativa. A tuberculose "ativa" causa sintomas como tosse (às vezes com sangue), dor no peito, fraqueza, perda de peso, febre e suores noturnos.

Quando uma pessoa com tuberculose latente também é infectada por uma doença relacionada ao HIV, no entanto, tudo é possível. A combinação de tuberculose e HIV é a condição perfeita para doenças infecciosas. O sistema imunológico da pessoa com HIV já está comprometido, o que deixa a bactéria da tuberculose livre para crescer e se espalhar pelos pulmões ou qualquer que seja o órgão no qual esteja alojada. Esses pacientes costumam apresentar várias lesões nos pulmões provocadas pela bactéria da tuberculose, o que aumenta muito as chances de infectarem outras pessoas. Uma das minhas investigações mais desafiadoras como epidemiologista em Minnesota envolveu acompanhar centenas de passageiros aéreos que haviam tomado um voo para Minneapolis-Saint Paul vindo de um país distante, e que mais tarde descobriram que um passageiro no voo tinha tuberculose ativa resistente a medicamentos e estava infectado com o HIV. Ele tossiu durante nove horas de voo.

O dr. Aaron Motsoaledi, o carismático e altamente respeitado ministro da Saúde da África do Sul de 2009 a 2019, sempre foi taxativo em suas tentativas de alertar o mundo a respeito da renovada ameaça representada pela tuberculose, que, sem tratamento, mata cerca de 45% de suas vítimas. Ele ressalta que 4.100 pessoas morrem todos os dias em decorrência da doença. E, no entanto, esse é mais um exemplo de nossa desconexão emocional em relação às ameaças mais prováveis. Temos pavor do Ebola, mas ignoramos a tuberculose em nosso continente. E não se engane: a tuberculose tem muito mais chances de se tornar uma assassina em larga escala no Ocidente do que o Ebola ou a Zika.

Motsoaledi reuniu os líderes dos trabalhadores de minas e outros sindicatos importantes e destacou os fatos: em 2009, oitenta pessoas morreram em acidentes em minas na África do Sul e houve uma indignação geral. Nesse mesmo ano, 1.500 mineiros morreram de tuberculose, mas foi como se ninguém tivesse notado.

A morte por tuberculose, disse ele ao *Huffington Post*, é "um processo, não um acontecimento de fato. Ela se dá muito lentamente, talvez em um canto em algum lugar, em uma ala isolada de um hospital, sem que ninguém veja, então não evoca nenhuma emoção".

A boa notícia é que tivemos alguns avanços reais no combate à mortalidade por tuberculose no mundo nos últimos quinze anos, reduzindo-a em 47%. A má notícia é que, em 2014, apenas 6 milhões de novos casos de tuberculose foram notificados à OMS, menos de dois terços (63%) dos 9,6 milhões de pessoas que se estima que tenham sido infectadas com a doença. Isso significa que, em todo o mundo, quase 40% dos novos casos não foram diagnosticados ou não foram notificados. Não está claro se esses indivíduos infectados tiveram acesso a cuidados de saúde adequados. E há mais notícias preocupantes: dos 480 mil casos de tuberculose multirresistente a medicamentos que se estimou que fossem ocorrer em 2014, apenas um quarto (120 mil) foi detectado e registrado.

Esses números demonstram por que é importante que organizações e órgãos governamentais, como a Fundação Gates, se comprometam a realizar pesquisas relacionadas à tuberculose. A Fundação Gates especificamente financiou trabalhos em três áreas: desenvolvimento de vacinas, diagnóstico rápido e novos medicamentos para combater a resistência. Para que o investimento da fundação dê frutos, porém, ele precisará ser encarado como um exemplo de liderança no qual outras organizações e governos possam se basear a fim de desempenhar um papel ativo.

Com cuidados e tratamento adequados, a tuberculose continua sendo uma doença curável na maioria dos casos. Mas falaremos sobre as crescentes cepas multirresistentes a medicamentos nos capítulos 16 e 17, sobre resistência a antibióticos. No caso das cepas de tuberculose altamente resistentes a antibióticos, o sucesso do tratamento não é garantido, mesmo com as tecnologias avançadas da medicina moderna. A menos que consigamos nos antecipar a ela, a doença será sempre mais uma correnteza fluindo contra nós mais rápido do que somos capazes de nadar.

A combinação do grande crescimento populacional entre os que vivem em condições precárias e de superlotação nas megacidades de países em desenvolvimento, do extenso tráfego global de pessoas ao redor do mundo e do aumento da resistência aos medicamentos prenuncia um futuro muito perigoso para todos nós no que diz respeito à tuberculose. É preciso investir mais no apoio à prevenção e ao controle da doença, e não menos. Se não nos comprometermos com isso, tenho certeza de que vamos pagar um preço altíssimo a longo prazo.

CAPÍTULO 10

Ganho de função e uso dual: o cenário frankensteiniano

Você busca conhecimento e sabedoria, tal como fiz outrora; e espero fervorosamente que a satisfação de seus desejos não se torne uma serpente que acabe por picá-lo, como aconteceu comigo.

MARY SHELLEY, *Frankenstein*

No fim do famoso romance de Mary Shelley, o cientista Victor Frankenstein explica a seu novo confidente, o explorador do Ártico Robert Walton, que o pioneirismo científico é uma faca de dois gumes, e que os mesmos esforços e descobertas podem ter efeitos opostos, dependendo de como são manipulados, e por quem. Frankenstein diz a Walton que, embora que seus próprios avanços científicos não tenham resultado em nada além de sofrimento e destruição, talvez outros que venham depois dele possam promover cura e progresso.

Uma leitura cuidadosa de *Frankenstein* revela que o corpo criado e reanimado a partir de carne morta não se tornou um monstro por causa de um mal inerente, mas pela maneira como seu criador e outras pessoas reagiram a ele.

Essa é a lição a partir da qual vamos abordar o assunto das pesquisas de ganho de função e de uso dual preocupantes.

O ganho de função, como você vai se lembrar que mencionamos no capítulo 4, é uma mutação criada intencionalmente por meio de um dentre vários métodos, dando ao micróbio novas funções ou habilidades. As pesquisas de uso dual preocupantes são pesquisas biológicas que podem ser aplicadas de forma equivocada, representando uma ameaça significativa à saúde e à segurança públicas.

A essa altura, deve estar claro que um dos temas subjacentes na compreensão das doenças infecciosas e da nossa resposta a elas no século XXI é o poder da evolução microbiana. Como descrevemos no capítulo 5, a evolução é a força que impulsiona a diversidade e se baseia no conceito de que os mais aptos sobrevivem. O mundo moderno garante que a evolução vai continuar mudando os micróbios com os quais convivemos, principalmente porque agora eles têm a oportunidade de infectar os bilhões de pessoas que vivem no planeta, em comparação com os milhões que existiam apenas um século atrás. O mesmo vale para o aumento do número de animais, sobretudo o aumento relacionado com a produção agrícola. O fato de os micróbios, como seus hospedeiros animais e humanos, viajarem pelo mundo com uma frequência e a uma velocidade nunca antes vistas significa que eles podem se espalhar rapidamente para as partes mais remotas do planeta. Todos esses fatores favorecem o surgimento de micróbios capazes de sobreviver e até prosperar, apesar das medidas de controle, das vacinas ou dos tratamentos que empregamos em nossa batalha contra eles.

Hoje temos o potencial de criar uma superevolução: um tipo de mudança nos micróbios que a genética mendeliana e a evolução darwiniana não poderiam ter previsto.

Esse tipo de evolução ocorre como resultado da engenharia microbiana, uma atividade humana que manipula intencionalmente os genes de um micróbio de forma a acelerar a evolução em milhares de anos ou, em alguns casos, produzir mudanças que a evolução nunca poderia ter produzido. Um exemplo é um agente quimérico genérico, que tem esse nome por causa da criatura mítica com cabeça de leão, corpo de cabra e rabo de serpente que solta fogo pelas narinas. Algumas novas vacinas com vírus vivos consistem exatamente nisto: pegam partes de um vírus e inserem-nas em outro vírus vivo e capaz de se replicar. Isso só é possível por causa da intervenção humana: promover a troca e a combinação de material genético de múltiplos micróbios. As quimeras podem ser criadas para fins úteis ou nefastos.

Como esse novo modelo de evolução afeta o risco de doenças infecciosas no século XXI? Bom, tem tudo a ver com o poder crescente da tecnologia.

Em 2007, Steve Jobs apresentou ao mundo o primeiro iPhone. Isso foi há mais de dez anos. A capacidade do modelo atual do aparelho supera em muito a do original. Ao longo desses mesmos dez anos, as ciências biológicas, sobretudo a genética microbiana, experimentaram uma revolução semelhante em termos de capacidade e poder. Agora, temos ferramentas microbiológicas capazes de manipular genes de micróbios que, vinte anos atrás, talvez estivessem disponíveis apenas nos mais avançados laboratórios governamentais. Hoje, porém, elas estão em salas de aula de microbiologia do ensino médio e são usadas por cientistas amadores. Mas um micróbio geneticamente modificado poderia ser transmitido a um humano ou animal e causar doenças? É uma possibilidade real. Basta nos voltarmos para o debate sobre a empolgante promessa e o perigo perturbador representados pela tecnologia genética dirigida.

Uma nova e promissora ferramenta de engenharia genética que envolve uma pesquisa preocupante de ganho de função em potencial é o CRISPR, sigla em inglês para Repetições Palindrômicas Curtas Agrupadas e Regularmente Interespaçadas e que faz referência a uma sequência de DNA que se repete em intervalos regulares em cerca de 40% das bactérias. Os pesquisadores estão usando o sistema CRISPR para "editar" o DNA e produzir versões mais desejáveis de várias espécies de plantas e animais. Talvez seja possível, em um futuro não muito distante, usá-lo para criar espécies totalmente novas.

Em comparação com as técnicas mais antigas de manipulação genética, o CRISPR é muito mais barato, mais simples e mais rápido, com o potencial de criar toda uma nova gama de modificações genéticas. A promessa que esse tipo de pesquisa representa no esforço para combater as doenças infecciosas mais graves de nossos tempos é empolgante. Ao mesmo tempo, não é difícil imaginar o que poderia acontecer se essa tecnologia cada vez mais disponível fosse usada para fins diabólicos. Em seu depoimento "Avaliação Mundial de Ameaças" dado em fevereiro de 2016 ao Comitê de Serviços Armados do Senado americano, James R. Clapper, diretor da inteligência nacional, disse que a edição de genes se tornou um perigo global.

A preocupação com a pesquisa de uso dual não é uma questão nova. Nos primórdios da física atômica, a comunidade científica percebeu que esse trabalho poderia ser usado tanto para trazer benefícios quanto para causar danos à sociedade. Depois da Segunda Guerra Mundial, as ameaças de ataque biológico e o uso de agentes infecciosos para prejudicar intencionalmente o contingente militar e a população civil de um inimigo não envolviam um pesquisador comum de microbiologia em um ambiente acadêmico ou em organizações como os NIH ou o CDC. Em vez disso, o trabalho se enquadrava como pesquisa com aplicações tanto civis quanto militares. Muitas vezes, a pesquisa era sigilosa e realizada em laboratórios militares, que nunca planejaram divulgar publicamente os métodos e resultados de suas pesquisas.

Foi somente depois do 11 de Setembro e dos subsequentes ataques com antraz nos Estados Unidos que tanto o governo quanto a comunidade científica passaram a levar a sério os danos potenciais que poderiam resultar das pesquisas de uso dual. Enquanto isso, a revolução explosiva nas ciências biológicas continuou.

Em 2004, o professor Gerald Fink, do Massachusetts Institute of Technology (MIT), presidia o agora histórico Comitê do Conselho Nacional de Pesquisa, que produziu um documento conhecido como Relatório Fink. Ele preparou o terreno para considerarmos formas de minimizar as ameaças da guerra biológica e do bioterrorismo sem prejudicar o progresso da biotecnologia. Costuma ser consenso nas ciências biológicas que a biotecnologia é uma parte essencial de qualquer solução moderna para melhorar a saúde global. O Relatório Fink resumiu a resposta da comunidade de ciências biológicas às crescentes preocupações com o bioterrorismo. Concluiu também que as pesquisas de uso dual não deveriam ser proibidas, e sim cuidadosamente examinadas e realizadas apenas com a consciência de um possível uso indevido.

O relatório final do Comitê Fink fez sete recomendações gerais, incluindo a necessidade de o Departamento de Saúde aumentar o sistema já estabelecido de revisão de experimentos envolvendo DNA recombinante e criar um sistema de revisão para sete classes de experimentos, rotulados como "Experimentos Preocupantes".

O relatório também pedia a criação de um conselho científico nacional a fim de fazer recomendações, orientar e supervisionar as revisões do sistema. Esse grupo foi criado em 2004 como Conselho Consultivo Nacional de Ciência para Biossegurança (NSABB, na sigla em inglês). O NSABB era composto por 25 membros votantes — além de oito membros *ex officio* de várias agências federais —, representando as perspectivas das principais partes interessadas a fim de fornecer conhecimento em diversas áreas relacionadas a microbiologia, doenças infecciosas, biossegurança, saúde pública e bioética.

No verão de 2005, fui nomeado membro original do NSABB pelo então secretário do Departamento de Saúde, Michael Leavitt. Acho que nenhum dos membros do conselho tinha uma ideia clara do que nossa agenda imediata deveria incluir. Isso mudou quando, de repente, tivemos que lidar com uma batata quente. O CDC e três outros grupos de pesquisa submeteram um artigo para publicação na revista *Science* detalhando como haviam reconstruído o vírus da gripe H1N1 de 1918 usando genes de vírus identificados em amostras pulmonares de pacientes que morreram durante a pandemia de 1918. Com essas informações, eles conseguiram recriar o vírus e depois inoculá-lo em furões (um bom modelo animal para a infecção por gripe humana), a fim de compreender a facilidade com que ele era transmitido, como causava a doença e sua gravidade. As principais perguntas dos pesquisadores eram: Como o vírus pandêmico evoluiu e se adaptou aos seres humanos? Poderia o novo vírus reconstruído identificar mutações a serem usadas para vigilância? Por que o vírus foi tão mortal, especialmente em jovens adultos? Esses dados poderiam ser usados para desenvolver novos medicamentos e vacinas?

O secretário Leavitt enviou o artigo ao NSABB, pedindo ao conselho que determinasse se deveria ser publicado em veículos de conteúdo médico geral. A questão central era: Se outros fossem capazes de recriar o trabalho e esse vírus da gripe acidentalmente chegasse à população geral outra vez, isso representaria um risco sério à saúde pública?

Não estávamos muito bem preparados para lidar com essa questão; não tínhamos critérios nem protocolos padronizados para determinar o risco que o vírus representava para a saúde da população. Na época, acreditava-se que ele apresentasse pouco risco adicional à população em geral, grande parte da qual tinha sido exposta ao vírus da gripe H1N1 durante os 25 anos em que ele havia circulado como um vírus de gripe sazonal. Após várias teleconferências e uma reunião com toda a diretoria, concordamos que o artigo poderia ser publicado com o acréscimo de algumas informações sobre como reduzir o risco de o vírus ser acidentalmente dispersado pelos laboratórios onde o trabalho fosse realizado. Em retrospecto, agora sabemos que a infecção por uma cepa anterior do H1N1 não ofereceu imunidade nem proteção contra a cepa pandêmica da gripe H1N1 que emergiu do México quatro anos depois. Na verdade, estudos mostraram que a maioria das pessoas teria ficado igualmente suscetível ao vírus da pandemia de 1918 reconstruído.

Essa experiência resultou em duas lições valiosas. Primeiro, nossa suposição de que a infecção por qualquer cepa de H1N1 que tivesse circulado recentemente teria fornecido proteção contra a cepa devastadora de H1N1 de 1918 estava errada. Segundo, foi um alerta de que esses vírus construídos artificialmente apresentavam potencial para efeitos globais catastróficos. Não se tratava mais de teoria. Fomos confrontados com a realidade científica.

Alguns anos mais tarde, nos vimos diante de um desafio semelhante, com riscos ainda mais altos. No outono de 2011, foram submetidos a periódicos científicos dois manuscritos que resumiam a pesquisa sobre a virulência do vírus mutante da gripe H5N1. A pesquisa foi apoiada pelos Institutos Nacionais de Saúde e conduzida pelo professor Ron Fouchier e por seus colegas do Centro Médico Erasmus, na Holanda, e pelo professor Yoshihiro Kawaoka e seus colegas da Universidade de Wisconsin-Madison.

O H5N1, considerado o avô dos vírus da gripe aviária, tem sido uma preocupação séria em termos de saúde pública desde que foi identificado pela primeira vez na Ásia, em 1997, e teve um impacto devastador nas populações de aves domésticas e selvagens da região. Os seres humanos podem ser infectados após serem expostos a esses animais infectados. Embora raramente infecte humanos, quando isso acontece, causa doenças graves, com taxas de mortalidade que vão de 30% a 70%. Até o momento, no entanto, não manteve com sucesso a capacidade de ser transmitido por humanos infectados a outros humanos.

Nesse caso, fomos confrontados por um poderoso exemplo real de pesquisa de uso dual preocupante. Os dois estudos criaram com sucesso formas de H5N1 que poderiam ser transmitidas entre furões por via respiratória, ou seja, pelo ar. O objetivo da pesquisa era determinar a possibilidade de prever quais alterações genéticas correspondiam à capacidade de um vírus da gripe aviária, como o H5N1, se tornar facilmente transmissível entre mamíferos. Não podíamos dizer com certeza que o que aconteceu com os furões aconteceria com seres humanos, e certamente não queríamos descobrir. Mas isso sugere uma possibilidade plausível e muito assustadora.

O governo dos Estados Unidos pediu ao NSABB que avaliasse as implicações da pesquisa de uso dual preocupante relatada nesses manuscritos, e fui escalado para fazer parte de um grupo cuja função era revisar esse trabalho e fazer recomendações a toda a diretoria quanto aos possíveis riscos da publicação desses dados. Assim como no caso da pesquisa sobre a H1N1 cinco anos antes, a questão era: A publicação dos métodos e das descobertas desse trabalho permitiria que outros criassem vírus de gripe potencialmente transmissíveis entre humanos que também tivessem uma capacidade aumentada de causar doenças graves e potencialmente fatais?

Naquela época (e até hoje), a transmissão do vírus H5N1 de humanos para humanos havia sido rara. No entanto, ele continua sendo um dos vírus da gripe aviária com potencial de se tornar uma cepa humana pandêmica. Se o vírus da gripe H5N1 desenvolvesse a capacidade de ser transmitido de humano para humano e passasse a ter uma taxa de mortalidade maior, poderíamos estar diante de uma pandemia mundial de impactos devastadores.

O NSABB debateu os benefícios da publicação dessas pesquisas, incluindo a possibilidade de que, caso vírus semelhantes fossem encontrados circulando nas populações aviárias, seríamos alertados com antecedência sobre uma possível pandemia. Após vários meses de teleconferências e compartilhamento de documentos, o grupo de trabalho concluiu que essas descobertas científicas representavam um grave risco à biossegurança global e que sua divulgação deveria ser limitada, o que significava que deveria ser publicado apenas um artigo de alto nível que resumisse os métodos e resultados de maneira geral. Essa recomendação, altamente incomum para um trabalho como aquele no campo das ciências biológicas, foi então avaliada por todo o NSABB e ratificada com votação unânime. Acredito que ela representou uma avaliação cuidadosa dos potenciais benefícios da publicação e dos potenciais danos que poderiam resultar de abrirmos esse precedente. Junto com nossa recomendação de limitar a divulgação dos resultados, encorajamos uma discussão internacional rápida e mais ampla das pesquisas de uso dual preocupantes envolvendo o vírus da gripe H5N1, com o objetivo de chegarmos a um consenso sobre o caminho a seguir.

Isso não encerrou o caso. Pesquisadores em ambos os lados da questão da publicação continuaram a debater a pertinência da recomendação do NSABB ao governo americano. Aqueles que apoiavam a publicação integral da pesquisa reiteraram que outros especialistas, financiadores e revisores externos tinham apoiado a necessidade de identificar fatores virais que afetam a transmissão e contribuem para o surgimento de vírus pandêmicos. Esses estudos apoiavam esses esforços. Eles escreveram que os riscos para o público e para o meio ambiente tinham sido reduzidos ao "mínimo absoluto", argumentando que havia medidas rígidas de biossegurança destinadas a proteger os pesquisadores, o meio ambiente e o público, acrescentando que mesmo que houvesse a chance remota de um erro humano no laboratório, os funcionários tinham acesso a vacinas e antivirais para o H5 e poderiam ficar em quarentena se fossem expostos. Esse grupo que defendia a publicação sem censura também argumentou contra a não divulgação dos detalhes completos dos estudos, alegando que as técnicas para criar vírus de transmissão por via aérea são amplamente conhecidas e que a transferência do vírus para laboratórios de alta contenção não era necessária. Eles concluíram dizendo que "censurar os artigos sobre a transmissão do vírus A/H5N1 vai, portanto, criar apenas uma falsa sensação de segurança".

Do lado oposto, juntei-me a vários colegas para explicar publicamente por que tínhamos sérias preocupações em relação à publicação dos estudos. Argumentamos que a transmissão do vírus da gripe entre furões não significava que o vírus mutante fosse capaz de se disseminar entre humanos ou outros mamíferos, mas essa possibilidade não podia ser excluída. Assim, a publicação de todos os detalhes do estudo poderia facilitar o caminho para reversão da engenharia do vírus e de fato dar origem a uma linhagem mutante capaz de ser transmitida.

Estávamos preocupados com a possibilidade de que uma dispersão intencional ou acidental, mesmo que a virulência do vírus fosse semelhante à dos vírus H5N1 do tipo selvagem, aumentasse o número de casos humanos e representasse uma ameaça de que o vírus pudesse trocar genes com outros vírus da gripe, dando origem a uma nova cepa pandêmica. Por fim, apelamos para que as decisões sobre pesquisas que apresentassem riscos significativos ao público não fossem tomadas apenas por biocientistas e incluíssem contribuições de cientistas sem conflitos de interesse, incluindo especialistas em biossegurança de fora da comunidade das ciências biológicas.

Houve uma grande pressão para anular a decisão do NSABB, partindo de vários grupos de pesquisa em ciências biológicas preocupados com o precedente que a censura daquela pesquisa ia criar. Os Institutos Nacionais de Saúde, que deram apoio financeiro aos estudos em questão, pediram ao NSABB que analisasse mais uma vez a questão. O diretor dos institutos, o dr. Francis Collins, afirmou que, em virtude das disposições específicas sobre os requisitos de controle de exportação do governo dos Estados Unidos, um manuscrito só poderia ser publicado, caso o fosse, na sua integralidade. O governo dos Estados Unidos controla a exportação de equipamentos, softwares e tecnologias sensíveis como uma forma de promover os interesses de segurança nacional e os objetivos de política externa, e essa pesquisa do H5N1 atendia a todos os requisitos de regulamentação do controle de exportação. A maior parte dos membros do NSABB queria que fosse publicado um artigo editado, com a finalidade de alertar o mundo sobre esse novo desdobramento. Agora o conselho estava sendo instruído a publicar tudo ou nada.

O NSABB voltou a se reunir entre os dias 29 e 30 de março de 2012, quando o governo dos Estados Unidos solicitou que reconsiderássemos nossa decisão anterior de recomendar a edição com supressão de informação de ambos os artigos antes da publicação. Ficou claro para mim e para vários colegas que o comando dos Institutos Nacionais de Saúde queria que aprovássemos a publicação integral de ambos os artigos. Não acreditávamos que houvesse um motivo sinistro para o pedido deles de que encontrássemos uma solução para a publicação completa dos artigos. Mas acredito que foi adotado um viés focado em encontrar uma solução que se concentrasse menos na análise dos riscos e benefícios e mais em como tirar o NSABB de uma situação difícil em termos de política pública.

O conselho também recebeu informações que sugeriam que esse trabalho poderia ajudar a identificar mais rapidamente uma cepa pandêmica emergente e possibilitar esforços precoces no sentido de desenvolver uma vacina pandêmica. Com base em meu extenso trabalho sobre a gripe, no entanto, eu sabia que isso não era verdade. No fim das contas, o conselho votou mais uma vez e aprovou a publicação completa de ambos os artigos. Saí da sala de reunião do conselho naquele dia com a sensação de que tinha acabado de jogar uma partida maluca de um jogo de perguntas e respostas sobre políticas públicas: Aqui está a resposta, agora me ajude a identificar a pergunta correspondente.

A lição preocupante que ficou para mim depois do debate envolvendo os manuscritos sobre o H5N1 foi que, quando falamos de patógenos de potencial pandêmico, ponderar potenciais benefícios e riscos óbvios é um processo extremamente complexo e difícil de controlar. Assim como as mudanças climáticas e a resistência antimicrobiana, essa é uma questão que vai muito além de nossas fronteiras. Por um lado, uma grande quantidade de pesquisas de uso dual e ganho de função preocupantes são realizadas em todo o mundo por indivíduos que, em razão de instabilidade mental ou movidos por intenções criminosas, desejam fazer mal a um grande número de pessoas. Além disso, há os cientistas acadêmicos, corporativos ou amadores irresponsáveis que simplesmente ignoram o risco potencial que seu trabalho representa.

Portanto, para saber se esse trabalho deve ou não ser realizado, podemos nos fazer duas perguntas fundamentais: O trabalho tem um objetivo científico legítimo? O trabalho pode ser realizado com segurança em um laboratório capaz de proteger tanto seus próprios funcionários quanto os membros da comunidade? Quando ele vale a pena e pode ser realizado com segurança, um novo questionamento vem à tona: Será que o trabalho deve ser divulgado ao público em sua integralidade, incluindo métodos e resultados, por meio de uma publicação em uma revista médica?

A história a seguir não trata especificamente de organismos que realizam pesquisas de ganho de função preocupantes, mas é um exemplo real do que pode acontecer quando um micróbio, por qualquer meio que seja, escapa das instalações do laboratório onde está sendo estudado ou desenvolvido.

Antes de 1977, havia um consenso de que o surgimento de uma nova cepa pandêmica resultaria no desaparecimento da cepa anterior da gripe sazonal. Depois da infame pandemia de gripe de 1918, o novo vírus H1N1 se tornou o vírus sazonal nos anos seguintes. O vírus H1N1 sazonal era muito atenuado em comparação com seu ancestral pandêmico, e muitos estavam imunizados contra ele depois de serem infectados durante a pandemia de 1918-1919. Então, em 1957, o H2N2 emergiu como a nova cepa de gripe pandêmica. Nos meses seguintes, o H1N1 desapareceu e o H2N2 se tornou o novo vírus da gripe sazonal em circulação. Isso aconteceu mais uma vez em 1968, quando o vírus da gripe H3N2 causou a pandemia seguinte e, algum tempo depois, o H2N2 desapareceu. Com base em como o H1N1 havia evoluído depois da pandemia de gripe de 1918, achávamos que podíamos contar com apenas uma cepa do vírus da gripe A circulando a cada temporada, mesmo que não soubéssemos explicar por quê.

Tudo isso mudou em 1977, quando um vírus da gripe H1N1 surgiu na Ásia e se espalhou rapidamente pelo mundo. Ele não substituiu o H3N2, e agora tínhamos duas cepas de gripe sazonal em circulação.

Como isso aconteceu? Quando nossa equipe estava pesquisando informações para o relatório do Cidrap de 2012 (*A urgente necessidade de vacinas revolucionárias contra a gripe*), encontramos documentos havia muito esquecidos nos arquivos federais que abordavam o surgimento do H1N1 em 1977. O vírus apareceu quase simultaneamente no leste da Rússia e no oeste da China em maio daquele ano e sua composição genética mostrou que ele era muito semelhante ao H1N1 que tinha desaparecido em 1957. Se o vírus tivesse circulado na natureza durante todos esses anos, sua composição genética seria muito diferente. Era evidente que o novo vírus permanecera no freezer de alguém por vinte anos antes de voltar a se manifestar no ser humano.

Descobriu-se que os soviéticos estavam conduzindo pesquisas de vacinas usando vírus da gripe H1N1 vivos e atenuados na mesma área em que o novo H1N1 foi detectado pela primeira vez. Em nossa pesquisa, descobrimos uma carta dos soviéticos para o governo dos Estados Unidos solicitando que compartilhássemos com eles a cepa de H1N1 de 1976 que havia em Fort Dix, para que a usassem em suas pesquisas de vacinas. Acredito fortemente que o aparecimento do vírus H1N1 em 1977 e sua rápida transmissão global, em questão de meses, foi resultado de uma dispersão do vírus durante essas pesquisas dos soviéticos.

Não sabemos exatamente o que eles estavam fazendo com o vírus. O que sabemos é que ele escapou, acidentalmente ou de propósito, causando um surto local em funcionários do laboratório que posteriormente se espalhou pelo mundo. De qualquer maneira, a lição poderosa que tiramos daqui é: quando um vírus da gripe é liberado, acidental ou intencionalmente, a expectativa é de que ele se espalhe pelo mundo em pouco tempo. É a velha história de um único fósforo capaz de dar início a um incêndio florestal de proporções globais. A possibilidade de um vírus da gripe potencialmente perigoso ser utilizado em uma pesquisa de uso dual preocupante deveria deixar todos nós apavorados.

Nos últimos cinco anos, tanto o CDC quanto laboratórios acadêmicos de todo o mundo documentaram acidentes nos quais uma variedade de patógenos foi, ou pode ter sido, dispersada. Felizmente, a maioria deles não colocou a população em geral em risco, mas poderia ter sido o caso. Se isso é passível de acontecer em um local como o CDC, onde alguns dos principais especialistas em pesquisas de laboratório do mundo trabalham em instalações de última geração e onde os holofotes fazem com que seja muito difícil que o público em geral não fique sabendo sobre esses problemas, imagine o que poderia acontecer em milhares de outros laboratórios ao redor do mundo. Se vamos realizar pesquisas de uso dual preocupantes envolvendo micróbios como o vírus da gripe, não pode haver margem para erros.

Isso significa que não devemos conduzir esse tipo de pesquisa? Durante o debate sobre o H5N1, fiquei impressionado com as posições radicais que muitos de meus colegas assumiram. Houve quem acreditasse firmemente que elas deveriam ser realizadas da forma como os pesquisadores propusessem (uma espécie de questão de liberdade acadêmica), e houve quem acreditasse que elas nunca deveriam ser realizadas, como se isso representasse ultrapassar algum tipo de limite moral.

Eu me senti deslocado dessa lógica radical na época, e ainda me sinto. Acredito que trabalhos como os estudos sobre o H5N1 podem fornecer resultados inesperados e completamente revolucionários. Saber se o vírus Ebola pode se tornar um patógeno transmitido por via respiratória certamente seria um divisor de águas, por exemplo. Há outros projetos de pesquisa de uso dual preocupante que eu gostaria que fossem realizados e que também poderiam ser potencialmente perigosos se houvesse uma dispersão acidental ou se os métodos e as conclusões da pesquisa fossem disponibilizados em sua integralidade em veículos científicos, permitindo assim que o trabalho possa ser realizado por outras pessoas, com intenções nefastas ou que empregam práticas de segurança laboratorial que fazem com que uma possível dispersão seja uma possibilidade de alto risco.

A resposta é clara. Precisamos realizar essas pesquisas em alguns poucos laboratórios rigorosamente selecionados, com especialistas renomados e um aparato de segurança de última geração. E essa pesquisa precisa ser sigilosa (ou pelo menos considerada sensível), de forma que os resultados sejam compartilhados apenas com aqueles que precisam conhecê-los. Com essa abordagem, podemos ajudar governos responsáveis ao redor do mundo a prever possíveis crises relacionadas a micro-organismos, assim como a se preparar para enfrentá-las.

Em 2016, o NSABB concluiu um processo que durou dois anos e durante o qual foram elaboradas recomendações abrangentes para o governo dos Estados Unidos no que diz respeito a avaliar e financiar pesquisas de ganho de função preocupantes envolvendo o H5N1 e outros patógenos com potencial pandêmico. Elas refletem um grande avanço nas informações com as quais tivemos que trabalhar em 2012. No entanto, acredito que ainda há sérios problemas no novo documento do NSABB, *Recomendações para a avaliação e a supervisão de propostas de pesquisa de ganho de função*, que expõe as sete principais conclusões do NSABB e as sete recomendações vinculadas a elas.

A descoberta que mais me inquieta diz respeito a quando realizar pesquisas de ganho de função preocupantes. A conclusão do NSABB foi a seguinte: "Há pesquisas na área de ciências biológicas, incluindo possivelmente algumas pesquisas de ganho de função preocupantes, que não deveriam ser conduzidas porque os potenciais riscos associados ao estudo não são justificados pelos potenciais benefícios."

Se adotássemos o modelo de pesquisa confidencial, empregando os mais altos níveis de segurança laboratorial possíveis, poderíamos realizar qualquer pesquisa de ganho de função preocupante se fosse beneficiar nossa prontidão na identificação precoce de uma catástrofe microbiana natural ou causada pelo homem, ou até se beneficiasse nossa reação a ela.

Mas não vamos nos enganar. Embora a comunidade de ciências biológicas e os governos possam ser a primeira barreira de proteção contra implementações nefastas ou problemas de segurança laboratorial associados às pesquisas de uso dual e de ganho de função preocupantes, precisamos ser realistas e reconhecer que não vamos identificar todos esses casos. Como o Exército Republicano Irlandês supostamente disse certa vez: "Vocês precisam ter sorte o tempo todo, nós só precisamos ter sorte uma vez."

Enalteço o NSABB por identificar a necessidade de engajar o restante do mundo, incluindo organizações não governamentais e empresas privadas, nessas causas. Mesmo que outro evento como a dispersão do H1N1 ocorra em outro país, ainda assim seremos profundamente afetados. Portanto, devemos unir todos os governos, a fim de garantir seu apoio e sua atuação nessa área.

De todas as preocupações abordadas neste livro, as pesquisas de uso dual e ganho de função preocupantes talvez sejam as mais perturbadoras, uma vez que não temos, até o momento, respostas nem soluções satisfatórias. A tecnologia necessária para realizar esse trabalho vai ficar cada vez mais sofisticada e acessível nos próximos anos. Nesta era da internet, provavelmente seria absurdo esperar uma proteção completa e impenetrável para as descobertas científicas críticas. Resta-nos apenas fazer o melhor que pudermos.

CAPÍTULO 11

Bioterrorismo: abrindo a caixa de Pandora

Ela levantou a tampa, com medo, mas curiosa. Foi só por um instante e a tampa foi erguida apenas um dedo, mas naquele momento um enxame de coisas terríveis escapou. Eram fétidas, de uma cor abominável e de aparência cruel, porque eram os espíritos de tudo o que era mau, triste e nocivo. Guerra e Fome, Crime e Peste, Rancor e Crueldade, Doença e Malícia, Inveja, Desgraça, Crueldade e todas as outras calamidades estavam soltas no mundo.

"O MITO DE PANDORA", INTERPRETADO POR LOUIS UNTERMEYER

Em 4 de outubro de 2001, eu estava nos estúdios do programa *60 Minutes*, da CBS, em Nova York, para falar sobre o meu livro: *Living Terrors: What America Needs to Know to Survive the Coming Bioterrorist Catastrophe*, publicado mais de um ano antes e que nem de longe poderia ser considerado um sucesso de vendas. Depois dos terríveis ataques do 11 de Setembro, no entanto, de uma hora para a outra, meu tema se tornou perturbadoramente relevante. Mike Wallace era o jornalista responsável pela entrevista. Os outros três convidados além de mim eram o dr. David Franz, outro dos meus mentores em armas biológicas e coronel que já comandara o Instituto de Pesquisa Médica de Doenças Infecciosas do Exército americano; o ex-embaixador Richard Butler, chefe dos inspetores de armas da ONU; e o dr. Matthew Meselson, biólogo molecular de Harvard, que havia estudado com o duas vezes vencedor do prêmio Nobel dr. Linus Pauling.

De repente, o produtor executivo Don Hewitt entrou correndo no estúdio e interrompeu a entrevista, com um boletim de notícias nas mãos.

— Digam o que sabem sobre este caso de antraz, pelo amor de Deus! — pediu a nós quatro.

Momentos antes, oficiais de saúde da Flórida haviam anunciado que Robert Stevens, um editor de fotografia que trabalhava para o tabloide *The Sun*, tinha sido diagnosticado com antraz pulmonar — o primeiro caso nos Estados Unidos em quase 25 anos. Stevens morreu um dia depois.

Infelizmente, não sabíamos nada sobre o caso, embora todos ali fossem se envolver com bastante afinco no assunto ao longo dos dias subsequentes. A pergunta de 1 trilhão de dólares: Aquele tinha sido um caso isolado, resultado de alguma exposição ambiental a um animal infectado, ou era o primeiro disparo de um ataque? O antraz sempre foi um dos principais candidatos a uso como arma biológica. Como ainda estávamos muito próximos do 11 de Setembro, se mais casos de antraz fossem descobertos, seria altamente improvável que fosse acidental.

Uma semana depois, eu estava em Washington, reunido com a equipe do secretário Tommy Thompson, do Departamento de Saúde dos Estados Unidos, para discutir a crise do antraz. Àquela altura, cartas contendo pó de antraz, uma substância altamente letal, tinham sido recebidas por quatro outros veículos jornalísticos na Costa Leste: ABC, CBS, NBC News e o *New York Post*, além da editora do *The Sun*, a American Media, que também publicava o *National Enquirer*, entre outros periódicos similares.

O senador de Minnesota Paul Wellstone — que morreria de maneira trágica em um acidente de avião quase exatamente um ano depois — sabia que eu estava a caminho de Washington e pediu, aproveitando que eu estaria na cidade, que eu informasse também sua equipe e o líder da maioria no Senado, Tom Daschle, sobre a situação.

Jamais esquecerei a reunião com os senadores no escritório de Daschle na capital, com sua decoração imponente, quando expliquei a eles como as cartas contendo o pó de antraz causavam a doença. Também observei que, com base na qualidade do pó, quem quer que estivesse cometendo aquele ato horrível provavelmente tinha um estoque adicional que ainda não havia sido enviado. Cinco dias depois, o escritório do senador Daschle no Hart Senate Office Building, um dos prédios do Senado, recebeu a primeira carta contendo pó de antraz enviada a um indivíduo fora dos meios de comunicação. No mesmo dia, uma carta endereçada ao senador Patrick Leahy, de Vermont, chegou a Washington. As cartas eram escritas de forma tosca e condenavam os Estados

Unidos e Israel, além de proclamarem a grandeza de Alá. Aquilo acabara de se tornar um ataque declarado contra as instituições governamentais federais dos Estados Unidos.

Ao todo, pelo menos 22 pessoas desenvolveram infecções provocadas pelo antraz — 11 delas por inalação, o que era potencialmente letal. Cinco morreram, incluindo dois funcionários dos correios, que trabalhavam na unidade de triagem de Brentwood, em Washington. Houve uma enorme investigação, mas alguns ainda têm dúvidas sobre a identidade do verdadeiro autor dos ataques. O FBI anunciou que o culpado não era nenhum terrorista islâmico, como muitos haviam presumido, mas Bruce Ivins, um pesquisador de biodefesa em Fort Detrick — onde fica o centro de pesquisas biológicas das forças armadas —, que sofria de transtornos mentais. Ele se suicidou em 2008, antes de poder ser levado a julgamento. Por várias razões, estou convencido de que Ivins era o único terrorista nessa trágica história. Assim como estou convencido de que atualmente existem outros cientistas como Bruce Ivins em laboratórios em todo o mundo que poderiam fazer a mesma coisa, mas ainda "melhor".

O número de vítimas desse episódio isolado felizmente foi baixo, embora mesmo uma única morte já seja demais. Mas foi necessário um investimento total de mais de 1 bilhão de dólares para limpar e descontaminar o Hart Senate Office Building e outras instalações do Congresso, da mídia, e dos correios expostos às cartas. Mesmo com dedicação integral, foram necessários três meses para que o prédio do Senado reabrisse, mais de dois anos para que o posto de correios de Brentwood voltasse a funcionar e mais de três anos para um outro posto em Hamilton, em Nova Jersey.

O objetivo principal dos terroristas, claro, é provocar terror. E agentes infecciosos têm sido historicamente a maior fonte de terror em toda a sociedade, desde antes da Idade Média.

Quando se preparava para a batalha naval contra o rei Eumenes II, de Pérgamo, em 184 a.C., o general cartaginês Aníbal orientou seus marinheiros a encher vasos com "serpentes de todo tipo" e jogá-las nos navios inimigos. Em 1346, o exército tártaro, no cerco ao porto da cidade de Caffa, no mar Negro, catapultou vítimas fatais da peste por cima das muralhas da cidade, desencadeando uma epidemia.

Durante o cerco de Fort Pitt, na Pensilvânia, na época da Rebelião de Pontiac, em 1763, o comandante da milícia William Trent escreveu que enviara aos índios de Ottawa "dois cobertores e um lenço tirados do hospital de tratamento de varíola", e acrescentou: "Espero que tenha o efeito desejado." Provavelmente teve, desencadeando a epidemia descontrolada de varíola que logo se seguiu. A sugestão veio do marechal de campo Jeffery Amherst, em nome de quem foi batizado um dos campi da prestigiada universidade de Massachusetts.

Na Primeira Guerra Mundial, frascos de antraz foram encontrados na bagagem do espião alemão capturado barão Otto Karl von Rosen, que seriam usados para infectar animais dos Aliados. Na Segunda Guerra Mundial, aviões japoneses espalharam arroz contaminado e pulgas infectadas sobre a província de Zhejiang, na China. Durante a Guerra Fria, a União Soviética e os Estados Unidos mantiveram em ação um amplo programa de pesquisa de germes para uso militar. Antes do fim do apartheid, o repressor governo sul-africano manteve um arsenal de HIV, Ebola, e outros agentes letais para o caso de o regime ser atacado.

O presidente Nixon reduziu o bioprograma ofensivo americano em 1969, quando concluiu que o uso de armas biológicas não conseguiria atingir nenhum objetivo militar legítimo. A partir de então, médicos, cientistas e técnicos do laboratório de Fort Detrick passaram a se envolver apenas em pesquisas de biodefesa. Mas os soviéticos continuaram trabalhando na produção e no desenvolvimento de uma ampla variedade de armas biológicas.

Nunca esquecerei uma reunião que Mark Olshaker e eu tivemos em 1998 com Ken Alibek, em um café perto da casa dele, no norte da Virgínia, em um sábado de manhã. Tínhamos sido colocados em contato com ele por um agente da CIA. Alibek, que tinha mestrado e doutorado em microbiologia, era um imigrante do Cazaquistão, de feições ligeiramente asiáticas, simpático, com um sotaque forte e fala mansa. Mas antes da queda da União Soviética, ele era conhecido por seu nome original, Kanatjan Alibekov, chegara à patente de coronel no Exército soviético e era vice-diretor da Biopreparat, a enorme agência secreta de guerra biológica, onde foi responsável por transformar os piores micróbios naturais em armas de guerra ainda piores. Ele deixou a Rússia logo após a queda da União Soviética, por acreditar que os Estados Unidos realmente tinham abandonado a biopesquisa ofensiva e que seus superiores estavam mentindo sobre a necessidade de continuar o desenvolvimento daquelas armas letais. Embora Alibek insista que não desertou, ele admite que partiu apesar das ordens diretas da KGB para que não deixasse o país.

Sentados naquele café, Mark e eu ouvimos Alibek — que estava com a esposa, Lena — recordar tranquilamente sua pesquisa e descrever os agentes tóxicos com que trabalhava: antraz, brucelose, mormo, Marburg, peste, febre Q, varíola e tularemia, entre outros. Todos estavam prontos para serem lançados em bombas e mísseis. Ele disse que haviam desenvolvido duas mil cepas só de antraz, na tentativa de torná-lo o mais letal possível.

O mais assustador de tudo foi a narrativa de Alibek sobre seus experimentos para inserir o gene da encefalite equina venezuelana — um vírus transmitido por mosquitos, que ataca o cérebro — dentro do vírus vaccinia, usado em vacinas contra a varíola. Se aquilo fosse bem-sucedido, seria preciso pouco para colocar o gene dentro da varíola — e Alibek nos garantiu que a Biopreparat estava bem abastecida desse vírus, pronta para criar uma superarma contra a qual a vacina americana não funcionaria. Ele nos disse que essa pesquisa era parte de um programa conhecido como Projeto Quimera.

Apesar da longa história da guerra biológica e da nossa experiência com isso desde que nasci, em mais de uma década e meia desde o ataque com antraz em 2001, nosso estado de despreparo e negação permaneceu mais ou menos o mesmo. O que mudou, no entanto, foi nossa capacidade de ganho de função. Ferramentas para alterar de modo fundamental como um vírus ou uma bactéria matam, ou mesmo potencialmente se transmitem, que não existiam em 2001, estão agora nas mãos de milhares de cientistas em universidades, colégios de ensino médio e laboratórios comerciais, e até mesmo nas mãos de amadores, mergulhados em experimentos em suas garagens e porões. Já não podemos nos preocupar apenas com laboratórios de defesa nacionais e privados e suas verbas altíssimas. Informações sobre como criar um micróbio assassino em potencial com as novas ferramentas tecnológicas estão ao alcance de todos na internet.

Vinte anos atrás, havia cinco agentes classe A que eram as maiores fontes de preocupação em relação ao bioterrorismo: antraz, varíola, peste, tularemia, e vírus de febres hemorrágicas como o Ebola. Hoje, eu me preocupo principalmente com antraz, varíola e qualquer micróbio que podemos alterar com os novos equipamentos em hiperlaboratórios e tornar facilmente transmissíveis a pessoas ou animais, e resistentes aos tratamentos ou vacinas atuais.

O antraz — *Bacillus antracis* — é uma arma biológica particularmente eficaz. Não é transmitido de pessoa para pessoa, mas, quando desidratado, a bactéria se preserva como minúsculos esporos, quase sem peso, mas resistentes o suficiente para durar décadas ou mais. Arqueólogos chegaram a encontrar evidências deles em túmulos no Egito. Quando esses esporos são inalados e atingem o ambiente úmido e confortável dos pulmões e do trato gastrointestinal, eles germinam, voltando à sua forma ativa e liberando três toxinas proteicas mortais. A partir da inalação e uma vez instalado nos pulmões, o antraz causa uma pneumonia que mata entre 45% e 85% das vítimas não tratadas. Na forma seca, o antraz pode ser escondido em qualquer pó branco e não suscitará suspeitas nos funcionários da segurança aeroportuária ou em qualquer outra pessoa.

Em 1993, o Escritório de Avaliação Tecnológica do Congresso americano criou um relatório intitulado *Proliferação de armas de destruição em massa: Avaliando o risco*, em que comparava o impacto potencial de armas químicas, biológicas e nucleares em Washington. O relatório concluiu que, se um avião pequeno espalhasse apenas cem quilos de esporos de antraz, mataria mais pessoas do que um míssil carregando uma bomba de hidrogênio. A bomba mataria entre 570 mil e 1,9 milhão de pessoas em uma área de cerca de oitocentos quilômetros quadrados, dependendo de fatores como clima e local exato de lançamento. A dispersão do antraz mataria entre um e três milhões em circunstâncias semelhantes.

O falecido William "Bill" Patrick era um cientista brilhante e amigo tanto meu quanto de Mark. Ele foi chefe do programa americano de armas biológicas em Fort Detrick e criou o hábito de carregar por onde ia um frasco contendo 7,5 gramas de uma cultura bacteriana inofensiva que, sob um microscópio, se parece muito com antraz. Em março de 1999, ao dar um depoimento no Congresso, diante do Comitê de Inteligência da Câmara, ele pegou o frasco, explicou o que era e declarou:

"Já passei por todos os principais aeroportos e sistemas de segurança do Departamento de Estado, do Pentágono, até da CIA, e ninguém me parou."

A propósito, 7,5 gramas seria praticamente a quantidade exata necessária para matar todos em uma estrutura do tamanho de um prédio da Câmara ou do Senado.

O antraz pode ser tratado com certos antibióticos de amplo espectro, como o ciprofloxacino, mas é essencial que seja feito um diagnóstico rápido, e o tratamento pode levar semanas ou meses. E experimentos em laboratório já provaram como seria fácil desenvolver cepas resistentes a antibióticos.

As armas biológicas são diferentes de qualquer outra arma de destruição em massa, e nossas estratégias de reação a essas armas, de modo geral, não funcionarão contra elas. Por mais horrível que seja pensar em dois aviões atingindo e derrubando as torres do World Trade Center, essa foi uma tragédia a que a cidade de Nova York e a nação puderam sobreviver prontamente. No fim do dia 11 de setembro de 2001, o ato terrorista estava terminado e já era possível começar a recuperação. Com um evento bioterrorista, o fim do dia seria apenas o começo, e ninguém nem saberia disso ainda. Provavelmente não teríamos noção dos acontecimentos por uma semana, tempo em que as vítimas iniciais teriam levado sua infecção mortal a todas as partes dos Estados Unidos e grande parte do mundo.

Mesmo com agentes biológicos não transmissíveis de pessoa para pessoa, o desafio é assustador. O Mall of America, em Bloomington, no estado de Minnesota, não muito longe de onde moro, é o maior shopping center dos Estados Unidos, com uma média de mais de cem mil visitantes por dia, vindos de todo o mundo. Se o antraz fosse espalhado de forma eficiente por todo o shopping, sem dúvida seriam muitos milhares de casos e milhares de mortes, já que o sistema de saúde local ficaria sobrecarregado. As vítimas nem saberiam que tinham sido atingidas até começarem a ter febre, calafrios, dor no peito, falta de ar, fadiga, vômito e náusea, vários dias depois. Para muitas delas, o reconhecimento dos sintomas chegaria tarde demais.

Seria um evento de proporções históricas que jamais poderia ser esquecido, não apenas por causa de todas as mortes, das vítimas atingidas e do pânico quase inimaginável que se seguiria, mas também por conta do tamanho e da complexidade da tarefa de descontaminar todo o shopping. E também não se poderia simplesmente colocá-lo abaixo. O prédio da AMI, na Flórida, ficou fechado por mais de cinco anos por conta do risco de espalhar esporos de antraz na comunidade ao redor. Depois de um monumental esforço de limpeza, o prédio foi finalmente declarado livre de antraz em 2007. O Mall of America contaminado — muito maior que o prédio da AMI — ficaria largado ali na campina de Minnesota, imenso e abandonado, tão tóxico e inabitável quanto Chernobyl.

O número dois da minha lista das três grandes ameaças é a varíola. Apesar de não ter prejudicado ninguém em quase quarenta anos, a varíola continua sendo um dos monstros mais assustadores do mundo. Ela já causou um bilhão de mortes ao longo de toda a história da humanidade e teve um efeito residual ainda maior de sofrimento agudo e desfiguração. Sua influência cultural é tão poderosa que talvez seja a única doença associada a deuses e divindades em várias culturas. Hoje, já não atribuímos mais o vírus aos deuses, mas a mera ideia de que a varíola ressurja assombra os sonhos febris de qualquer agente de saúde pública responsável.

No fim dos anos 1990, estávamos vulneráveis. Não tínhamos como proteger a população mundial contra uma liberação acidental ou intencional do vírus. Os estoques de vacinas eram quase inexistentes — já que há muito tempo não havia necessidade delas — e não sabíamos a potência que restava nas que ainda tínhamos.

Em 2014, foram descobertos frascos etiquetados com "Varíola" em um canto de uma sala de estoque inutilizada em um laboratório da FDA no campus dos Institutos Nacionais de Saúde, em Bethesda, no estado de Maryland. Aparentemente, os frascos eram datados da década de 1950, e ninguém reparou neles quando o controle do laboratório foi transferido do NIH para a FDA em 1972. E se a descoberta tivesse sido feita por um funcionário insatisfeito do laboratório, do tipo que mencionamos antes? Acho que as implicações são claras. E acredito que seja muito provável que outras amostras de varíola estejam armazenadas na geladeira de algum pesquisador, esperando para serem descobertas algum dia.

Mas a história fica mais complicada e até mais assustadora. O século XXI, como todos estamos vendo, tem testemunhado uma explosão de avanços nas ciências genéticas. Décadas após Watson e Crick descobrirem a estrutura de dupla hélice da molécula de DNA, agora podemos investigar a estrutura dos milhares de moléculas de adenina, timina, citosina e guanina que compõem o código genético de cada planta e animal. Graças ao monumental Projeto Genoma Humano, financiado pelo governo, o sequenciamento genético de vários organismos tornou-se uma realidade.

Em 2002, com o apoio da Agência de Projetos de Pesquisa Avançada do Departamento de Defesa dos Estados Unidos, a mesma organização que desenvolveu a internet, o dr. Eckard Wimmer, professor emérito de genética molecular e microbiologia, na liderança de uma equipe da Universidade Stony Brook, de Long Island, sintetizou do zero o vírus da poliomielite. O vírus contém 7.500 pares de bases de informação genética, as combinações críticas de adenina, timina, citosina e guanina que constituem o código da vida. Criar um vírus da pólio a partir do zero teria sido considerado ficção científica apenas alguns anos antes. Foi um evento científico surpreendente e histórico:

a primeira criação de um vírus patogênico a partir de material genético produzido em série, apenas seguindo as instruções da sequência publicada.

Com apenas 7.500 pares de bases, a poliomielite é um vírus relativamente simples, em comparação com o da varíola. O do HIV tem 10 mil. Em 1994, J. Craig Venter e seus colegas determinaram todo o código genético para o vírus da varíola: impressionantes 186.102 pares de bases. Se a poliomielite representasse uma construção genética de cem andares, a varíola seria uma estrutura de 1.600 andares, então não precisávamos nos preocupar muito com a possibilidade de qualquer pessoa reproduzi-la em laboratório. Ninguém poderia fazer com a varíola o que Wimmer fez com o vírus da pólio.

Mas à medida que a tecnologia avançava, os enormes arranha-céus da engenharia genética tornaram-se cada vez mais possíveis. Hoje podemos dizer que em breve será possível — se já não for — recriar o vírus da varíola em laboratório, assim como Wimmer recriou o da pólio. Na verdade, em uma coluna publicada em outubro de 2014 no *The New York Times*, intitulada "Ressuscitar a varíola? Mais fácil do que você pensa", um respeitado professor da Universidade do Sul da Califórnia, Leonard Adleman, descreveu como seu laboratório ou outros podem produzir o vírus da varíola usando uma abordagem semelhante. Em outras palavras, agora somos capazes de fazer construções genéticas de 1.600 andares.

Será fácil? Com certeza não. Mas será muito mais simples do que construir e detonar um dispositivo nuclear, e isso é algo que nos preocupa o tempo todo. Além disso, por meio de técnicas de ganho de função, cientistas contratados por terroristas podem ser capazes de modificar ou aprimorar o novo vírus da varíola que criarem para que não sejamos protegidos por nossa vacina atual.

Para ser eficaz, uma arma deve possuir certos atributos. Deve se encaixar nos recursos econômicos e na experiência científica do implementador em perspectiva. Deve ser capaz de atingir o alvo pretendido. Deve poder limitar os danos colaterais aos que não são determinados como alvos. E seu uso deve alcançar o resultado desejado.

Poucas outras armas atendem a esse critério tão bem para uso terrorista quanto as biológicas, considerando que: não são caras em comparação com outras de destruição em massa, é fácil atingir um alvo com elas, os terroristas não consideram ninguém um dano colateral, e o resultado desejado — pânico e medo residual — é garantido. Embora as doze mortes resultantes da liberação de gás sarin no sistema de metrô de Tóquio em 1995 tenham sido um número muito menor do que os líderes do culto Aum Shinrikyo esperavam, eles certamente alcançaram seu objetivo de criar medo e perturbação social.

Além disso, o tempo entre a liberação/infecção e o início dos sintomas aumenta e prolonga o terror e torna muito mais difícil rastrear, identificar e prender o terrorista.

A varíola atende a todos esses critérios. O que não sabemos é quantos outros vírus criados em laboratório um futuro próximo pode trazer. Se não tivermos nenhuma reação efetiva, terroristas de qualquer tipo talvez consigam realmente atingir seus objetivos. Pela primeira vez na história da humanidade, alguns poucos indivíduos mal-intencionados podem ter o poder de perturbar o equilíbrio político, a segurança, a saúde e o bem-estar econômico de todo o planeta.

De que tipos de pessoas estamos falando? Atualmente, extremistas islâmicos, trabalhando sozinhos ou sob a tutela de um grupo como o Estado Islâmico, devem estar no topo da lista. Mas eles estão longe de serem os únicos. Também temos que considerar cientistas com transtornos mentais, ou que estejam dispostos a vender seu conhecimento e seus serviços a quem oferecer a maior quantia. Muitos países, incluindo os Estados Unidos, têm uma longa história de terrorismo doméstico — que, no caso dos Estados Unidos, se estende da Ku Klux Klan a Timothy McVeigh.

A mente perturbada dessas pessoas pode inventar inúmeras razões para querer matar seus concidadãos dessa forma tão traiçoeira. E já soubemos de casos ao longo dos anos de funcionários de laboratórios que se consideravam subestimados, achavam que sua capacidade estava acima das posições que exerciam e queriam provar isso dessa maneira doentia.

Isso dificilmente esgota as possibilidades. Theodore Kaczynski, o Unabomber, um homem com QI quase de gênio, protestou contra a covardia da sociedade industrializada diretamente de uma cabana solitária em Montana. Kaczynski sabia fazer bombas. Se seu doutorado tivesse sido em bioquímica em vez de matemática, ele poderia ter seguido a rota do bioterrorismo. Como Mark e seu colaborador de longa data, o ex-agente especial do FBI John Douglas, mostraram em seus livros, muitos desses tipos patologicamente antissociais travam uma guerra interna constante entre sentimentos profundos de inadequação e ideias igualmente poderosas de grandiosidade e suposto merecimento, além de ressentimento por serem ignorados pelo restante do mundo.

Para dar uma noção de como estaríamos despreparados no caso de uma liberação bioterrorista de varíola, vamos dar uma olhada em um caso real envolvendo uma doença intimamente relacionada, mas menos grave.

Em 2003, uma paciente do sexo feminino, uma criança de dez anos, foi internada no Swedish American Hospital, em Rockford, no estado de Illinois, com um quadro de varíola dos macacos (monkeypox, em inglês). Você provavelmente não ouviu falar muito sobre essa doença, porque ela provém da mesma família de orthopoxvirus da varíola que conhecemos, e a vacina contra varíola garante imunidade aos humanos em relação a ela, então essa doença nunca foi uma grande preocupação. Mas ambos os vírus podem causar sintomas devastadores semelhantes. E por mais que a varíola dos macacos tenha uma taxa geral de mortalidade muito mais baixa — embora ainda seja alta, cerca de 10% —, ela tem uma característica que a varíola não tem: pode ser transmitida entre espécies.

O vírus da varíola dos macacos foi isolado em macacos africanos (daí o nome) na década de 1950 e pode se alastrar por esquilos, ratos e por uma série de pequenos roedores em partes da África Central. A jovem paciente, Rebecca, pegou o vírus de um cão-da-pradaria comprado em uma loja de animais de estimação — entre eles alguns ratos gigantes de Gâmbia, também vendidos como animais domésticos exóticos. Esses ratos tinham sido mandados de Gana para o estado americano do Texas, e de lá para a loja no subúrbio de Chicago. É assim que as doenças infecciosas podem facilmente pegar carona ao redor do mundo.

Rebecca foi uma das 37 vítimas de varíola dos macacos confirmadas no surto que aconteceu nos Estados Unidos naquele verão, e o único no Swedish American Hospital. Mesmo assim, quando ela desenvolveu pústulas de varíola por todo o corpo — até dentro da boca e da garganta —, além de febre alta, dor e dificuldade para engolir, o caos e o pânico tomaram conta do hospital. Poucas pessoas das equipes médica e de enfermagem tinham sido vacinadas contra varíola — recentemente ou na vida —, e houve até debates práticos e éticos sobre admiti-la ali ou tentar transferi-la para outro hospital. Alguns funcionários realmente temiam por suas vidas e outros se recusaram a tomar vacinas profiláticas contra varíola por causa dos efeitos colaterais.

Não há cura para a varíola dos macacos. Rebecca foi colocada em isolamento, e qualquer pessoa autorizada a se aproximar dela tinha que usar uma máscara facial do tipo "respirador" e equipamento completo de proteção. Ninguém podia tocar sua pele sem proteção.

Felizmente, ela se recuperou e ficou com apenas algumas cicatrizes residuais como evidência da provação pela qual passara. Mas se o fato de tratar essa única paciente abalou profundamente a equipe do hospital e criou traumas emocionais de longo prazo, imagine se o vírus em questão tivesse de fato sido varíola e o caso não fosse limitado a apenas um paciente.

No caso de um ataque utilizando varíola, nem as vítimas, nem ninguém, saberiam que tinham sido infectadas por pelo menos uma semana. A essa altura, os autores do atentado já teriam desaparecido. Não demoraria muito até que alguns dos afetados começassem a aparecer em consultórios médicos e emergências de hospital com os sintomas vagos típicos da gripe, incluindo dores de cabeça, dores nas costas, febre alta e talvez náusea e vômito. A maior parte seria mandada de volta para casa, com a recomendação de beber bastante líquido e descansar. Alguns se sentiriam mal o bastante para que houvesse a preocupação em descartar possíveis problemas sérios, como meningite, mas os resultados seriam negativos. Alguns médicos mais atentos considerariam a possibilidade de uma infecção por estafilococos, talvez transmitida por alimentos, mas esse diagnóstico não se confirmaria.

Quando essas mesmas pessoas voltassem com erupções cutâneas por todo o corpo, os médicos passariam a considerar possibilidades mais extremas, mas os pacientes não responderiam a nenhum antibiótico de qualquer que fosse a vasta lista de indicados para combater o vírus. Os nódulos então se transformariam em pústulas rígidas, que depois começariam a crescer, com feridas cheias de pus e líquidos. Quando isso ocorresse, os médicos parariam de coçar a cabeça e começariam a sussurrar com eles mesmos ou com os colegas sobre o que estava acontecendo, embora mal conseguissem acreditar. Nenhum deles jamais tivera contato com um caso real de varíola antes.

Àquela altura, o caos se instalaria. Todos os principais médicos e funcionários de saúde pública correriam para o telefone, para falar com os departamentos de saúde dos estados, com o Centro de Controle e Prevenção de Doenças ou com qualquer pessoa em que pudessem pensar. Logo se tornaria claro para os coordenadores de emergências do CDC e do HHS — que se reportariam à Casa Branca de hora em hora — que havia agregados de casos por todo o país, com um número maior concentrado na região de Nova York, Nova Jersey, Pensilvânia e Connecticut. A quantidade de faltas em empresas e instituições de ensino seria considerada mais alta do que o normal para a época do ano.

A Casa Branca chamaria quem quer que tivesse informações, incluindo as lendas vivas da erradicação da varíola que conseguissem encontrar. Seria ordenada a liberação de toda a reserva estratégica da vacina contra varíola desenvolvida sob a liderança do secretário de Saúde Tommy G. Thompson após o 11 de Setembro. Os socorristas e o pessoal de tratamento da linha de frente seriam os primeiros a receber a vacina, assim como as tropas militares e os agentes da lei. A primeira abordagem seria tentar a estratégia de vacinação em anel que Bill Foege organizou para a Índia na década de 1970, mas, com o aumento do número de casos, talvez não fosse viável. Enquanto isso, começariam a ser divulgados os números de mortos, provocando pânico nacional. Todos estariam desesperados para pôr as mãos na vacina. As farmácias seriam saqueadas, embora não tivessem a vacina, e vários governadores chamariam a Guarda Nacional. Um mercado clandestino para a vacina se formaria rapidamente. O presidente pediria calma, dizendo que todos receberiam a vacina em algum momento, mas quando os jornalistas tentassem definir exatamente quando, a resposta seria que ainda era muito cedo para estabelecer uma data específica.

Em uma reunião na Casa Branca, seriam descritos planos de quarentena rascunhados às pressas para tentar conter a propagação da doença. A quarentena em massa não teria sido proposta há mais de cem anos, e o procurador-geral nem teria certeza de quem poderia ordená-la. Mas os diretores do CDC diriam que aquela poderia ser uma iniciativa discutível — já haveria concentrações demais de infectados para se tentar colocar grandes populações em quarentena, ainda mais com relatórios recebidos diariamente de novos casos na Europa, na Ásia, na África e na América do Sul. Todos teriam visitado os Estados Unidos três semanas antes. Outras nações exigiriam que a ONU impusesse uma quarentena aos Estados Unidos, ao Canadá e ao México.

A taxa de mortalidade continuaria a aumentar. As casas funerárias se recusariam a aceitar os corpos. Os hospitais, sem alternativa, armazenariam os cadáveres em grandes caminhões refrigerados. Os veículos de comunicação fariam matérias sobre os indígenas do Novo Mundo na época de Colombo, devastados pela varíola e por outras doenças para as quais não tinham imunidade coletiva. O mercado de ações cairia 75%.

Poderíamos prolongar esse cenário, e não há como dizer por quantas gerações de propagação passaríamos antes de finalmente termos a crise sob controle. Basta dizer que ofuscaria totalmente o 11 de Setembro e deixaria uma cicatriz permanente na psique americana e mundial.

Para pintar uma imagem ainda mais sombria, não haveria nada que pudesse impedir os terroristas de "recarregar" e liberar novamente o vírus assim que começássemos a nos recuperar do primeiro ataque. E o horror final: e se os cientistas que trabalham para os terroristas descobrissem uma maneira de alterar o genoma da varíola de tal forma que a imunidade conferida pela nossa vacina contra varíola deixasse de nos proteger?

Em outubro de 2015, um painel apartidário de notáveis, presidido pelo ex-senador de Connecticut Joseph Lieberman e pelo ex-governador da Pensilvânia e primeiro secretário de Segurança Interna Thomas Ridge, produziu um relatório intitulado *Um projeto nacional de biodefesa: Liderança e grande reforma necessárias para otimizar esforços*. O subtítulo é na verdade uma descrição moderada das descobertas do painel.

A mensagem básica repetida no relatório é: "Os Estados Unidos estão despreparados para ameaças biológicas." Apesar da existência da Comissão de Segurança Nacional dos EUA/Século XXI, da Comissão Nacional de Ataques Terroristas contra os Estados Unidos, da Comissão de Capacidade de Inteligência dos Estados Unidos em Relação a Armas de Destruição em Massa e da Comissão de Prevenção da Proliferação de Armas de Destruição em Massa e Terrorismo, o relatório conclui que "a insuficiência de nossas inúmeras e fragmentadas atividades de biodefesa persiste porque a biodefesa carece de liderança concentrada".

E fica pior: "Simplificando, a nação não encara a ameaça biológica com o mesmo nível de atenção que dedica a outras ameaças: não existe um líder centralizado de biodefesa. Não há nenhum plano nacional estratégico abrangente para biodefesa. Não há orçamento dedicado à biodefesa que inclua todo o necessário."

Eu concordo. Um dos elementos mais assustadores e interessantes do relatório é um discurso fictício do presidente de um Senado ou Câmara de deputados: "Inquérito conjunto sobre administração e ações do Congresso antes e depois dos ataques bioterroristas de 2016" (um ataque hipotético projetado para o então futuro). No cenário hipotético, a liberação por aerossol de uma versão geneticamente modificada do vírus Nipah (um agente causador de encefalite e angústia respiratória identificado pela primeira vez em 1998, na Malásia) em Washington levou à morte de 6.053 indivíduos, incluindo senadores, parlamentares e funcionários, e deixou mais dezenas de milhares doentes ou incapacitados. Uma liberação coordenada do vírus teve como alvo o gado nas comunidades rurais.

A declaração do presidente fictício resume claramente deficiências atuais muito reais:

> Os terroristas tiveram sucesso porque o governo — incluindo o Congresso — falhou. Eles se aproveitaram da nossa falha em detectar precocemente o agente ambiental, em reconhecer com rapidez sua ocorrência no gado, em diagnosticar a tempo os pacientes doentes, se aproveitaram do nosso fracasso em financiar de maneira consistente a saúde pública e a prevenção de cuidados com a saúde, da nossa falha em estabelecer medidas para termos estoque médico preventivo suficiente, da falha em garantir a comunicação entre parceiros não tradicionais. Por fim, eles se aproveitaram da nossa incapacidade de fazer da biodefesa uma prioridade nacional. Infelizmente, como a Comissão do 11 de Setembro observou em sua análise dos ataques de 2001, os ataques de 2016 ocorreram por causa de outra "falha de imaginação".

Falha é o tema central do relatório. Para as falhas de previsão, alerta precoce e detecção, o presidente diz: "Devemos agora acrescentar também a falha em reconhecer a ameaça, gerar determinação política e agir em face do perigo iminente." Esse contexto, em resumo, é onde nos encontramos.

O que podemos fazer?

Bill Gates tem noção da enormidade do desafio, mesmo com os recursos de que dispõe. "Se você for capaz de me dizer como assinar cheques para deter o bioterrorismo, então ótimo", nos disse ele. "Sou o tipo de cara que se adapta aos riscos, eu assino os cheques. Mas para quem você vai dar o cheque? O que essa pessoa está fazendo?" Quando falamos sobre esse tipo de evento, ele concluiu com razão: "Isso é assunto do Estado."

E sim, a prevenção exigiria muito dinheiro, mas não só isso; também exigiria organização e um planejamento consistente. Não podemos nos contentar em ser meramente reativos a essas ameaças. Se um evento de bioterrorismo ocorrer, precisamos ter a postos um sistema público de saúde e assistência médica, para enfrentar os desafios imediatos de uma situação que não é mais impensável.

Algumas pessoas do setor público de saúde e na medicina criticam abertamente o uso de recursos governamentais, mesmo que limitados, na prevenção de algo que "pode acontecer" quando a Mãe Natureza todos os dias nos lança desafios reais e sérios na forma de doenças infecciosas. O argumento dessas pessoas faz todo o sentido. Mas precisamos lembrar que, por muito tempo, a comunidade de inteligência estratégica duvidava que terroristas teriam a organização e os recursos para fazer um ataque em grande escala nos Estados Unidos. O dia 11 de setembro de 2001 certamente acabou com essa suposição. E o que muitos analistas ainda não reconhecem é que um bioataque pode ser realizado em uma escala muito pequena e ainda assim ter um enorme efeito destrutivo.

Entre as ações recomendadas pelo citado painel de notáveis está a criação de uma gerência nacional de informação para ameaças biológicas. Essa iniciativa coordenaria todos os esforços e entenderia a importância crítica do conceito de Saúde Única, uma vez que os animais poderiam ser afetados, assim como os seres humanos, e já que 60% das doenças infecciosas emergentes estão afetando a população humana através de animais.

Também concordo com a afirmação do relatório de que a biodefesa deve ser tratada nos níveis estadual e local, já que qualquer ataque será percebido primeiro por socorristas e pelas equipes trabalhando nas emergências dos hospitais, que terão que reconhecer o que estão vendo. O relatório recomenda que os níveis de certificação, financiamento federal e reembolso dos hospitais estejam atrelados ao preparo para lidar com eventos biológicos inesperados. Para ser efetivo, o financiamento federal aos estados terá que ser significativo a ponto de permitir que eles se reúnam e se preparem para o desafio.

Entre as recomendações mais fortes do painel está a coordenação da comunicação e dos recursos entre o Instituto Nacional de Alergias e Doenças Infecciosas (NIAID) e a Autoridade de Desenvolvimento e Pesquisa em Biomedicina Avançada (BARDA), ambos com um papel importante a desempenhar na biodefesa. O problema aqui é semelhante ao do desenvolvimento de vacinas em geral. Uma boa quantia de dinheiro é investida em pesquisa e desenvolvimento em estágio inicial, o que chamamos de MCM — sigla em inglês para contramedidas médicas —, mas relativamente pouco é destinado à produção e distribuição reais de agentes de tratamento. As recomendações específicas neste domínio são: (1) garantir que a pesquisa do NIH apoie as medidas preventivas prioritárias para os civis; (2) garantir que as alocações de financiamento sejam apropriadas para atender às necessidades; e (3) exigir do NIAID um plano de gastos com biodefesa. Na vida real, no entanto, "os órgãos administrativos divulgaram o sucesso do programa (de preparo para emergências), simultaneamente reduzindo suas solicitações de orçamento".

Como mostramos em nossos exemplos de antraz, mesmo depois do horror de um evento bioterrorista ter chegado ao fim, a recuperação ambiental continuará sendo uma tarefa colossal, se não impossível. O fato óbvio é que não sabemos como fazer isso de verdade, e pesquisas adicionais são urgentemente necessárias. E, mais uma vez, por mais que a Agência de Proteção Ambiental tenha certa responsabilidade, não há uma lei clara, um conjunto de regras ou mesmo qualquer orientação oficial sobre como realizar essa tarefa.

Não concordo com tudo do relatório. Existem muitas recomendações vagas e frágeis, com palavras como "capacitar", "habilitar", "exigir", "desenvolver", "incentivar", "avaliar", "determinar" e "alinhar". Mas as perguntas que o relatório apresenta e a mensagem geral de uma falta de preparo para uma das mais graves ameaças concebíveis ao bem-estar da nossa nação e às outras ao redor do mundo não devem ser ignoradas.

Segundo o mito, depois que todos os horrores saíram voando, Pandora percebeu que a caixa aberta não estava completamente vazia.

No fundo da caixa havia uma coisa trêmula. Seu corpo era pequeno, suas asas, frágeis, mas havia um brilho nela. De algum modo, Pandora soube o que era aquilo — ela o pegou, tocou com cuidado e mostrou a Epimeteu. "É a Esperança", disse ela. "Você acha que vai sobreviver?", perguntou Epimeteu.

Tendo aberto a caixa de Pandora, cabe aos líderes mundiais, e a todos nós, dar a esse último remanescente da caixa todas as chances possíveis.

CAPÍTULO 12
Ebola: fora da África

O futuro já está aqui — ele só não foi distribuído igualmente.
WILLIAM GIBSON

Por que nos surpreendemos em 2014?

O Ebola foi identificado pela primeira vez em 1976 em surtos quase simultâneos em Nzara, no Sudão do Sul, e em Yambuku, no Zaire, atual República Democrática do Congo. Como seu antecessor, o Marburg, o Ebola é um filovírus, assim chamado em razão da morfologia de seu vírion, que se assemelha a um filamento em loop. O nome da doença vem do rio Ebola, que fica perto da vila onde ocorreu o surto no Congo. De 1976 a 2013, 24 surtos foram notificados na África, o pior deles em 2000. Em Gulu, Uganda, houve 425 casos e 224 mortes; e a taxa de letalidade dos outros surtos foi consideravelmente menor. E isso era o que a maioria dos cientistas e autoridades de saúde pública esperava continuar a ver, em vez da enorme epidemia de 2014.

O Ebola vive nas profundezas das florestas equatoriais da África Central e até hoje é um mistério para nós. Ainda não temos certeza de seu reservatório animal, embora acredite-se que sejam os morcegos frutívoros. Sempre que surgiu na população humana, a propagação ocorreu em áreas tão remotas e isoladas que a maioria dos casos pôde ser gerenciada com recursos limitados e pequenas equipes de apoio de saúde pública.

O maior risco de transmissão entre humanos ocorria nas clínicas médicas e nos hospitais para onde os infectados pelo vírus eram levados a fim de receber tratamento. Sem práticas modernas para lidar com infecções, incluindo luvas e outros equipamentos de proteção individual, essas unidades de saúde muitas vezes se tornavam verdadeiros "polos de contaminação". A primeira ação para deter um surto emergente de Ebola era chamar especialistas em controle de infecção e garantir suprimentos médicos essenciais para o controle da infecção, a fim de interromper a transmissão naquela área. Apesar de, na época, não haver tratamento eficaz ou vacina específicos contra o vírus Ebola, esse tipo de abordagem funcionava e a doença desaparecia relativamente rápido.

Então, em março de 2014, o Ebola não apareceu no seu esperado refúgio na África equatorial, mas em áreas florestais no sudeste da Guiné, na costa centro-oeste do continente africano. Supõe-se que o primeiro caso, que desencadeou o surto subsequente na África Ocidental, foi uma criança que pode ter pegado o vírus por contato com morcegos em uma árvore oca perto do pequeno vilarejo onde morava. Dois dias depois do aparecimento dos sintomas — febre alta, vômito e diarreia com sangue —, o menino morreu.

Muitos fatores contribuíram para a expansão da epidemia de 2014-15, incluindo tradições funerárias e de sepultamento que envolviam extenso contato físico com o cadáver de pessoas infectadas; a alta taxa de transmissão nas favelas lotadas de Monróvia, Freetown e Conacri; as inadequações estruturais nos sistemas de saúde locais, que não separaram os casos de Ebola dos outros pacientes, ativando, nas palavras da OMS, "várias cadeias de transmissão"; e a falta de equipamento ou de pessoal treinado para garantir os cuidados adequados. Um número significativo de pessoas escondeu parentes doentes em casa, em vez de levá-los a hospitais ou clínicas que não poderiam fazer nada por eles e onde morreriam sozinhos. Médicos e equipes de enfermagem africanos sem proteção adequada foram contaminados e morreram em massa. O fracasso da OMS e de outras organizações internacionais em reconhecer a epidemia e sua incapacidade de agir só prolongaram a crise.

Como a diretora-geral da OMS, a dra. Margaret Chan, afirmou em uma conferência em Londres, em setembro de 2015: "Uma doença como o Ebola exporá todas as lacunas da capacidade de nosso sistema de saúde e explorará todas as oportunidades abertas por essas lacunas." Isso sempre foi verdade.

Então, por que daquela vez foi diferente?

A resposta breve, que descrevi em um editorial no *The Washington Post*, em julho de 2014, é a seguinte: o vírus Ebola não mudou. A África mudou. Esse simples fato teve implicações infinitamente complexas no surto daquele ano e terá em qualquer outro ainda por vir.

Em primeiro lugar, o desmatamento na Guiné para as operações estrangeiras de mineração e extração de madeira em larga escala foram um facilitador para que o Ebola se espalhasse além das populações de animais nas profundezas da floresta. Em segundo, os residentes da Guiné, da Libéria e de Serra Leoa passaram a viajar distâncias maiores e a ter muito mais contatos interpessoais do que nas décadas anteriores. O rastreamento de todos os contatos com a pessoa infectada é muito mais fácil se esses contatos morarem a uma curta distância do caso e não longe e em um raio amplo.

Com os meios de transporte modernos, os membros de uma família podem viajar centenas de quilômetros para estar com entes queridos doentes. Além disso, em comparação com a localização de muitos dos surtos anteriores, uma parte muito maior da área afetada na África Ocidental é urbanizada, levando a uma dispersão mais densa do vírus, principalmente nas favelas das três capitais. Todos esses fatores tornaram o Ebola hiperevolutivo. Nos quatro primeiros meses do novo surto, houve mais transmissões pessoa-pessoa do que provavelmente ocorreu nos últimos quinhentos a mil anos. Isso representa muitos lançamentos dos dados genéticos.

O vírus se replica de forma eficiente em várias células de nosso corpo, causando uma reação inflamatória extrema e choque séptico. Embora os sintomas comumente divulgados — sangue escorrendo pelos olhos e órgãos internos se desfazendo — sejam mais sensacionalistas do que clinicamente precisos, a doença real é horrível o suficiente. Entre cinco e dez dias após a exposição, há febre, calafrios, uma forte dor de cabeça, dores articulares e musculares e fadiga, podendo progredir para náusea e vômito, diarreia com presença de sangue, erupção cutânea, dor abdominal, hematomas e sangramento. Nos estágios finais, o sangue pode verter dos olhos e da boca, e sangramento retal não é incomum. Ainda mais devastador é a hemorragia interna, em que o sangue se acumula no espaço entre os órgãos por causa de uma deficiência de coagulação. Em casos fatais, a morte é frequentemente provocada por pressão arterial baixa, levando a insuficiência circulatória e desidratação severa.

Por causa dos sintomas rápidos e horríveis, que em geral levam a uma morte igualmente terrível, o Ebola provocou uma onda de medo que muitas outras doenças infecciosas mais comuns não provocam. O surto de 2014-15 resultou em mais de 28.600 casos e 11.325 mortes, deixando mais de trinta mil crianças órfãs na África Ocidental.

E, por ser tão raro, o Ebola não tinha sido considerado em matrizes individuais de ameaças, como haviam sido a malária, a tuberculose, a Aids, doenças diarreicas ou que contavam com prevenção através de vacinas. Vimos isso não apenas no centro-oeste da África, mas também nos Estados Unidos, onde várias pessoas tinham medo de entrar em contato com alguém que tivesse chegado de viagem havia pouco tempo do continente africano. "Melhor pecar pelo excesso..." era um refrão comumente ouvido de figuras políticas e até de algumas autoridades de saúde pública.

Na realidade, esses indivíduos praticamente não corriam perigo. Até o momento, a principal forma de contágio do Ebola é a partir do contato com os fluidos corporais de uma pessoa infectada. Diferentemente do HIV, que é transmitido através de relações sexuais, exposição ao sangue infectado por meio de uma ferida, transfusão com sangue contaminado ou nascimento de uma mãe soropositiva, para contrair o Ebola basta tocar uma pessoa infectada ou seus fluidos corporais e possivelmente inspirar fluidos corporais em aerossol, como acontece em certos procedimentos médicos. Dois dos métodos mais comuns de transmissão na epidemia foram: o manuseio de cadáveres em práticas funerárias e o cuidado de pacientes contaminados em hospitais ou em casa. Mas, diferentemente da gripe, que é contagiosa antes mesmo de as pessoas infectadas ficarem doentes, as vítimas do Ebola não são contagiosas até começarem a apresentar sintomas. E, como observamos, é difícil não reparar nesses sintomas.

O medo tomou o lugar de uma reação racional em muitos níveis. Certos líderes da igreja pentecostal na África tentaram negar a existência do vírus, para logo depois alegarem que era um castigo divino pela promiscuidade e homossexualidade. Houve outros exemplos de crenças culturais negando a ciência. Em Monróvia, as pessoas levaram seus parentes doentes para serem curados na igreja e pelo menos quarenta pastores morreram após contraírem o vírus de seus congregados aflitos.

Em setembro de 2014, quando participei de um café da manhã com senadores e congressistas, em uma sala de conferências do Senado, no Capitólio dos Estados Unidos, para informá-los sobre o surto de Ebola, tive uma discussão acalorada com um congressista veterano, que disse que queria aprovar uma lei proibindo todos os voos dos Estados Unidos de e para áreas afetadas do continente africano até que a epidemia terminasse. Argumentei com ele que, se médicos, enfermeiros e outros profissionais de saúde pública soubessem que se contraíssem o vírus durante o tratamento de pacientes não poderiam voltar aos Estados Unidos para receberem assistência médica, teríamos uma súbita escassez de profissionais dispostos a combater o surto, aumentando a probabilidade de que a doença chegasse ao território americano. Perguntei ao senador como ele propunha levar suprimentos à zona afetada sem aviões. Felizmente ele concluiu que talvez a proibição de voos não fosse a melhor maneira de lidar com a situação.

Outros legisladores e alguns governadores pediram uma extensão da quarentena de todos os profissionais de saúde que retornavam da área afetada — mais uma iniciativa de "pecar pelo excesso". Muitos na comunidade de saúde pública se referiam de forma nada elogiosa ao governador de Nova York, Andrew Cuomo, e ao governador de Nova Jersey, Chris Christie, como "doutores" Cuomo e Christie após suas declarações cientificamente equivocadas sobre por que os profissionais de saúde que trataram pacientes com Ebola deveriam ficar em quarentena quando retornassem da África.

Eu me colocava em algum ponto entre os defensores de duas posições extremas: os que pediam 21 dias de quarentena para qualquer um que tivesse tido uma breve conversa com um paciente com Ebola, mesmo que em lados opostos de um cômodo; e aqueles que alegavam que qualquer acompanhamento de saúde de um profissional que cuidara de um paciente infectado era uma violação de seus direitos e que não havia justificativa médica ou de saúde pública para tal.

Toda informação com base científica que tínhamos na época apoiava a afirmação de que pessoas infectadas com Ebola não transmitiam o vírus a ninguém no primeiro ou segundo dia após o início dos sintomas clínicos. E há duas razões por que os profissionais de saúde potencialmente expostos teriam todos os motivos para relatar esses sintomas de saída. Primeiro, eles haviam colocado voluntariamente a vida em risco. Por que colocariam outros em perigo se tivessem razão para acreditar que poderiam transmitir o vírus Ebola?

Mas, mesmo se formos céticos em relação a um ponto de vista tão altruísta, os profissionais de saúde tinham plena consciência de que, quando se inicia precocemente o tratamento para a infecção pelo Ebola, a taxa de sobrevivência aumenta de forma considerável. Então, que profissional de saúde, tendo acabado de cuidar de um paciente com Ebola, ficaria acomodado em casa ou passeando pela rua ao apresentar os sintomas iniciais da doença?

Essa foi a experiência que tivemos com os três profissionais de saúde americanos que procuraram atendimento médico quando se tornaram sintomáticos. Nenhum deles transmitiu a infecção enquanto circulava. Como em quase todos os casos, uma pessoa não transmite o vírus até que apresente sintomas perceptíveis, e o automonitoramento dos profissionais de saúde impediu a transmissão do Ebola a familiares, colegas ou estranhos na rua ou em vagões do metrô.

Por outro lado, achei perturbadora a atitude de alguns poucos profissionais de saúde que voltaram da África e defenderam que a saúde pública ou o governo não tinham o direito de invadir suas vidas pessoais. Isso apenas reforçou para parte da população americana e para alguns políticos a ideia de que nós, da comunidade médica e de saúde pública, estávamos nos colocando em primeiro lugar, sem nos preocuparmos se iríamos transmitir o vírus a outras pessoas. Infelizmente, falhamos ao não explicar com clareza ao público que o automonitoramento por profissionais de saúde que retornam da África ou por aqueles que cuidaram de casos de Ebola em solo americano protegeria a todos.

O vírus Ebola sempre será transmitido da maneira que descrevi aqui? Antes da epidemia de 2014-15, a única vez em que o Ebola apareceu nos Estados Unidos foi em 1989, em um laboratório em Reston, no estado da Virginia, que abrigava macacos-cinomolgo usados em experimentos científicos. Esse surto foi o cenário do best-seller de Richard Preston publicado em 1995, *Zona quente*. Embora todos os macacos tenham morrido da doença ou sido sacrificados para impedir sua propagação, a cepa de Reston — que é diferente da que causou o surto na África Ocidental — acabou não sendo infecciosa para humanos. Infelizmente, não foi esse o caso das quatro outras cepas conhecidas.

Em Reston, os humanos tiveram sorte. Mas os macacos afetados estavam todos em gaiolas, sem contato uns com os outros. Então é provável que essa cepa do vírus tenha sido transmitida pelo ar. Isso significa que o vírus Ebola de Reston já poderia ser transmitido por via aérea para infectar pessoas? Não sabemos. Recentemente, um grupo de pesquisadores da Universidade de Kent demonstrou que não seria necessária uma grande mudança genética no genoma viral do Ebola para que ele se adaptasse a novos hospedeiros — como, por exemplo, o fato de o Ebola de Reston ser capaz de infectar seres humanos. Eles concluíram: "Podem surgir vírus de Reston que sejam patogênicos para humanos. Isso é preocupante, uma vez que o vírus de Reston circula em porcos domésticos e pode infectar seres humanos, possivelmente via transmissão aérea."

Em 2012, uma equipe de pesquisadores canadenses provou que o Ebola do Zaire, a mesma cepa que causou a doença no centro-oeste da África, poderia ser transmitido por via respiratória, de porcos para macacos, animais cujos pulmões são muito semelhantes aos dos humanos. Se a transmissão aérea do vírus Ebola para/por seres humanos ocorresse, isso seria um divisor de águas. E um problema muito, muito sério.

Embora eu tenha sido acusado de ser um alarmista por levantar esse assunto em um artigo do *The New York Times* que escrevi em setembro de 2014, considerei — e ainda considero — essa uma possibilidade que não podemos nem devemos descartar. Antes de escrever o artigo, tive várias conversas com alguns dos principais virologistas e epidemiologistas especializados em Ebola, todos reconhecidos internacionalmente, e eles se faziam a mesma pergunta, observando que o vírus havia sido transmitido para mais pessoas em poucas semanas do que cumulativamente por décadas antes disso, e que essa hiperevolução poderia favorecer uma transmissão respiratória do vírus. Mas todos estavam relutantes em falar sobre essa possibilidade em público, com medo de serem rotulados de alarmistas.

Em março de 2015, dezenove outros autores além de mim, incluindo alguns desses mesmos especialistas em Ebola dos Estados Unidos, da Europa e da África, publicaram uma análise abrangente do que sabíamos e do que não sabíamos sobre a transmissão desse vírus na *mBio*, uma importante revista de microbiologia. Declaramos: "Apesar da falta de dados epidemiológicos de apoio, a principal pergunta que devemos nos fazer é se as infecções pulmonares primárias e a transmissão respiratória do vírus Ebola poderiam ser um cenário em potencial para o futuro. Uma quantidade razoável de evidências sugere que tal transmissão seja possível, mesmo sem uma evolução dramática ou alterações genéticas nos vírus Ebola (embora a evolução viral ao longo do tempo pudesse aumentar essa possibilidade)."

Após a publicação do meu artigo do *The New York Times* sobre o Ebola, um reconhecido virologista da Universidade de Columbia, o dr. Vincent Racaniello, escreveu o seguinte em seu blog, muito popular na época: "Estudamos vírus há mais de cem anos e nunca vimos um vírus humano mudar a maneira como é transmitido... Não há razão para acreditar que o vírus Ebola seja diferente de qualquer outro vírus que infecta os seres humanos e que não mudaram a maneira como se espalham."

Essa afirmação simplesmente não é verdadeira; temos exemplos de vírus que mudaram sua forma de transmissão. Nem precisamos procurar muito longe: basta observar a epidemia de Zika nas Américas. Em fevereiro de 2016, Racaniello escreveu sobre a transmissão desse vírus: "O vírus da Zika pode ser sexualmente transmissível? Talvez em casos muito raros, mas o principal modo de transmissão é certamente através dos mosquitos."

Talvez hoje o dr. Racaniello queira reconsiderar sua postagem no blog sobre a raridade da transmissão sexual do vírus da Zika. No início do verão de 2016, foi confirmado que a transmissão sexual humana de Zika, uma doença transmitida por um vetor, não é rara e representa um novo meio reconhecido e importante de transmissão de vírus. Muitos especialistas reconhecidos em doenças transmitidas por mosquitos concluíram que uma mutação no vírus da Zika alterou fundamentalmente a forma e a magnitude de como a doença é transmitida em humanos.

Não podemos descartar a possibilidade de que, algum dia, a transmissão do vírus Ebola pelo ar ocorra em espaços comunitários. Rezo para que isso nunca aconteça, e não temos nenhuma evidência até agora de que ocorreu na África Ocidental. *Ainda!* Mas quando a comunidade científica fecha coletivamente a mente para o que a Mãe Natureza pode ser capaz de fazer apenas porque é um cenário assustador demais para ser contemplado, como alguns fizeram com a transmissão do vírus Ebola, certamente não estaremos mais bem preparados para o próximo acontecimento biológico inesperado, seja quando for que ele aconteça.

Como exemplo de quanto ainda temos que aprender, sempre presumimos que, se um paciente tivesse se recuperado do Ebola, ele ou ela se tornava imune à doença e não contagiava mais outras pessoas. Ian Crozier é um médico americano e um dos heróis do combate ao vírus em Serra Leoa. Em maio de 2015, foi divulgado que depois de ter se tratado e, ao que parecia, se recuperado completamente do Ebola, ele ainda testava positivo para o vírus nos olhos. Estudos subsequentes descobriram o vírus à espreita nos testículos de alguns homens que sobreviveram à doença, aumentando o medo de uma possível transmissão sexual.

Aprendemos da maneira mais difícil que essas infecções de longo prazo podem tornar a extinção de grandes surtos de Ebola uma tarefa muito desafiadora. Em maio de 2016, uma série de surtos repentinos do vírus ocorreu na África Ocidental, muito depois dos surtos nos países terem sido declarados terminados. Em cada um deles, a recorrência provavelmente começou quando um caso de Ebola recuperado fez sexo com uma pessoa não infectada ou amamentou. Testes de sêmen e leite materno de casos recuperados identificados como fonte desses novos surtos mostram que o vírus Ebola pode continuar presente em fluidos corporais por muitos meses, e que esses indivíduos ainda são capazes de transmitir o vírus. Durante esse período, um pequeno número de pacientes continuou apresentando sintomas, enquanto a grande maioria permaneceu assintomática.

Qualquer um desses surtos súbitos poderia provocar a próxima grande epidemia na África. A grande lição que não parece ter sido aprendida com a epidemia de 2014-15 é que esse não foi um evento isolado, e que a tarefa de apagar esse óbvio incêndio descontrolado não estará completa enquanto as brasas ainda fumegarem e soltarem faíscas.

O maior medo durante a epidemia era que o vírus se espalhasse além das três nações costeiras. O primeiro caso na Nigéria tem sido citado como um exemplo de como uma boa vigilância e ação médica rápida evitaram uma crise em uma das maiores e mais urbanizadas economias do continente africano. Mas sejamos claros: não quero menosprezar o trabalho admirável dos agentes de saúde da nação e do Ministério Federal da Saúde, mas o caso da Nigéria foi mais um exemplo de sorte do que eficiência.

Primeiro, quando o paciente zero — Patrick Sawyer, um advogado meio americano meio liberiano, que morava em Minnesota e era consultor do governo liberiano — chegou à Nigéria, em 20 de julho de 2014, partindo da Libéria através do Togo, ele já estava doente e com sintomas tão severos que desmaiou no Aeroporto Internacional Murtala Muhammed, em Lagos. Patrick foi levado para um hospital, onde foram necessários três dias para que se chegasse a um diagnóstico.

Por acaso, os hospitais públicos estavam em greve, então o paciente foi encaminhado para o hospital particular First Consultants Medical Center, que era mais bem equipado para lidar com um paciente infeccioso. Mesmo assim, ele infectou nove profissionais de saúde antes que o diagnóstico de Ebola fosse confirmado. Um dos personagens mais importantes desse episódio foi a dra. Ameyo Adadevoh, médica-chefe do hospital. Ela mesma atendeu Sawyer, colocou-o em quarentena e o manteve lá, basicamente contra sua vontade, resistindo a todos os esforços do governo e da instituição em si que queriam tirá-lo do First Consultants. Acreditava-se que isso livraria a Nigéria do problema. Na verdade, teria sido o oposto.

Em 28 de julho, Adadevoh começou apresentar sintomas. Em 19 de agosto, ela morreu. Hoje, a médica é considerada uma heroína nacional na Nigéria — um símbolo de força, comprometimento e compaixão.

Além de profissionais de saúde comprometidos como Adadevoh e seus colegas, o que realmente ajudou na situação da Nigéria foi a presença de agentes de combate à poliomielite, e devemos dar muito crédito ao dr. Frank Mahoney, do CDC, que liderou o programa de vacinação contra a pólio no país e destacou sua equipe para lidar com o Ebola. A equipe do CDC forneceu estrutura de comando, e Mahoney garantiu que seus membros trabalhassem de perto com as autoridades de saúde nigerianas para eliminar a doença.

E aqui entramos em uma série de pavorosos "e se".

E se os combatentes da poliomielite não estivessem lá? E se, em vez de sofrer um colapso no aeroporto, o paciente zero tivesse ido para um dos bairros de Lagos? Dois terços dos 15 milhões de habitantes de Lagos vivem em favelas, sem água potável, eletricidade ou saneamento básico. Se o Ebola tivesse criado raízes ali, o que aconteceu nas três nações costeiras teria se tornado apenas uma amostra do desastre.

Lagos não teria sido o fim. Esse tipo de situação em megalópoles existe por toda a África Subsaariana. Mais pessoas moram nas favelas de Kinshasa, na República Democrática do Congo, do que nas três capitais da Guiné, Serra Leoa e Libéria juntas. Enquanto Kinshasa é a maior cidade na República Democrática do Congo, com quase 14 milhões de habitantes, outras quatro cidades do país têm mais de um milhão de habitantes. Na Nigéria, há outras cinco cidades além de Lagos com população superior a um milhão. Accra, em Gana, tem mais de 2,8 milhões de habitantes. Qualquer uma dessas cidades é um tanque de gasolina esperando para explodir se o fósforo do Ebola for aceso ali.

E se tivermos que lutar em várias frentes em uma guerra contra o Ebola? Todos os anos, milhares de meninos e rapazes da África Ocidental fazem parte de uma população de trabalho migratório não muito diferente dos trabalhadores agrícolas migrantes dos Estados Unidos. As chuvas favoráveis à agricultura caem na África Ocidental de maio a outubro, definindo a estação de cultivo. Esses rapazes geralmente ajudam na colheita nos vilarejos em que moram, de agosto ao início de outubro. Depois, partem para empregos temporários nas minas de ouro artesanais em Burkina Faso, Mali, Níger e Gana;

nas plantações de cacau e de dendezeiro em Gana e na Costa do Marfim; na colheita de tamareiras e na pesca na Mauritânia e no Senegal; e na produção ilegal de carvão em todos esses países.

Como fizeram seus antepassados, eles usam rotas e pontos de parada pouco conhecidos através das florestas para evitar os postos da fronteira. Geralmente carregam carteiras de identidade da Comunidade Econômica de Estados da África Ocidental (ECOWAS, na sigla em inglês), que lhes garantem trânsito livre por todos os estados membros. Leva-se de um a três dias para ir dos países costeiros para esses destinos de trabalho. O Ebola nem precisa se dar ao trabalho de pegar uma carona em um avião para atravessar toda a África. Pode ir a pé.

"O fato de a epidemia de Ebola ter chegado aonde chegou é um assustador sinal de alerta do que poderia acontecer", diz Ron Klain. Em meados de outubro de 2014, ele recebeu uma ligação do então presidente Barack Obama, pedindo que assumisse o cargo de czar do Ebola do país durante a crise. Ron não era uma escolha óbvia, já que não tinha formação médica e, como ele mesmo diz, não era qualificado nem para administrar uma vacina. Formado em Direito em Harvard, trabalhou como chefe de gabinete dos vice-presidentes Al Gore e Joe Biden. A escolha do presidente Obama foi amplamente criticada, mas acabou por se mostrar uma decisão auspiciosa. Klain é especialista na criação rápida de políticas governamentais em face de uma crise e na coordenação de uma reação complexa e interinstitucional a ela, e é exatamente disso que precisamos.

"Sim, no fim, o número de mortos pelo Ebola foi uma pequena fração do pior cenário previsto pelo CDC", conclui Klain. "Não há dúvidas de que milhares de vidas foram poupadas." Enquanto a população das nações afetadas se viu obrigada a fazer difíceis mudanças culturais e comportamentais para retardar a disseminação da doença, tomando medidas corajosas para cuidar de seus familiares e vizinhos, esse esforço local recebeu um enorme auxílio de uma reação global sem precedentes — uma reação liderada pelos Estados Unidos e por vários outros países, e também por organizações sem fins lucrativos, como a Médicos Sem Fronteiras.

Mas, apesar da experiência de ver os Estados Unidos mobilizando com sucesso mais de trinta mil pessoas, entre funcionários do governo, fornecedores, militares e voluntários em várias áreas, Klain afirmou: "Uma futura epidemia poderia representar um cenário muito mais desafiador."

E não é apenas o mundo emergente que está despreparado. Como Klain observou: "Não existe uma cidade nos Estados Unidos com mais de três leitos de isolamento, além de Nova York. E Nova York tem apenas oito."

E também não existe um plano de resposta internacional coordenado.

Há apenas uma maneira racional e abrangente de nos protegermos de outra epidemia de Ebola, que possivelmente será muito maior: desenvolver, fabricar e distribuir uma vacina eficaz.

Mas como o dr. Seth Berkley, CEO da Gavi: The Vaccine Alliance, destacou em um TED Talk em 2015, enquanto o vírus ainda estava se espalhando: "As pessoas com maior risco de contrair essas doenças também são as que têm menos condições de pagar por vacinas. Isso significa que há pouco incentivo de mercado para os fabricantes desenvolverem vacinas, a menos que haja um grande número de pessoas em risco nos países mais ricos. É comercialmente arriscado demais."

Apesar disso, a comunidade global fez alguns progressos no desenvolvimento da vacina contra o Ebola desde o início do surto na África Ocidental em 2014. Treze candidatos potenciais à vacina passaram por testes clínicos de Fase I e/ou Fase II. Além disso, foram iniciados três testes de eficácia da Fase III na África: na Guiné, na Libéria e em Serra Leoa. Uma vacina, conhecida como vacina do vírus da estomatite vesicular recombinante (rVSV-ZEBOV) e produzida pela New Link Genetics e Merck, demonstrou evidências preliminares de proteção.

Com o surto em forte recuo e progressos sendo feitos no trabalho com vacinas, muitos na comunidade internacional concluíram que a crise do Ebola na África havia terminado e nunca mais se ouviria falar disso de novo. Falando realisticamente, esse não é o caso. Sem o compromisso contínuo da comunidade de saúde pública global, o progresso no sentido de obter vacinas aprovadas para o Ebola pode vacilar à medida que as lembranças do surto na África Ocidental forem desaparecendo. No início do surto de Zika, em 2016, os parlamentares americanos decidiram pegar o restante dos fundos do Ebola para combater o vírus da Zika, não dando, portanto, a nenhuma das doenças a atenção que merecem.

Em agosto de 2016, diversas vacinas haviam avançado vários estágios ao longo da trilha de testes clínicos. Mas nenhuma tinha sido aprovada pelos reguladores e, até uma ou mais estarem aprovadas e prontas para serem armazenadas em antecipação à próxima epidemia de Ebola, não estaremos preparados para lidar com isso com muito mais eficácia do que fizemos da última vez.

As empresas farmacêuticas investiram milhões de dólares nesse esforço, mas houve apenas uma compra pela Gavi, de 5 milhões de dólares, de uma vacina ainda não licenciada. Isso deixa claro por que devemos ter algum tipo de subsídio público. Não podemos esperar que empresas que buscam o lucro apoiem um risco enorme desses.

Jeremy Farrar, doutor em medicina, diretor do Wellcome Trust, foi uma das vozes claras e convincentes que se destacaram em toda a crise do Ebola. Ele disse: "À medida que as taxas de infecção pelo Ebola passaram a ficar sob controle, uma grande preocupação passou a ser a instalação de um estado de complacência, quando a atenção se volta para ameaças mais imediatas e o desenvolvimento de uma vacina contra o Ebola é deixado de lado."

Se isso acontecer, então, no próximo surto, a mídia e os comitês de congressistas exigirão saber por que ainda não existe uma vacina se tivemos um aviso tão claro no surto de 2014-15.

Uma vez que uma vacina eficaz ou uma variedade de vacinas for testada e licenciada, deve ser fabricado um estoque. Mais importante ainda é que certos indivíduos, aqueles em prováveis áreas de surto, devem ser vacinados com antecedência. Esses casos incluem agentes de assistência à saúde, motoristas de ambulância, policiais e outros funcionários públicos da área de segurança, bem como profissionais do setor funerário. Doses suficientes de vacina devem ser pré-estocadas para que a vacinação em anel possa ser realizada de imediato após a descoberta de um surto, com doses adicionais suficientes rapidamente disponíveis para cobrir toda uma área afligida. Acho razoável e racional garantir até cem milhões de doses de uma vacina eficaz contra o Ebola.

Insisti muito em nossos esforços na Cepi (discutidos no capítulo 8) para tornar a vacina contra o Ebola a nossa primeira "vitória de virada". Podemos fazer isso, tenho certeza. Podemos fazer com que o Ebola deixe de ser uma grande ameaça epidêmica, mesmo que a doença evolua e passe a ser transmitida pelo ar. A questão é: temos a visão coletiva, a liderança e o apoio financeiro para concluir o trabalho? Acredito que foi Winston Churchill quem disse: "Não adianta dizer: 'Estamos fazendo o melhor que podemos.' Temos que conseguir fazer o que quer que seja necessário."

CAPÍTULO 13

Sars e Mers: arautos do que está por vir

E a aurora se ergue como um trovão na China que fica do outro lado da baía!

RUDYARD KIPLING EM "MANDALAY"

No fim de fevereiro de 2003, Johnny Chen, um empresário americano, de 47 anos, até então saudável, morador de Xangai, estava indo de Hong Kong para Cingapura quando começou a ter febre alta e falta de ar. O voo foi desviado para Hanói, e Chen foi levado para o French Hospital.

Por acaso, o dr. Carlo Urbani, infectologista e especialista em doenças tropicais e presidente da divisão italiana da Médicos Sem Fronteiras, estava no hospital de Hanói na época, trabalhando para a OMS. Ele havia conquistado a estima dos colegas combatendo doenças endêmicas no Vietnã e no Camboja. E quando essa venerada organização foi agraciada com o Prêmio Nobel da Paz em 1999, o dr. Urbani foi um dos que receberam o prêmio em uma cerimônia com a presença do rei da Noruega, em 10 de dezembro daquele ano — aniversário da morte de Alfred Nobel. Com parte do prêmio em dinheiro, Urbani decidiu criar um fundo para fornecer medicamentos críticos à população pobre do mundo.

Apesar do que os outros médicos acreditavam — a gripe estava no topo da lista de possibilidades —, Urbani percebeu que o sr. Chen não apresentava o quadro clínico típico da gripe, já que ele não ficou gravemente doente até uma semana depois de apresentar febre e diarreia.

Urbani tratou Chen com antibióticos e com todos os tratamentos de apoio disponíveis em qualquer hospital moderno e bem equipado. Mas nada funcionou, e foi aí que o dr. Urbani entendeu que aquela doença era diferente de tudo o que ele tinha visto em sua carreira.

Depois de sete dias em um respirador, Johnny Chen foi transferido de helicóptero para Hong Kong. Apesar do atendimento de urgência de primeira classe, ele morreu em 13 de março. Em Hanói, Urbani se viu diante de seu pior medo: outros pacientes no hospital e, pouco depois, profissionais de saúde estavam desenvolvendo a mesma doença. Chen havia infectado pelo menos 38 indivíduos. Urbani entrou em contato com a sede da OMS em Genebra e depois lacrou o hospital em um esforço para conter qualquer que fosse o misterioso agente infeccioso.

Na verdade, essa história começara alguns meses antes, com o que parecia uma gripe de gravidade fora do comum, na província de Guangdong, na China — de onde vêm a maioria das cepas de influenza anuais do mundo. Em novembro de 2002, o dr. Klaus Stöhr, chefe do programa de influenza da OMS, participou de uma reunião de rotina em Pequim, para discutir o programa de vacinação da China. Ele foi informado por um funcionário da saúde de Guangdong que várias pessoas em sua região, perto de Hong Kong, haviam morrido vítimas de um grave vírus da gripe. É nessa época do ano que os investigadores da gripe estão em alerta total para o surgimento de novas cepas na China e no Extremo Oriente — a maior concentração mundial de seres humanos que vivem em contato próximo com enormes populações de porcos, aves domésticas e pássaros aquáticos, como patos e gansos, que são o reservatório natural para o vírus.

Em 10 de fevereiro de 2003, o ProMED, o Programa para Monitoramento de Doenças Emergentes, publicou a seguinte indagação do dr. Stephan Cunnion:

> Já ouviram falar de uma epidemia em Guangzhou? Um conhecido meu de um chat de professores mora lá e comentou que fecharam todos os hospitais e as pessoas estão morrendo.

Ao longo dos seis meses seguintes, o processo contínuo de acompanhamento desse surto pelo ProMED teria um papel fundamental para que o mundo compreendesse, identificasse e controlasse outro novo patógeno humano.

Klaus Stöhr levou consigo amostras do vírus chinês quando voltou para Genebra, em novembro, e quando a análise laboratorial mostrou apenas um vírus normal da gripe, todos baixaram a guarda. Em fevereiro de 2003, porém, casos graves de pneumonia começaram a aparecer na região em torno de Hong Kong. Dessa vez, amostras de sangue e saliva não mostraram evidência de gripe. "Paramos de desconfiar e começamos a nos preocupar", disse o dr. Stöhr.

Foi nesse momento que vários outros especialistas em saúde pública de todo o mundo foram chamados para dar sua opinião sobre o que estava acontecendo. Lembro-me de todos os dias serem realizadas teleconferências que incluíram participantes de Hong Kong, do sudeste da Ásia, da OMS em Genebra, do CDC em Atlanta, do NIH em Bethesda e do comando de ocorrências do HHS em Washington. Quando ouvi a descrição de como essa doença desconhecida repentinamente se espalhara por uma população desavisada, pensei no verso do poema de Rudyard Kipling: "E a aurora se ergue como um trovão na China que fica do outro lado da baía!" Esse surto realmente chegou como um trovão da China em direção a Hong Kong e Vietnã.

Embora parecesse haver um elenco de centenas de especialistas nas muitas teleconferências organizadas pela OMS, fiquei impressionado com o modo como Stöhr e o dr. David Heymann, um americano que, na época, fora diretor executivo do Grupo de Doenças Transmissíveis da OMS, coordenaram todas as atividades de investigação internacional. Nos primeiros dias do surto, o "status desconhecido" da causa claramente aumentou muito o nível de preocupação. O esforço de Heymann para que vários laboratórios de todo o mundo trabalhassem juntos, como uma equipe única, foi uma das melhores decisões da OMS.

Lembro-me de ouvir Carlo Urbani em uma dessas teleconferências. Por mais que não tenha falado muito, quando o fazia, não parecia bem. Urbani se sentiu mal quando viajou para uma conferência médica em Bangcoc e foi hospitalizado pouco depois de retornar. Durante os primeiros dias, ele se juntava à chamada internacional da OMS de seu quarto no hospital, onde estava isolado. O médico italiano havia desenvolvido uma tosse preocupante que parecia estar ficando cada vez pior. Por causa do alcance dessas chamadas, a tosse podia literalmente ser ouvida ao redor do mundo. Em retrospecto, percebo que aquele foi o aviso mais vívido de que aquilo era algo que todos precisávamos levar a sério.

Em 29 de março de 2003, Urbani sofreu uma parada cardíaca e morreu, depois de dezoito dias na UTI em um hospital em Bangcoc. Tinha 47 anos.

Em seus últimos momentos de vida, pediu que um padre lhe administrasse os ritos finais e ordenou que amostras de seu tecido pulmonar fossem guardadas para análise. Espero sinceramente que Carlo Urbani seja lembrado como um dos grandes heróis da epidemiologia moderna — um homem com uma missão nobre que sacrificou a própria vida para cuidar dos outros e alertou o mundo para uma cruel e iminente ameaça.

Ao não divulgar informações, a China perdeu uma oportunidade crítica para conter a doença em sua fase inicial. Mais tarde, o país pediu desculpas à OMS.

O trabalho dos investigadores determinou que a doença misteriosa tinha entrado silenciosamente em Hong Kong em 21 de fevereiro, quando o dr. Liu Jianlun, de 64 anos, chegou de Guangdong para ir a um casamento. Ele tratara pacientes com pneumonia atípica grave em sua cidade natal. Jianlun ficou no quarto 911 do Metropole Hotel, do outro lado do corredor de Johnny Chen. No dia seguinte, ele se sentiu mal, procurou ajuda na emergência do Hospital Kwong Wah e foi internado na UTI. Quando as autoridades de saúde de Hong Kong perceberam que tinham uma nova infecção perigosa nas mãos, a doença já havia se espalhado para Cingapura e para o Vietnã, onde Urbani percebeu e deu o alarme.

Em 25 de fevereiro, o cunhado do dr. Liu, de 53 anos, apresentou os mesmos sintomas. Ele foi internado no Hospital Kwong Wah em 1º de março. Liu morreu no dia 4 de março e seu cunhado, em 19 de março. Nesse mesmo dia, um empresário que também havia estado em Guangdong voou de Hong Kong para casa, em Taipei, em Taiwan, levando o surto para a ilha. No total, cerca de 80% dos casos de Hong Kong foram rastreados até o dr. Liu, incluindo dezesseis no Metropole Hotel.

Ninguém sabia ainda o que era aquela nova doença aterrorizante ou onde atacaria em seguida. Essa resposta chegaria em breve. Em 5 de março, Sui-chu Kwan, de 78 anos, morreu em casa, em Toronto, no Canadá, de dificuldade respiratória. Assim como Johnny Chen, ela estava hospedada no Metropole no mesmo período da visita de Liu. Dois dias depois, seu filho Chi Kwai Tse foi levado por paramédicos ao Hospital Scarborough Grace com falta de ar grave. Ele morreu lá seis dias depois.

Conforme relatado no *Globe and Mail* de Toronto, um supervisor da EMS chamado Bruce Englund procurou a emergência do Grace Hospital na noite em que Chi foi levado para lá, depois de receber uma ligação da equipe da

EMS, que estava preocupada. Englund contraiu a doença lá. Felizmente, ele sobreviveu, mas dez anos depois ainda era atormentado por fadiga crônica e problemas respiratórios.

Embora ninguém soubesse na época, levar Chi para o hospital desencadearia o surto de Sars nos hospitais de Toronto, onde passaria por pelo menos seis gerações de transmissão.

Em 12 de março, a OMS emitiu um alerta global, descrevendo uma pneumonia atípica, caracterizada por "Síndrome Respiratória Aguda Grave" de origem desconhecida. Em 16 de março, essa explicação da sintomatologia se tornou o nome da doença: Sars, na sigla em inglês. Dois dias antes, as autoridades de saúde em Vancouver, na Colúmbia Britânica, identificaram um homem de 55 anos com a doença, e que também estivera no Metropole Hotel. Ele sobreviveu, e a Sars nunca eclodiu na costa oeste do Canadá como aconteceu em Toronto.

Em abril, o CDC e o Laboratório Nacional de Microbiologia do Canadá identificaram o vírus da Sars como um coronavírus até então desconhecido. Os coronavírus são chamados assim porque, sob microscopia eletrônica, as proteínas que se projetam da superfície do vírion se assemelham a uma coroa. Em maio, determinou-se que dois dos principais reservatórios da doença eram um animal conhecido como civeta-de-palmeira-asiática e furões-texugos, nativos da região de Guangdong e vendidos em mercados locais como alimento. Portanto, a transmissão para os humanos provavelmente foi semelhante à do Ebola, quando os habitantes do centro-oeste rural da África comeram carne de animais infectados. Pesquisas adicionais indicaram que as civetas e os texugos provavelmente haviam pegado o vírus de morcegos em algum momento, de meses a anos antes do surto.

O grande medo naquele momento era que a doença, para a qual não havia vacina ou tratamento específico, ganhasse um posto permanente entre a população humana, como o HIV; ou que se tornasse uma ameaça sazonal, como a gripe.

O medo se espalhou pela região e alguns enfermeiros optaram por pedir demissão para não ter que cuidar de pacientes com Sars, lembrando a reação de alguns funcionários do hospital a vítimas precoces da Aids. O *Toronto Star* publicou uma chamada de primeira página, no dia 24 de março, declarando: "Vírus misterioso fecha emergência de hospital." Como se sabia muito pouco a respeito da Sars, as comunicações oficiais com frequência eram vagas ou contraditórias. A troca de informações entre funcionários e agentes de saúde da linha de frente estava longe de ser sistematizada e, às vezes, era mesmo inexistente.

Em 2 de abril, a OMS emitiu uma recomendação de que não se viajasse para Guangdong ou Hong Kong, a menos que fosse absolutamente necessário. Em 23 de abril, Toronto foi adicionada a essa recomendação.

O que acabou por impedir a disseminação não foi um medicamento de alta tecnologia, já que não havia tratamento específico para a Sars, mas sim a implementação de um controle impecável de infecções, incluindo o isolamento de pacientes e a obrigatoriedade de que os profissionais de saúde usassem equipamentos de proteção. Em seguida, o acompanhamento intensivo tanto dos profissionais de saúde quanto dos contatos na comunidade, com isolamento imediato caso apresentassem qualquer sintoma inicial do novo coronavírus. Em meados de maio, como o surto parecia ter diminuído, Ontário suspendeu o estado de emergência. Dias depois, os hospitais começaram a lotar novamente com pacientes infectados. Estratégias de contenção voltaram com força total, e foi preciso mais cinco semanas até que a Sars estivesse realmente sob controle em Toronto.

Talvez o maior mistério médico do surto de Sars tenha sido por que algumas pessoas, como o dr. Liu e o sr. Chen, transmitiram a doença para tantas outras que encontraram, mesmo de modo casual, enquanto outros adoeceram, mas dificilmente infectaram outras pessoas. Por razões que ainda não entendo completamente, certos indivíduos com coronavírus tornam-se "superdisseminadores".

No universo da saúde pública e das doenças infecciosas, nos preocupamos mais com doenças com alta taxa de mortalidade e que podem ser efetivamente transmitidas pelas vias respiratórias — em outras palavras, doenças fatais que se propagam apenas respirando o mesmo ar de uma pessoa ou animal infectado. No caso da maioria das doenças infecciosas, a probabilidade de alguém transmitir uma infecção para outra pessoa é chamada de taxa de reprodução ou transmissibilidade, ou $R0$. Essa taxa costuma ser bastante semelhante para casos da mesma doença quando todos os seus contatos são vulneráveis, ou seja, que não foram vacinados nem tiveram a doença. Por exemplo, a $R0$ típica para sarampo, uma infecção respiratória altamente infecciosa, é de dezoito a vinte. Portanto, cada caso transmitirá o vírus para dezoito a vinte contatos suscetíveis, em média. Para o vírus da pólio, que é transmitido por via fecal-oral, a $R0$ é geralmente de quatro a sete.

Os superdisseminadores quebram a regra da taxa de transmissibilidade. Eles transmitem para muito mais contatos do que outros casos com a mesma infecção. Não está claro por que os superdisseminadores infectam um número tão grande. O que sabemos é que eles podem transformar infecções por coronavírus em humanos em uma situação muito assustadora. Esses superespalhadores não são óbvios; eles não são necessariamente mais doentes, imunocomprometidos, idosos ou grávidas — todas as condições que normalmente associamos a serem mais infecciosas.

No total, a Sars matou 44 pessoas no Canadá, de um total de 438 casos prováveis. Globalmente, estima-se que 916 indivíduos morreram — uma taxa de mortalidade de 11% dos infectados. Trata-se de uma taxa bastante assustadora para uma doença infecciosa com potencial de transmissão global. Estima-se que a perda de turismo em Toronto tenha provocado um prejuízo em torno de 350 milhões de dólares, além da perda de 380 milhões em vendas no varejo.

O Banco Mundial estimou que a epidemia de Sars causou uma perda econômica estimada em 54 bilhões de dólares. A maior parte desse valor não foi proveniente de custos diretos de assistência, mas do "comportamento de aversão" por parte das pessoas.

Como a dra. Anne Schuchat, diretora adjunta principal do CDC, colocou: "As únicas ferramentas que tínhamos para controlar a Sars eram as mesmas que temos há centenas de anos." Mesmo assim, duas atividades muito diferentes baseadas em saúde pública tiveram um papel crítico e complementar na interrupção do surto de Sars: primeiro, a eliminação das fontes animais na China e, segundo, um controle eficaz de infecções. Logo que as civetas e os texugos foram reconhecidos como as prováveis fontes de transmissão do vírus aos seres humanos, eles foram removidos dos mercados no sul da Ásia e as pessoas foram alertadas para não comerem ou terem qualquer contato com essas espécies. Isso foi, em certo sentido, "desativar a bomba d'água", mais ou menos como fez o dr. John Snow na Broad Street, em Londres, em 1854.

Sem infecções adicionais ocorrendo em humanos como resultado da exposição animal, tudo o que restava a fazer era usar o controle de infecção nos hospitais e acompanhar de perto os contatos dos casos com a comunidade a fim de impedi-los de transmitir a outros humanos. Se um contato do caso mostrasse algum sintoma inicial semelhante à Sars, ele era imediatamente isolado. Por mais que fazer isso tenha sido mais difícil do que o esperado, sobretudo quando se lidava com superdisseminadores, a transmissão pessoa-pessoa foi interrompida e as medidas de controle de saúde pública finalmente foram bem-sucedidas. No verão de 2003, a Sars foi extinta no mundo todo.

Mas o dr. Peter Daszak, um ecologista de doenças e presidente da EcoHealth Alliance, organização global de pesquisa científica e conservação que conecta ecologia e a saúde de humanos e animais selvagens, observou recentemente que "a Sars está viva e bem e vivendo na China, pronta para o próximo surto".

Dois estudos recentes corroboram essa conclusão. Verificou-se que morcegos examinados na China e em Taiwan carregavam um coronavírus que era, geneticamente, quase idêntico ao vírus da Sars e que poderia ser transmitido a qualquer momento a outras espécies animais que tenham contato substancial com seres humanos. O que aconteceu na província de Guangdong, na China, em 2002 e 2003, poderia acontecer outra vez se um desses vírus de morcegos infectasse humanos, provavelmente através de outro animal infectado. Não podemos acreditar nem por um momento que o obituário do vírus da Sars foi escrito.

Uma vez que entendemos a história natural da Sars e do coronavírus na vida selvagem e descobrimos que os morcegos eram um reservatório provável, não havia razão lógica para supor que exterminar um bando de civetas e texugos-furões iria impedir a Mãe Natureza de lançar novos coronavírus sobre nós.

No verão de 2012, um homem da Arábia Saudita desenvolveu sintomas muito semelhantes aos da Sars, incluindo pneumonia grave não relacionada a bactérias e vírus usuais, além de insuficiência renal. Dois meses após a infecção desse paciente, o dr. Ali Mohamed Zaki, um microbiologista egípcio que trabalhava na Arábia Saudita, isolou o vírus do tecido pulmonar do homem e identificou-o como um coronavírus semelhante ao da Sars. Mas aquilo não era exatamente Sars. E, como o vírus da Sars, uma década antes, aquela cepa era desconhecida até então. Em setembro, um homem de 49 anos, no Catar, apresentou sintomas semelhantes. Descobriu-se que a doença dele tinha sido provocada pelo mesmo vírus. Durante todo aquele outono e inverno, mais casos surgiram na Arábia Saudita e no Catar.

A nova doença foi batizada de Síndrome Respiratória do Oriente Médio, ou Mers, na sigla em inglês. Uma análise retrospectiva sugeriu que o primeiro caso de Mers pode ter ocorrido na Jordânia, em abril de 2012. O reservatório original da doença, até onde sabemos, é uma espécie de morcego encontrada no Oriente Médio. Os morcegos transmitiram o vírus para camelos do tipo dromedário — a espécie com uma corcova, comum em todo o Oriente Médio e no Norte da África. Estudos recentes realizaram testes em amostras de sangue armazenadas, coletadas de camelos na África e na Península Arábica, buscando anticorpos para o vírus da Mers ou semelhantes. Eles descobriram que esses vírus circulam em camelos em ambas as áreas há pelo menos cinco anos.

É possível que os camelos tenham sido infectados por comerem figos e outras frutas com que os morcegos infectados se alimentavam e derrubavam no chão. O contato com excrementos de morcegos provavelmente também teve algum papel na disseminação do vírus. Depois de infectados, os camelos contaminaram outros camelos e também seres humanos.

A má notícia era que a doença parecia ter uma taxa de mortalidade ainda mais alta do que a da Sars — algo entre 30% e 40% —, o que fez com que algumas pessoas da comunidade de saúde pública se referissem a ela como "Sars com esteroides". A boa notícia era que o contágio entre as pessoas não parecia ser fácil. Para pegar a doença, era preciso ter contato prolongado com uma pessoa infectada. Em poucos meses, porém, descobriríamos que, assim como a Sars, a Mers "escolhia" certos indivíduos como superespalhadores, e era impossível prever quem essas pessoas seriam.

A pergunta de 1 bilhão de dólares é: Onde o vírus da Mers surgira para agora estar causando doenças fatais em humanos? Simplesmente pulou para os camelos, que depois transmitiram a doença para as pessoas? Ou foi um vírus endêmico semelhante em camelos por um longo tempo que, de alguma forma, ganhou características mais perigosas por meio de mutação? Nessa última possibilidade, muitos camelos poderiam ter um resultado positivo para anticorpos para um vírus semelhante ao da Mers, mas apenas os que foram infectados com *o* vírus da Mers vão representar um risco para humanos.

Os camelos carregam o vírus da Mers, mas em geral são assintomáticos. Às vezes têm sintomas respiratórios leves. Eles podem se tornar cronicamente infectados, o que significa que podem abrigar o vírus por anos. No entanto, quando transmitem o vírus para humanos, através da respiração, dos fluidos corporais ou do leite não pasteurizado, os humanos contaminados podem desenvolver a Mers como uma doença leve ou com risco de vida.

E eis o problema que distingue a Mers da Sars ou de qualquer uma das outras doenças provocadas por coronavírus: o vírus agora está estabelecido na população de camelos de todo o Oriente Médio e não precisa mais dos morcegos para se disseminar.

Pois bem, uma coisa é matar todos os furões-texugos e civetas-de-palmeira-asiáticas, ninguém se importa tanto com eles. Mesmo que você aprecie esse tipo de iguaria exótica, não é uma grande dificuldade abrir mão dela. Mas não há absolutamente nenhuma maneira de se eliminar os camelos no Oriente Médio.

Camelos são altamente valorizados e praticamente sagrados em culturas do Oriente Médio. A sobrevivência humana dependeu deles por milhares de anos, e os camelos ainda são parte central do modo de vida da população saudita, além de serem vitais para o comércio local. Camelos são criados para dar leite, carne e lã, para transporte e outros trabalhos. Seu esterco é usado como combustível. O leite é um dos produtos mais importantes gerados pelo camelo, além de um alimento básico dos nômades.

Além disso, os camelos se tornaram um produto de exportação agrícola cada vez mais importante para os países da região conhecida como Chifre da África. Por exemplo, nos últimos anos, a Somália exportou camelos anualmente para o Oriente Médio em um negócio que gerou mais de 30 milhões de dólares. A corrida de camelos é um esporte popular na Península Arábica, semelhante ao turfe nos Estados Unidos. Camelos vencedores podem ser vendidos por mais de 5 milhões de dólares, e alguns chegam a valer 30 milhões. E concursos de beleza não são apenas para humanos, mas também para camelos. Os concursos de beleza de camelos, em que os animais vencedores alcançam preços semelhantes aos pagos pelos camelos de corrida, estão ganhando cada vez mais popularidade.

Em suma, os proprietários de camelos não estão dispostos a abater um rebanho que mostre poucos sintomas, se é que haverá algum, da forma como os chineses e os americanos abateram, várias vezes, populações inteiras de galinhas infectadas com várias cepas de gripe aviária. Pensar em eliminar os camelos do Oriente Médio e da África não é factível.

O que isso significa para o futuro da Mers? Bem, tenho medo de que a Mers esteja apenas começando a mostrar a que veio. Há mais de 1,2 milhão de dromedários na Península Arábica, e 78% deles estão concentrados na Arábia Saudita, nos Emirados Árabes Unidos e no Iêmen. Camelos-bactrianos, a variedade que tem duas corcovas, vivem principalmente na China e na Mongólia. A África tem cerca de 24 milhões de camelos, a maioria nos países do Chifre da África, incluindo Somália (sete milhões), Sudão (4,9 milhões) e Quênia (3,2 milhões).

Se o risco de Mers está relacionado ao contato com camelos, faz sentido que os países com mais dromedários e mais pessoas teria a maioria dos casos de Mers em humanos. Na verdade, cerca de 80% dos casos de Mers até o momento foram documentados na Arábia Saudita, um país com apenas 27,1 milhões de pessoas e oitocentos mil camelos. Nos outros países da Península Arábica há aproximadamente 51 milhões de pessoas e quatrocentos mil camelos. A população humana na região do Chifre da África é de 225,8 milhões, com uma estimativa de 16 milhões de camelos. A Arábia Saudita tem apenas 9,8% da população humana da região e 4,3% da de camelos, porém tem mais de 80% dos casos de Mers. Por quê? Ainda não sabemos.

O que sabemos é que estudos recentes mostram que a Mers, ou vírus como o da Mers, circulam em camelos no Chifre da África já há algum tempo. Ainda assim, até agora não há evidências de casos de Mers no rebanho de camelos daquela região. Um estudo publicado recentemente encontrou anticorpos para o vírus da Mers em apenas dois dos 1.122 humanos testados no Quênia. Isso sugere uma aparente ausência de infecção em um país africano com uma grande população de camelos.

É possível que a Mers seja realmente um sério problema de saúde pública naqueles países, e que casos não estejam sendo notificados por causa dos poucos recursos do sistema de saúde local e do controle inadequado de doenças? Não acho provável. Se o vírus da Mers que causou os surtos na Arábia Saudita também tivesse ocorrido em países do Chifre da África, certamente repararíamos no grande surto de superdisseminadores entre pacientes e agentes de saúde em pelo menos alguns hospitais, mesmo com um fraco controle de doenças.

Tenho certeza de que o vírus da Mers que está causando sérios problemas hoje surgiu na Arábia Saudita ou na Jordânia nos últimos cinco ou seis anos. É provável que seja a mutação de uma cepa de vírus semelhantes ao da Mers, na África, que não causam doenças em humanos. Como a maior parte do comércio de camelos tem sido de mão única — camelos do Chifre da África sendo vendidos para a Península Arábica —, a doença humana causada pelo vírus da Mers ainda não se espalhou pela África.

Mas não tenho dúvidas de que, em algum momento no futuro, isso acontecerá, como já aconteceu várias vezes com outras doenças infecciosas. É apenas uma questão de tempo. Mesmo que a maior parte do comércio geral vá em outra direção — para o interior da África —, de um ponto de vista epidemiológico, é irracional e ilógico supor que ela não acabará atravessando o mar Vermelho.

A próxima fronteira para a Mers humana será entre as 225,8 milhões de pessoas no Chifre da África. Nesses países, já sem muitos recursos básicos de saúde, a Mers poderá ter consequências devastadoras. Poderia ser a versão da África Oriental do que aconteceu com o Ebola na África Ocidental.

Estudei a situação em Abu Dhabi a convite da família real, o que me deu a experiência de estudar a Mers em sua fonte no Oriente Médio, assim como quando desembarcou na Coreia do Sul. Continuei monitorando de perto a situação no Oriente Médio e me coloco ao lado de qualquer pessoa que esteja fazendo alguma coisa em relação a vacinas — tanto para camelos quanto para humanos. Eu disse aos meus contatos de lá que ficou claro para nós que a única maneira de lidar com a Mers era com uma abordagem de "Saúde Única", ou One Health, que considere tanto os animais quanto os humanos. Isso significa que, embora possamos desenvolver uma vacina e/ou antivirais capazes de prevenir ou minimizar a doença nas pessoas, o meio mais direto e eficaz de controlá-la seria criar uma vacina para camelos e quaisquer outros mamíferos considerados portadores. Essa é a melhor estratégia para "desativar a bomba d'água" e interromper a propagação.

A Mers vem fervendo em fogo brando no Oriente Médio. Entre 1950 e 2009, a Arábia Saudita teve apenas dois ministros da saúde. Desde o surgimento da Mers, houve cinco, e acreditamos fortemente que isso se deve à incapacidade coletiva de controlar o vírus.

Em uma conferência sobre ameaças emergentes de doenças no Institute of Medicine em Washington, em março de 2015 (o nome mudou para National Academy of Medicine em 1º de julho do mesmo ano), previ que, em pouco tempo, a Mers apareceria fora do Oriente Médio — assim que um superespalhador desconhecido pegasse um avião e viajasse para alguma das grandes cidades. Falei que não tinha ideia de quando ou onde isso aconteceria, mas que era quase inevitável.

Menos de dois meses após a conferência, um homem de 68 anos voltou para a Coreia do Sul depois de visitar quatro países no Oriente Médio. Nos nove dias que se passaram desde que ele começou a apresentar sintomas e o momento em que a Mers foi finalmente diagnosticada, esse homem passou por quatro unidades de saúde. Se sua condição tivesse sido identificada logo no início, ele poderia ter sido isolado e o surto teria sido interrompido, ou pelo menos mais bem controlado. No início de junho, ele havia infectado mais de vinte pessoas, incluindo familiares, pacientes e profissionais de saúde em dois dos hospitais que procurou: o St. Mary's, em Pyeongtaek, e o Samsung Medical Center, em Seul.

Há uma razão principal pela qual o vírus se espalhou tão rapidamente na Coreia: foram implementadas práticas inadequadas de controle de infecções, em especial contra um superdisseminador altamente infeccioso. Infelizmente, essa mesma situação é muito comum nas instalações de assistência médica em todo o mundo.

Os efeitos econômicos, sociais e políticos foram dramáticos. O Samsung Medical Center parou de aceitar novos pacientes por cinco semanas — de 14 de junho a 20 de julho. Quase três mil escolas foram fechadas. A participação em eventos esportivos caiu, shows foram adiados, e coisas básicas como fazer compras em lojas e supermercados foram restringidas. Mais de cem mil viagens à Coreia foram canceladas. O Banco da Coreia reduziu sua taxa de juros a um nível recorde e declarou publicamente sua preocupação com a possibilidade de a economia do país entrar em colapso. A liderança da presidente Park Geun-hye se tornou tema de debate nacional, e ela foi acusada de se distanciar do problema.

As autoridades de saúde ordenaram que todos os casos suspeitos fossem isolados em hospitais ou mantidos em quarentena, em casa. Os sistemas de controle de infecção foram revistos e fortalecidos. As prateleiras dos supermercados foram limpas com desinfetante e as estações de metrô e trem também passaram a ser desinfetadas regularmente. Foi recomendado que a população usasse máscaras para evitar a transmissão via respiratória. Ao todo, mais de 16 mil pessoas ficaram em quarentena, incluindo uma cidade inteira. O estado de saúde de cada pessoa afetada era oficialmente monitorado.

No fim de julho, dos 186 casos confirmados de pessoas infectadas por Mers na Coreia do Sul, 36 morreram.

Em setembro, o presidente do Samsung Medical Center, dr. Jae-Hoon Song, me convidou para ir a Seul com meu colega da Clínica Mayo, o dr. Pritish Tosh, para avaliar a situação no Samsung Center e aconselhá-lo sobre o que poderia ser feito para evitar uma futura crise. Conheço Jae há muitos anos e o considero um amigo íntimo, além de um colega altamente respeitado. Ele é um dos médicos mais experientes em doenças infecciosas com quem já trabalhei. Jae tinha sido colocado em uma situação impossível que rapidamente se tornou uma crise médica e política. Ele foi convocado para uma audiência diante da Assembleia Nacional e seu departamento de emergência foi acusado de ter perdido o diagnóstico original do superdisseminador e de obstruir a investigação de um diagnóstico epidemiológico.

O Samsung Medical Center é um grande hospital nacional e está cientificamente à altura dos principais centros médicos regionais do mundo. A equipe médica, de enfermagem e administrativa conta com alguns dos melhores e mais qualificados profissionais da área médica. Durante o surto de Mers, muitos deles realizaram seus trabalhos de forma heroica, passando dias na ala de atendimento, sem jamais sair do lado dos colegas terrivelmente doentes e de outros pacientes. Ao contrário de todos os boatos, foi no Samsung Medical Center que o paciente zero foi corretamente diagnosticado depois de visitar três outras instalações. Apesar de 285 pacientes e 193 profissionais de saúde terem sido expostos ao paciente zero antes de qualquer medida de precaução para o controle da infecção ter sido implementada, nenhuma transmissão subsequente ocorreu no Samsung. O problema surgiu inicialmente porque o paciente zero contaminou 38 pessoas antes de ir para o Samsung Center, e uma delas, um homem de 35 anos que não tinha viajado para fora da Coreia, procurou a emergência do hospital, desencadeando o principal meio de contágio.

Assim que esse indivíduo foi considerado um possível caso de Mers, ele foi colocado em isolamento, mas a essa altura dois dias já haviam se passado, e o vírus já tinha se alastrado. Toda pessoa com quem ele entrou em contato enquanto estava na emergência foi examinada, entrevistada e rastreada.

Hoje, não estamos mais preparados para enfrentar um desastre como esse do que a Coreia estava. Se tivéssemos um evento semelhante de um superdisseminador de Mers em um hospital americano, é bem provável que os resultados fossem parecidos. E acho que as orientações dos órgãos de saúde pública poderiam ter sido tão confusas quanto foram durante o surto de Ebola de 2014. Imagine como seria a reação da mídia e do público se a Clínica Mayo, o Johns Hopkins Hospital, o Massachusetts General Hospital ou a Cleveland Clinic tivessem que ser fechados por cinco semanas ou mais por causa de um grande superdisseminador da Mers. Isso provocaria uma crise nacional.

Em 2014, um estudo do CDC afirmou que mais de 125 mil pessoas voaram diretamente para os Estados Unidos partindo da Arábia Saudita e dos países dos Emirados Árabes Unidos em um período de dois meses. Qualquer um desses viajantes poderia ser como o homem de 68 anos, que viajou do Oriente Médio para a Coreia do Sul.

No verão de 2016, a equipe do Samsung Medical Center responsável por investigar e controlar o surto de Mers na instituição publicou na revista médica *The Lancet* um relatório detalhado de seus esforços e das lições que aprenderam. A conclusão desse artigo usou a voz da experiência em um tom derrotado que o restante da comunidade de saúde global deve levar muito a sério.

O potencial para surtos semelhantes em qualquer lugar do mundo está presente em qualquer viajante enquanto a transmissão do Mers-CoV continuar no Oriente Médio. Estar vigilante e preparado para emergências é fundamental para evitar surtos maiores no futuro. Nosso relatório serve como um aviso para todas as equipes de saúde pública de que a previdência em hospitais, laboratórios e agências de órgãos governamentais é a chave não apenas para as infecções provocadas pelo Mers-CoV, mas também para outras novas doenças infecciosas emergentes.

Não há dúvida de que o surto coreano não permanecerá como um incidente isolado na história natural da Mers. Onde quer que ela volte a surgir, hospitais e funcionários de saúde pública enfrentarão os mesmos desafios.

Então, quando se trata de Mers, estamos enfrentando dois grandes problemas. Não há razão para supor que o próximo surto será restrito a uma cidade ou região como aconteceu na Coreia. Se o vírus encontrar o caminho para o continente africano, será extremamente difícil eliminá-lo ou mesmo controlá-lo. Temos a oportunidade de fazer algo decisivo antes que isso aconteça, mas essa janela não ficará aberta para sempre.

Enquanto eu estava escrevendo este livro, a OMS divulgou um abrangente documento: *Plano para pesquisa e desenvolvimento de produtos contra a Síndrome Respiratória do Oriente Médio: Coronavírus (Mers-CoV)*. Ele define o que precisa ser desenvolvido quanto antes para combater a Mers. As vacinas para humanos e camelos são as maiores prioridades. O mapa de solução também prioriza a criação de protocolos de tratamento eficazes e melhores testes de diagnóstico.

A pesquisa e o desenvolvimento de vacinas contra a Mers também foram identificados como prioridade pela Fundação para Pesquisa de Vacinas, pelo Instituto Norueguês de Saúde Pública e pela Cepi. Essa vacina ficará pronta um dia? Não sei, pois não há perspectiva de um pote de ouro no fim do arco-íris da pesquisa e do desenvolvimento de vacinas. Também não existe uma autoridade semelhante ao Projeto Manhattan para dirigir tal esforço. Receio que o documento de orientação da OMS ficará acumulando poeira em uma prateleira. Passei pessoalmente por isso. No Cidrap, produzimos um relatório abrangente sobre a necessidade de uma virada no que se refere a vacinas contra gripe, que foi ignorado por anos. Você lerá mais sobre isso no último capítulo.

O surto de Sars deixou ao mundo um legado que continua a nos assombrar até hoje. Uma série de empresas de pesquisa, desenvolvimento e fabricação se adiantaram nos primeiros dias do surto de Sars em 2003, a pedido da OMS, e investiram milhões de dólares na busca por uma vacina. Não sei se alguém sabe exatamente quanto foi investido pela indústria farmacêutica, mas é provável que esteja na casa das centenas de milhões de dólares. A indústria queria fazer a coisa certa, apoiando o mundo no enfrentamento da crise de saúde pública e ainda capitalizando uma oportunidade de investimento.

Quando o surto foi extinto, no fim do verão de 2003, o interesse das agências governamentais e organizações filantrópicas em apoiar pesquisas adicionais sobre uma vacina contra a Sars praticamente desapareceu. Não houve qualquer interesse registrado na época para algum dia sequer comprar essa vacina. Grande parte das empresas acabou tendo prejuízo em relação aos custos iniciais de produção da vacina contra a Sars. Como observamos, essa "memória" corporativa continua sendo uma importante preocupação em relação a um investimento futuro em uma vacina.

No momento em que escrevo este texto, após a epidemia de Ebola na África Ocidental, o interesse do governo pela doença diminuiu e os fabricantes de vacina ainda não viram o resultado de seus esforços. Por medo de serem "deixados no altar" mais uma vez, não devemos esperar que os principais elementos na fabricação de vacinas invistam uma grande quantidade de dinheiro na próxima crise internacional provocada por doenças infecciosas.

Esse é nosso primeiro desafio. Se não enfrentarmos isso, e não atendermos às recomendações e estratégias dos relatórios de especialistas, não tenho dúvidas de que lamentaremos nossa inação.

CAPÍTULO 14

Mosquito: o inimigo número um da saúde pública

Se você se acha pequeno demais para fazer a diferença, tente dormir com um mosquito.

Dalai-Lama

Em algum momento da minha carreira, estive envolvido, de uma maneira ou de outra, com todas as principais doenças de que falamos aqui. Na condição de epidemiologista de doenças infecciosas, compreendo as doenças e os meios pelos quais são transmitidas. Mas no que se refere a mosquitos e às doenças que eles carregam, a situação é muito pessoal.

Em 1997, construímos uma casa em um subúrbio no oeste das Cidades Gêmeas, de frente para o belo lago Minnetonka. Era um terreno com um amplo bosque, com 29 grandes carvalhos-vermelhos. Meu filho, Ryan, de dezesseis anos, tinha passado o primeiro mês do verão com os avós, no norte de Minneapolis, e voltou para casa para ajudar no plantio das árvores em volta da casa nova. Em determinado momento, Ryan cavava buracos para o plantio perto do perímetro da propriedade, enquanto eu molhava o gramado recém-instalado.

Mais ou menos uma semana depois, Ryan começou a sentir uma dor de cabeça forte e persistente. Lembro que era uma noite de sábado e nós dois estávamos assistindo ao jogo do Minnesota Twins, quando ele disse que estava se sentindo cansado e que ia dormir.

Na manhã seguinte, chamei Ryan e pedi que se aprontasse para ir à igreja. Ele murmurou algo sobre estar muito cansado e disse que ficaria em casa. Quando voltei do serviço religioso, avisei que já estava em casa, mas Ryan não respondeu. Fui até o quarto dele e o encontrei gemendo, totalmente incoerente. Havia vestígios de vômito em jato pelo chão e nenhuma indicação de que ele fizera qualquer esforço para se levantar e ir ao banheiro.

Eu havia liderado uma grande ação de combate ao surto de meningite bacteriana que acontecera no ano anterior, entre estudantes do ensino médio, em Mankato, no sudoeste de Minneapolis, e aquela foi a primeira possibilidade que me ocorreu. Um garoto de dezesseis anos, com sintomas clássicos semelhantes aos de Ryan, tinha morrido durante aquele surto.

Não havia mais ninguém em casa, na época. Peguei Ryan no colo e corri para o carro. Liguei para o Hospital Infantil de Minneapolis e fui para lá o mais rápido possível. Ainda dirigindo, liguei para Kris Moore, minha parceira no combate ao surto de meningite em Mankato, e para seu marido, e o casal chegou ao pronto-socorro pouco depois de nós dois.

Uma punção lombar não revelou qualquer evidência visível de bactérias, o que aliviou em parte minha preocupação com meningite bacteriana, mas então começamos a nos perguntar qual seria o problema. Ele foi internado no hospital e, no dia seguinte, seu estado permanecia o mesmo. Finalmente começamos a ver alguma melhora na segunda-feira à tarde, e à noite ele parecia estar se recuperando do que quer que fosse.

Então, terça-feira à noite, Ryan piorou consideravelmente. Ele foi transferido para a UTI, e tive que enfrentar a possibilidade de perdê-lo.

Os médicos e eu estávamos repassando todas as possibilidades em que conseguíamos pensar, e, por causa do meu universo profissional, sugeri que fizessem um teste de anticorpos para vírus associados a mosquitos encontrados em Minnesota. Apesar da minha experiência anterior, realmente não achava que ele tivesse algo como encefalite de La Crosse, porque o período de incubação costumava ser maior do que uma semana e esse vírus não estava presente na área em que ele esteve com os avós poucos dias antes (ou assim eu pensava).

Fiquei surpreso quando o teste deu positivo. Isso fez com que todos repensássemos a ideia convencional do período de incubação da encefalite de La Crosse e aceitássemos o fato de que havia muitas variáveis sobre esse vírus que simplesmente desconhecíamos. Na verdade, me senti encorajado pelo diagnóstico porque, apesar do resultado trágico para o primeiro jovem paciente em 1960 e do fato de ainda não termos um tratamento específico, o prognóstico para a doença era estatisticamente muito melhor do que para algumas outras em nosso diagnóstico diferencial.

Pouco a pouco, com o tratamento intensivo no hospital, Ryan melhorou e se curou sem qualquer efeito colateral evidente. Eu ainda estava preocupado com a possibilidade de danos cerebrais residuais, mas teríamos que esperar para ver.

Quando os funcionários do Controle de Mosquitos do Distrito Metropolitano examinaram a área perto da minha casa, encontraram três buracos de árvore na beira do quintal — fossos naturais ou partes apodrecidas nas forquilhas de árvores maduras — que eu, sem me dar conta, acabava molhando toda vez que regava o gramado. Eles também encontraram *Aedes triseriatus*, e testes encontraram o vírus La Crosse. Os buracos de árvores de todo o bairro foram fechados.

Os veículos de comunicação souberam do ocorrido, que acabou "servindo de exemplo" de como um funcionário de saúde pública de alto escalão tinha criado mosquitos ao regar suas árvores, sem se dar conta das implicações de suas ações, mesmo tendo estudado a doença.

Felizmente, Ryan não teve nenhum efeito colateral de seu encontro com a encefalite de La Crosse. Anos depois, quando a irmã dele, Erin, estava na faculdade de medicina da Universidade de Minnesota, durante uma apresentação sobre encefalite de La Crosse em uma aula de neurologia, ela percebeu que o paciente não identificado sendo descrito era Ryan.

Os americanos costumam pensar nos mosquitos mais como um aborrecimento do que como um inimigo mortal. Nós nos protegemos com repelente de insetos quando lembramos, mas basicamente nos contentamos em dar um tapa neles quando estão tentando nos picar. Claro, nem todos são perigosos. Existem cerca de três mil espécies de mosquitos e relativamente poucas são comprovadas transmissoras de doenças aos seres humanos. Mas esses poucos transmissores são o "inimigo público número um" do mundo animal. E foi um desses mosquitinhos que colocou a vida do meu filho em perigo.

Mosquitos são artrópodes, o que significa que têm exoesqueletos, corpos segmentados e apêndices articulados. Espécies diferentes exibem comportamentos diferentes, que são fatores importantes para nossa compreensão de doenças transmitidas por vetores e de como elas se espalham. Algumas espécies de mosquito podem viajar muitos quilômetros por dia com o vento. Outras não se arriscam a atravessar uma estrada. Alguns vivem apenas em áreas arborizadas, outros em pântanos. Há mosquitos que se adaptaram para viver entre nós, como os ratos e as baratas. Eles moram em nossos quintais e até em nossos armários. Alguns depositam seus ovos principalmente em áreas com água estagnada ou em buracos de árvores que acumulam água após uma chuva. Outros podem se multiplicar em uma garrafa pet cheia d'água. Qualquer tipo de programa de controle de mosquitos deve se basear na espécie que está carregando o vírus ou parasita.

Ao contrário do mundo humano, em que a grande maioria dos criminosos são machos, no caso dos mosquitos, apenas as fêmeas picam, através da extensão delgada, oca e tubular da boca, chamada de probóscide. Em algumas espécies, a fêmea precisa dos nutrientes presentes no sangue para produzir seus ovos, e em outras o sangue estimula a produção de mais ovos. Quando pica, ela injeta saliva na ferida; a saliva contém um anticoagulante que evita que o sangue obstrua o probóscide. O calombo vermelho e que coça, deixado após a mordida, é o resultado de um composto de histamina combatendo a proteína invasora. É a saliva que contém o vírus ou parasita que nos infecta. E não somos a única espécie afetada por mosquitos. Vários tipos deles também buscam o sangue de pequenos roedores e até de répteis.

Para um mosquito transmitir um agente infeccioso, ele deve estar infectado. Felizmente, apenas uma pequena porcentagem de espécies de mosquito é suscetível à infecção por patógenos de doenças humanas. A principal maneira de serem infectados é picando um ser humano ou animal que também esteja infectado. Por exemplo, no início do verão, um mosquito transportando o vírus do Nilo Ocidental ou, digamos, da encefalite equina do leste ou do oeste, pica filhotes de pássaros no ninho, que ainda não conseguem voar. Essas aves são infectadas e passam a ser portadoras. Outros mosquitos picam esses pássaros e depois picam outros pássaros e seres humanos em uma pirâmide de infecção que continua a crescer.

A malária, por outro lado, é em grande parte uma doença humana que é transmitida aos mosquitos através da picada, e eles depois a transmitem de volta para outros humanos. Mais recentemente, vimos um aumento nas cepas de um parasita da malária, que costumava infectar apenas macacos, infectando seres humanos no sudeste da Ásia.

A temperatura também desempenha um papel importante, porque afeta o período de incubação extrínseco: a rapidez com que o mosquito é infectado com o que quer que tenha recebido através do sangue e, em seguida, a rapidez com que se torna infeccioso. Quanto mais calor, menor o período de incubação extrínseca para a maior parte das doenças vetoriais. É por isso que a mudança climática é um fator tão significativo quando pensamos nessa transmissão.

No fim, o tipo específico que foi importante no caso de Ryan, o *Aedes triseriatus*, era um mosquito com que eu tinha uma longa história. O *Aedes triseriatus* e eu somos velhos conhecidos.

Quando eu estava no segundo ano do ensino médio, um guarda florestal local com quem eu fizera amizade me ajudou a conseguir um estágio no State Hygienic Laboratory, da Universidade de Iowa — o laboratório de saúde pública oficial do estado. Isso foi em uma época em que um número crescente de casos de encefalite de La Crosse estava ocorrendo todo verão, perto de Waukon, minha cidade natal. Esse vírus desagradável causa inchaço no cérebro, o que por sua vez pode causar fadiga, febre, dor de cabeça, náuseas, vômitos e levar a convulsões, coma e, em alguns casos, paralisia. Os sintomas mais graves ocorrem com mais frequência em adolescentes e, embora costumem ser transitórios, podem ser permanentes ou até fatais.

A doença era originalmente conhecida como encefalite da Califórnia, mas recebeu o nome atual quando uma jovem de Minnesota foi admitida com uma doença desconhecida na Clínica La Crosse Gundersen, no Wisconsin, que fica a cerca de cem quilômetros ao nordeste de Waukon. Infelizmente, a jovem morreu. Foram salvas amostras de seu cérebro e do tecido espinhal, e, cinco anos depois, um arbovírus foi isolado a partir daquelas amostras.

A encefalite de La Crosse é transmitida pelo *Aedes triseriatus*: conhecido como mosquito de buraco de árvore, que aparece na madeira dos troncos, recipientes com água, pneus abandonados e outros descartes que guardam um pouco de água da chuva e estão longe da luz solar.

Um buraco de árvore surge em madeiras duras como carvalhos quando o tronco e um galho grande formam uma forquilha que pode reter a água das chuvas ou da rega. A forquilha se torna um ambiente ideal para o *Aedes triseriatus*. É escura e calma, protegida do vento e frequentemente um receptáculo para serapilheira, que serve como fonte de alimento para os micro-organismos de que as larvas se alimentam.

O *Aedes triseriatus* raramente se desloca mais do que algumas centenas de metros de onde é chocado. O reservatório primário da doença são os roedores, mas quando um mosquito é infectado, a transmissão transovariana é possível. Ou seja, um *Aedes triseriatus* recém-chocado por uma mãe infectada já está infectado e pode transmitir La Crosse sem ter nem chegado a picar alguém infectado.

Quando comecei a trabalhar com a encefalite de La Crosse, a cada ano era comum haver entre vinte e quarenta casos no nordeste de Iowa, no sudeste de Minnesota e no sudoeste do Wisconsin. As infecções ocorriam sobretudo em crianças e adolescentes. Os primeiros sintomas costumavam ser dor de cabeça e rigidez no pescoço.

Eu montara um laboratório básico no porão da minha casa com equipamento fornecido pelo laboratório em que trabalhava. Tinha um microscópio rudimentar para classificar os insetos que recolhia e aprendi a identificar as trinta espécies de mosquitos nativas da região. Eu tinha frascos de vidro para as amostras e um congelador de gelo-seco especial para preservá-las. E ainda produzia várias armadilhas luminosas para pegar mosquitos toda noite. As armadilhas consistiam em uma grande rede presa a um cilindro de plástico transparente contendo uma lâmpada e um ventilador. Toda noite, algumas horas antes do pôr do sol, eu caminhava de quinze a vinte quilômetros distribuindo de dez a quinze armadilhas luminosas. Elas permaneceriam acesas a noite toda, graças a uma bateria de motocicleta. Eu também pendurava um saco de pano com gelo-seco logo acima da armadilha luminosa; o derretimento do gelo liberava dióxido de carbono e atraía os mosquitos. Uma vez perto da luz, os insetos eram sugados para dentro da rede pelo ventilador. Todos os dias, pouco antes do nascer do sol, eu fazia o caminho inverso e recolhia os sacos cheios de insetos. Depois de uma hora no congelador de gelo-seco, os insetos estavam todos mortos e prontos para serem classificados em frascos.

Meu trabalho era capturar *Aedes triseriatus* em áreas florestais perto de onde casos de La Crosse haviam ocorrido. Geralmente os encontrava em locais sombreados perto de seus locais de incubação, em buracos de árvores e nas forquilhas, onde os galhos se conectavam, ou nos muitos pneus descartados e outros itens não biodegradáveis que encontrávamos aos montes nas fazendas de Iowa. Eu enviava as amostras para o laboratório estadual toda semana. E, em troca, recebia uma remessa de gelo-seco para reabastecer o congelador e garantir a isca de dióxido de carbono de que precisava todas as noites.

Como parte das responsabilidades do meu projeto, também mantinha coelhos em gaiolas nas áreas próximas às armadilhas luminosas. Uma vez por semana eu colhia sangue deles para ver se haviam sido infectados. Eu tinha uma centrífuga para separar o soro do restante do sangue porque é onde estão os anticorpos. Com essa tarefa e todo o equipamento de laboratório, eu me sentia um cientista de verdade.

Continuei a fazer isso ao longo do meu penúltimo ano do ensino médio e adorava. Um sábado à noite, cheguei tarde em casa e encontrei minha mãe chorando na cozinha. Perguntei o que tinha acontecido e ela me contou que meu pai chegara em casa bêbado, como era comum acontecer, descera até o porão, furioso, e destruíra parte do meu laboratório. Então, fora embora. Em seus estupores bêbados, ele costumava dormir no chão da câmara escura onde trabalhava, no escritório do jornal local.

O porão estava uma grande confusão, com frascos de vidro quebrados por todo o lado. Felizmente, o congelador de gelo-seco com as amostras ficava trancado, para que meus irmãos e irmãs mais novos não pudessem colocar a cabeça ali dentro e acabassem presos. A lente de vidro do microscópio estava destruída. Fiquei com raiva, atordoado e assustado com as consequências que aquilo poderia ter para a continuidade do meu estágio no laboratório estadual. Então, quando meu pai chegou em casa no dia seguinte, eu o confrontei e exigi saber por que havia feito aquilo, já que sabia como o laboratório e meu trabalho eram importantes para mim.

— Que diabo aquelas porcarias estavam fazendo lá, afinal? — retrucou ele.

Nunca consegui descobrir por que ele destruiu meu laboratório — talvez tenha sido por algum ressentimento contra mim, ou desapontamento com a própria vida, que ele não era capaz de externar de outra forma. Tudo isso aconteceu mais ou menos um ano antes de eu expulsá-lo para sempre.

Na segunda-feira de manhã, tive que ligar para o dr. William Hausler, o diretor do laboratório estadual e um microbiologista de destaque nacional. Eu tinha pavor da possibilidade de perder o estágio e ainda ter que pagar por todo o equipamento arruinado.

Reuni coragem para fazer a ligação e decidi que a única abordagem possível era contar exatamente o que tinha acontecido. Estávamos em uma época e em uma parte do país em que casos assim eram silenciados.

A primeira coisa que o dr. Hausler disse depois que contei minha história aos prantos foi:

—Você está bem?

Eu disse que estava bem.

— Sua família está bem?

Respondi que sim, dadas as circunstâncias, eles estavam bem.

— O equipamento pode ser substituído — disse ele. — Vamos resolver o que quer que aconteça. Você acha que seu pai fará isso de novo?

— Não sei, mas espero que não — respondi.

O súbito alívio, respeito e amor que senti pelo dr. Hausler não tinham limites. Continuei no estágio, ele mandou o laboratório substituir o equipamento quebrado, e nós dois mantivemos contato próximo por toda a minha carreira profissional, até a morte dele, em 2011. Tive o privilégio de dar palestras ao longo da minha carreira tendo Bill na plateia. Em alguns casos, ele chegou a me apresentar à audiência. Nunca perdi uma oportunidade de contar ao mundo sobre Bill e seu papel nessa crise tão no início da minha carreira. Era o mínimo que eu podia fazer para mostrar o meu respeito pelo homem que me deu tudo para começar nessa área. E ele me ensinou uma lição valiosa sobre a importância de priorizar e agir de acordo com seus valores mais importantes no ambiente de trabalho. Mesmo que Bill já tenha partido, sempre serei seu pupilo. A propósito, o meu pai nunca mais tocou no laboratório.

Os mosquitos continuaram sendo uma grande preocupação ao longo dos meus primeiros anos à frente da Seção de Epidemiologia de Doenças Agudas no Departamento de Saúde de Minnesota. Eu estava intimamente envolvido com o acompanhamento dos casos de La Crosse em Minnesota, tentando identificar e eliminar os criadouros do *Aedes triseriatus* responsáveis pelos novos casos.

No início dos anos 1980, vimos uma grande atividade do vírus de encefalites equinas do oeste em aves e mosquitos *Culex tarsalis* e trabalhamos em estreita colaboração com o CDC para evitar grandes surtos durante o verão. O *Culex tarsalis* é uma dessas espécies de mosquitos que se reproduzem em pequenos corpos de água, incluindo pântanos e poças. Pode ser transportado pelo vento por mais de trinta quilômetros em uma única noite.

Em 1983, testes de laboratório confirmaram a presença do vírus da encefalite equina do oeste em um número crescente de amostras de mosquitos, além de casos em cavalos no centro-oeste do estado. Além de tudo isso, por causa do verão muito quente e úmido, as populações de mosquitos eram as maiores dos últimos tempos. Tínhamos todos os ingredientes para um possível surto em humanos. Eu me vi no comando de um amplo programa de pulverização de pesticidas para evitar que a doença se propagasse em cavalos e seres humanos.

Começamos as pulverizações em treze das dezoito comunidades-alvo, empregando doze aviões, incluindo a equipe de elite de pulverização da Força Aérea dos Estados Unidos, da base Wright-Patterson, em Dayton, no estado de Ohio. Então, de repente, o escritório do procurador-geral de Minnesota ficou sabendo que um juiz no condado de Otter Tail havia emitido uma ordem de restrição temporária a pedido da Associação de Produtores de Mel de Minnesota e de dois apicultores que estavam preocupados com possíveis danos às colmeias. Garanti que cobriríamos as colmeias e assumi a responsabilidade por qualquer dano. Eles sugeriram pulverizar apenas do crepúsculo ao nascer do sol, quando as abelhas não estavam mais ativas.

À meia-noite daquela mesma noite, o chefe de justiça da Suprema Corte de Minnesota convocou todo o tribunal para uma sala de reuniões no Departamento de Saúde do estado. Eu estava sem dormir havia quarenta horas, mas me vi como única testemunha representando o estado de Minnesota. Depois de ouvir meu depoimento e o de representantes do outro lado, o tribunal retirou a ordem de restrição. Concordamos em não pulverizar entre as dez da manhã e as cinco da tarde e em permanecer o mais próximo possível das nossas áreas-alvo. Esse foi um caso clássico de colocar na balança o que é melhor para a saúde pública e as preocupações legítimas de cidadãos e empresas privadas, e acho que tentamos resolver a questão levando em consideração todos os lados.

O resultado foi um dos maiores esforços de pulverização aérea para controlar a encefalite equina do oeste já realizado no país. Cobriu quarenta condados, ou aproximadamente metade da população do estado, custou 1,7 milhão de dólares e envolveu uma mangueira quebrada de um avião contratado, que despejou quatrocentos galões do produto químico no celeiro de uma fazenda e gerou umas cem ações judiciais por danos, pelas quais o Departamento de Saúde pagou um total de cerca de 59 mil dólares.

Mas não houve surto, e quando um repórter me questionou eu falei que, em circunstâncias semelhantes, faria a mesma coisa. Nunca teremos certeza se teria ocorrido um surto em humanos caso não tivéssemos pulverizado o inseticida. Esse é o desafio da prática proativa em saúde pública. Se você evita que algo aconteça, será sempre questionado se a ação foi mesmo necessária.

Por outro lado, se você não agir a partir das informações que possui e ocorrer um surto, será jogado na fogueira pela mídia, pelos parlamentares e até por seus colegas. Sempre me posicionei como um profissional de saúde pública que prefere responder por algo que fez do que por algo que não fez.

No fim, os produtores de mel nos apoiaram, apesar da perda de algumas colmeias, e o CDC emitiu uma declaração que dizia: "O programa de contenção da ameaça de encefalite equina do oeste em Minnesota foi excelente."

Dois anos depois, o CDC pediu que eu fizesse parte de um grupo de trabalho sobre o *Aedes albopictus*, um mosquito transmissor da dengue e da febre amarela. O grupo era presidido por William "Bill" Reeves, de Berkeley, um dos gigantes no campo de doenças transmitidas por vetores, que havia sido nosso consultor no programa de pulverização em Minnesota — uma das principais razões pelas quais eu tinha confiança de que o programa funcionaria.

Aquele era um caso raro, um em um milhão, em que tentamos ser proativos em vez de reativos. Embora ainda não estivesse espalhando nenhuma doença, o *Aedes albopictus* tinha sido identificado pela primeira vez nos Estados Unidos e o CDC queria ficar à frente do problema. Descobrimos que um grande número de pneus de caminhão reformados estava sendo importado do Extremo Oriente. Antes de serem carregados em navios, muitos desses pneus ficavam parados por algum tempo antes e depois de serem recauchutados — recipientes perfeitos para acumular água da chuva e, por consequência, receptáculos perfeitos para que os mosquitos botassem seus ovos. É assim que muitas doenças infecciosas se propagam. O *Aedes aegypti*, a "barata" dos mosquitos, graças à sua capacidade de viver muito bem no ambiente humano, tanto dentro quanto fora de casa, chegou às Américas pegando carona em navios negreiros vindos de certas regiões do continente africano. A busca pela saúde pública quase sempre envolve o estudo de consequências não intencionais.

O *Aedes triseriatus* continua sendo um importante desafio à saúde pública. Mas o *Aedes aegypti* é a causa da atual crise global de saúde pública.

Já em 1915, a Fundação Rockefeller fez da pesquisa e erradicação da febre amarela uma prioridade. Isso colocou o *Aedes aegypti* no centro das atenções da saúde pública, pois é o principal vetor da febre amarela. No fim da década de 1940, Fred Soper, da Fundação Rockefeller e da Organização Sanitária

Pan-Americana (que mais tarde se tornaria Organização Pan-Americana de Saúde), promoveu uma iniciativa coordenada e abrangente para erradicar o *Aedes aegypti* nas Américas. O programa envolveu um amplo esforço nacional e usou uma combinação de métodos de eliminação, incluindo reduzir o local de reprodução e matar tanto as larvas quanto os mosquitos adultos através do uso de pesticidas como o diclorodifeniltricloroetano (DDT).

A verdade é que tivemos tanto sucesso que consideramos o problema resolvido e começamos a encarar a eliminação dos mosquitos como certa, o que levou à apatia e a um lapso de vigilância. O avanço de itens não biodegradáveis que frequentemente acabavam se acumulando como lixo em ambientes externos também não ajudou.

Ao longo das décadas de 1960 e 1970, a proliferação de favelas em megalópoles em todo o mundo em desenvolvimento significou uma proliferação de plásticos e resíduos sólidos descartados sem cuidado — ambiente perfeito para reprodução do *Aedes aegypti*.

Hoje, não apenas perdemos o terreno que havíamos conquistado, como ainda demos um passo atrás. Para algumas doenças transmitidas por mosquitos, como aquelas em que o *Aedes aegypti* é o vetor primário, a taxa de infecção humana é maior hoje do que em qualquer momento da história humana. Isso certamente é verdade para a atual disparada de casos de febre amarela, dengue, chikungunya e Zika.

A verdade é que hoje nenhum país está controlando adequadamente os mosquitos, particularmente os do gênero *Aedes*. Mas em um passado não tão distante, conseguimos grande controle sobre o *Aedes aegypti* nas Américas. Esse esforço começou logo após a virada do século XX, com ênfase na redução das fontes — encontrando onde os mosquitos depositavam seus ovos e eliminando esses locais. Em 1962, uma porção considerável do Ocidente havia sido declarada totalmente livre do mosquito e da dengue. Foi por volta dessa época que tudo desandou. Para compreender melhor esse fracasso, é preciso entender os sucessos do passado.

No distrito de Marianao, em Havana, Cuba, há um monumento alto de pedra com uma seringa esculpida no topo, em memória do dr. Carlos Finlay.

O Centro Médico Militar Nacional em Bethesda, no estado de Maryland, foi batizado em homenagem ao dr. Walter Reed.

A Medalha Gorgas, em homenagem ao dr. William C. Gorgas, é concedida pela Associação de Cirurgiões Militares dos Estados Unidos.

Essas e outras numerosas e merecidas honrarias testemunham a grandeza desses três gigantes pioneiros no campo de doenças infecciosas e da guerra em curso contra o mosquito *Aedes aegypti*.

Se não fosse pelo *Aedes aegypti*, os franceses poderiam ter tido sucesso na construção do Canal do Panamá, em vez de abandonar o projeto depois de um esforço de treze anos que causou a morte de até duzentos trabalhadores por mês, em decorrência da febre amarela e de outras doenças transmitidas por vetores. E foi a liderança em saneamento e controle de mosquitos de Gorgas, baseando-se nas teorias e descobertas de Finlay e Reed, que permitiu aos americanos terminarem o trabalho e revolucionarem o transporte e o comércio no Ocidente.

Febre amarela

A febre amarela — que recebeu esse nome porque, em sua forma severa, danifica o fígado e causa icterícia — é um flavivírus que se acredita ter se originado na África Oriental ou Central. A maioria das pessoas infectadas apresenta sintomas leves ou é assintomática. Os efeitos relatados com mais frequência incluem febre repentina, calafrios, dor de cabeça, dor nas costas, dor no corpo, náusea e vômito, fadiga e fraqueza. Grande parte dos infectados melhora após os primeiros sintomas. Mas, após uma breve remissão que pode ir de algumas horas a um dia, aproximadamente 15% dos casos progridem para a forma mais severa de doença, caracterizada por febre alta, icterícia, sangramento e, às vezes, choque e falência múltipla de órgãos. Não há tratamento específico para a febre amarela severa. De 20% a 50% dos casos graves resultam em morte.

Seu vetor principal, o *Aedes aegypti*, chegou às Américas em navios negreiros e causou o primeiro surto registrado, em 1647, na ilha de Barbados. Aos poucos, se deslocou pelo Caribe pela Costa Leste, até chegar a Nova York na década de 1660 e ao Recife, no Brasil, em 1685. Um grande surto atingiu a Filadélfia e o vale do rio Mississippi em 1669. Não demorou muito até que todas as regiões de clima quente nas Américas fossem colonizadas pelo *Aedes*.

Carlos Finlay era um médico cubano formado pelo Jefferson Medical College, na Filadélfia, onde conheceu o dr. John Kearsley Mitchell, um dos principais defensores da teoria microbiana das doenças, o fundamento intelectual da medicina de doenças infecciosas. Finlay retornou a Havana em 1857 e se estabeleceu como oftalmologista. Mas não é por essa especialidade que Finlay é lembrado. Foi sua teoria de que o flagelo da febre amarela era causado não pelo "ar ruim" da teoria dos miasmas ou mesmo pelo contato de humano com humano, mas por meio das picadas dos mosquitos. Ele apresentou sua teoria na Conferência Sanitária Internacional, em Washington em 1881. Um ano mais tarde, dobrou a aposta ao identificar o gênero *Aedes* como o principal culpado e sugeriu que o controle da população de mosquitos poderia ser um bom caminho para combater a febre amarela e a malária.

Em junho de 1900, o major e médico Walter Reed, do Corpo Médico do Exército dos Estados Unidos, foi designado pelo cirurgião-geral do Exército, George Miller Sternberg, para ir a Cuba, logo depois da Guerra Hispano-Americana, para testar os conceitos de Finlay. Reed tinha, até ali, renome no campo de doenças infecciosas, com grande experiência em surtos de febre tifoide em postos militares avançados.

Nos arredores de Havana, Reed construiu dois alojamentos, que apelidou de Casa dos Fômites ("fômite" é um objeto físico capaz de transportar infecção e, quando tocado, transmiti-la) e Casa dos Mosquitos. Foi oferecido um pagamento em dinheiro a voluntários para que dormissem em um dos dois alojamentos. A Casa dos Fômites era verdadeiramente repugnante, com roupas de cama sujas, contaminadas com vômito, urina e fezes de pacientes infectados com febre amarela. Há relatos de visitantes vomitando assim que entraram na atmosfera fétida. Mas Reed se certificou de que nenhum mosquito entrasse.

A Casa dos Mosquitos, por outro lado, foi mantida impecavelmente limpa, com boa circulação de ar. Dentro dela, o espaço para dormir era dividido por uma partição que ia do teto ao chão. Um lado foi mantido completamente livre de mosquitos. No outro, os insetos foram intencionalmente introduzidos.

Ao fim do experimento, nenhum dos voluntários na parte livre de mosquitos da casa limpa ou as pobres almas que tinham ocupado a Casa dos Fômites tinham se infectado com qualquer doença grave. Mas muitos voluntários do grupo infestado de mosquitos foram contaminados com o vírus da febre amarela.

Essa foi a prova de que o Exército e o restante da comunidade médica precisava. O general Leonard Wood, um respeitado médico por seu próprio mérito e, na época, governador militar de Cuba, declarou: "A confirmação da doutrina do dr. Finlay é o maior avanço científico no campo médico desde a descoberta da vacina [contra varíola] por Jenner."

O trabalho de Reed, pelo qual ele livremente creditou Finlay, levou ao controle da população de mosquitos nos trópicos e a um tremendo declínio nas taxas de mortalidade da febre amarela. Isso, por sua vez, levou ao sucesso de Gorgas no controle da febre amarela na Flórida, em Cuba e no Panamá.

A partir dessa época, o controle de mosquitos se tornou uma prioridade nacional, e o governo federal assumiu uma posição de liderança. Nas décadas de 1940 e 1950, um esforço internacional, liderado pela Organização Pan-Americana de Saúde e pela Fundação Rockefeller, basicamente eliminou o mosquito *Aedes aegypti* de 23 países do Ocidente.

Na década de 1960, o *Aedes aegypti* foi quase eliminado das Américas graças, em parte, à extensa pulverização de DDT nas residências. A fórmula garantiu o Prêmio Nobel de 1948 a Paul Hermann Müller, químico suíço que a inventou. Mas em 1962, depois que o livro de Rachel Carson, *Primavera silenciosa*, levou a um aumento da conscientização ambiental e provocou o questionamento dos efeitos ambientais e fisiológicos do DDT, o inseticida foi gradualmente banido e recolhido.

Desde sua publicação, *Primavera silenciosa* tem sido uma fonte inesgotável de debate e controvérsia, e não é nosso objetivo questionar sua precisão ou mesmo seu legado. Deveria ser observado, no entanto, que o uso extensivo de DDT na agricultura, e não o uso extremamente limitado da saúde pública, foi o que impulsionou os efeitos ambientais e o movimento resultante contra o composto químico. Mas em 1970, vários anos após a proibição da era da *Primavera silenciosa*/DDT, a comunidade de saúde pública declarou vitória sobre o *Aedes aegypti* e passou para outras prioridades.

Basta dizer que, nos anos que se seguiram desde o final das pulverizações com DDT, o *Aedes aegypti* e outras espécies de mosquitos avançaram sorrateiros — na realidade, zumbindo — em ambientes humanos e usaram a era de três décadas de complacência no fim do século XX como uma boa oportunidade para se reagrupar. Hoje, o *Aedes* é amplamente resistente ao DDT, tornando seu uso irrelevante.

O dr. Duane J. Gubler, professor emérito da Escola Médica de Cingapura da Universidade Nacional de Duke, é um dos principais especialistas em doenças transmitidas por vetores. Ele identificou quatro fatores que, combinados com a apatia pós-1970 em relação ao *Aedes*, levaram ao problema mundial que enfrentamos hoje: urbanização não planejada e crescimento populacional; globalização, com o incremento do transporte aéreo e o aumento de viagens internacionais; o moderno desafio dos resíduos sólidos (lixo não biodegradável feito de plástico e borracha, que se tornam locais ideais de reprodução do *Aedes*); e a falta de efetivo local no controle de mosquitos. Juntos, esses fatores permitiram que o *Aedes aegypti* se adaptasse a viver em meio a grandes populações humanas. Ele se deslocou ao redor do mundo com facilidade através do moderno sistema de transporte de passageiros e de remessa, e prospera em qualquer ambiente onde os humanos também prosperem.

A febre amarela, cuja derrota definiu um dos grandes triunfos da saúde pública, agora está de volta. Por enquanto, continua sendo em grande parte uma doença do continente africano, com um número estimado de 180 mil casos graves da doença todos os anos, incluindo febre e icterícia. Desses, estima-se que 78 mil morrerão. Mas, de acordo com Gubler, é apenas uma questão de tempo até que ela se restabeleça nos trópicos do Ocidente e regiões quentes.

Em 2011, no editorial de uma revista médica, Gubler disse que esperava ver casos de febre amarela surgirem em metrópoles em todo o mundo em desenvolvimento. Se isso acontecesse, escreveu ele, "o vírus se deslocaria muito rapidamente... causando uma emergência de saúde global". Ele chegou a ponto de alertar: "O mundo está sentado sobre uma 'bomba-relógio' no que se refere à febre amarela, cujo vírus é mais virulento do que o da dengue."

Essa bomba-relógio já pode ter chegado. Em dezembro de 2015, Angola notificou a OMS a respeito de um surto emergente de febre amarela, que era exatamente a preocupação de Gubler. Houve transmissão local ampla na capital, Luanda, que tem uma população de mais de sete milhões de pessoas. A epidemia se espalhou para várias outras grandes áreas urbanas do país.

A febre amarela eclodiu em uma ampla faixa a partir do Senegal e seguiu para o sul até chegar em Angola, na costa oeste, atravessando o continente até Sudão, Sudão do Sul, Uganda, Etiópia e Quênia. A OMS declarou uma emergência de Grau 2 (em uma escala de 3) em março de 2016. Embora a doença parecesse estar sob controle em Angola e na República Democrática do Congo até o verão de 2016, só o tempo dirá se o controle realmente vai acabar com essa crise.

A experiência de saúde pública em Angola destaca os desafios de gestão. A OMS enviou mais de seis milhões de doses da vacina contra a febre amarela um mês antes de declarar a emergência. No fim de março, cerca de um milhão dessas doses tinham desaparecido inexplicavelmente. Algumas das doses restantes foram enviadas para áreas não afetadas pela doença e grandes quantidades foram enviadas sem as seringas, tornando-as inúteis. Uma reportagem da *Associated Press* afirmou: "Essa falta de supervisão e má administração prejudicou o controle do surto na África Central, a pior epidemia de febre amarela em décadas."

O surto na República Democrática do Congo, concentrado em Kinshasa, poderia vir a se transformar em uma verdadeira epidemia. Se isso acontecer, a probabilidade de propagação para a Ásia e para as Américas aumentará substancialmente. Imagine uma epidemia de febre amarela nas Américas logo após uma de chikungunya e Zika, concomitante com a de dengue.

A expansão da febre amarela para a China tornou-se assustadoramente plausível. O dr. Sean Wasserman, da Universidade da Cidade do Cabo, na África do Sul, foi o principal autor de um artigo intitulado "Casos de febre amarela na Ásia: Preparados para uma epidemia", publicado em 5 de maio de 2016 no *International Journal of Infectious Diseases*. Ele e seus dois coautores advertiram:

> O atual cenário de um surto de febre amarela em Angola, onde existe uma grande força de trabalho chinesa, a maioria não vacinada, juntamente com o grande volume de viagens aéreas para um ambiente propício à transmissão na Ásia, é sem precedentes na história. Essas condições levantam a possibilidade alarmante de uma epidemia de febre amarela, com taxa de mortalidade de até 50%, em uma região com uma população suscetível de dois bilhões de pessoas e onde há infraestrutura extremamente limitada para responder de forma eficaz.

Além da recém-aprovada vacina contra a dengue, de todas as doenças transmitidas pelo *Aedes*, a febre amarela é a única para a qual existe uma vacina estabelecida, eficaz e barata. Mas existe um problema: não temos nem teremos vacina suficiente para cobrir sequer uma pequena porcentagem daqueles que precisariam dela, caso grandes cidades da África precisem de vacinação imediata por conta de um novo surto. E se os casos urbanos de febre amarela surgirem nas Américas ou na Ásia, a situação se tornará ainda mais séria.

Como isso aconteceu? Por que não estamos preparados?

A vacina contra a febre amarela é altamente eficaz; uma única dose fornece proteção por toda a vida para a maioria dos vacinados. Mas é o que chamamos de uma vacina "legacy", o que significa que é antiga pelos padrões modernos e uma das mais difíceis de serem produzidas, um legado. Como a maior parte do nosso estoque de vacinas contra a gripe, a da febre amarela é fabricada a partir de ovos embrionados de galinha, com métodos de produção que não mudaram substancialmente nos últimos oitenta anos. A vacina demora até seis meses para ser produzida e é vulnerável a problemas de fabricação.

Há apenas seis fabricantes da vacina contra a febre amarela, e eles conseguem produzir apenas de cinquenta a cem milhões de doses por ano. Dois desses fabricantes produzem apenas vacina suficiente para uso em seu próprio país. Lembre-se de que existem mais de 3,9 bilhões de pessoas que vivem em uma área do mundo com grandes populações de *Aedes aegypti*. Simplesmente não é possível acelerar de repente a produção das vacinas, mesmo que dinheiro não fosse um problema. É como construir um arranha-céu; não importa quanto se está disposto a investir no processo, só se pode construir um andar de cada vez.

Levaria anos para aumentar a capacidade de produção. Infelizmente, as coisas vão piorar com a nossa atual capacidade de produção no momento mais inoportuno. Uma das seis grandes fábricas de vacina foi fechada para manutenção em 2016.

Apesar dos avisos ao longo dos anos sobre o futuro das doenças relacionadas ao *Aedes* em todo o mundo — feitos por pessoas como Gubler, eu e outros —, nem de perto estamos prontos para enfrentar um surto global de febre amarela em rápido crescimento com nossa vacina atual. Mas há um possível raio de esperança. Estudos mostraram que a vacina atual pode ser diluída para um quinto ou até um décimo da dose atual e ainda fornecer boa proteção. Vários especialistas em febre amarela concordam. A OMS aprovou essa abordagem em junho de 2016, mas não é uma garantia total. Ainda há preocupações sobre se uma vacina diluída será estável e funcionará bem tanto em crianças quanto em adultos. E, mesmo com a diluição máxima da vacina, não teríamos o suficiente para cobrir as populações em risco no caso de uma epidemia emergente de febre amarela na África, na Ásia e nas Américas. A febre amarela é uma doença vetorial que poderia tomar facilmente o globo e deixar em segundo plano a gravidade e a mortalidade do Ebola e do vírus da Zika. Agora vivemos em um mundo *Aedes*. Mesmo que o atual surto africano não detone uma epidemia global em áreas urbanas, podemos ter certeza de que outro irá detonar.

Dengue

A dengue é atualmente a mais importante doença viral transmitida por vetores que afeta os seres humanos. Ela surge em duas formas: a dengue clássica, que é como um resfriado, sem grandes complicações e com uma recuperação previsível; e a dengue hemorrágica, que, por outro lado, é uma doença relativamente nova e pode levar à morte. Embora haja certo debate nos círculos científicos sobre a magnitude do problema, um estudo de 2013 de várias das principais instituições acadêmicas, incluindo as Universidades de Oxford, de Harvard e de Cingapura, concluíram que existem aproximadamente 390 milhões de infecções por dengue a cada ano, e a maioria delas apresenta sintomas muito brandos, ou nenhum sintoma. Mas há pelo menos 96 milhões que apresentam sintomas mais graves. No Sudeste Asiático, a dengue hemorrágica é uma das principais causas de hospitalização e óbito de crianças.

"Dengue" é uma palavra espanhola de origem desconhecida, mas pode derivar da frase suaíli *kidinga popo*, que significa "doença causada por um espírito maligno". O dr. Benjamin Rush, um dos signatários da Declaração de Independência dos Estados Unidos, a chamou de "febre quebra-ossos" e "febre remitente biliosa". Muitos pacientes apresentam sintomas como febre, erupção cutânea e dores musculares e articulares — que às vezes dão a sensação de que os ossos estão se quebrando.

Os quatro "sorotipos", ou versões distintas do vírus, são classificados de DEN-1 a DEN-4. Grandes epidemias de dengue — sobretudo de dengue hemorrágica — em grandes centros urbanos tropicais, causadas por todos os quatro sorotipos, resultam em uma taxa de mortalidade alta, em especial em países com poucos recursos, onde frequentemente causam colapso no sistema de saúde primário e provocam o caos com os hospitais e as clínicas sobrecarregados de pacientes.

Embora a exposição a qualquer um dos sorotipos provavelmente ofereça imunidade a esse tipo em particular, isso não significa que se está protegido dos outros três. A dengue hemorrágica pode ocorrer se um indivíduo for exposto a outro dos sorotipos. Ela é caracterizada por hemorragia interna grave e queda repentina da pressão arterial, levando a um estado de choque e, com muita frequência, à morte. Essa condição é conhecida como "agravamento dependente de anticorpos". O fato de ter algum anticorpo de outra cepa da dengue faz com que o próprio sistema imunológico do paciente tenha uma reação exagerada e isso resulte nessa doença potencialmente letal. "O amor pode ser ainda mais encantador na segunda vez", como cantava Sinatra nos anos 1960, mas a dengue definitivamente não é.

Essa é uma evolução relativamente nova na história natural da doença. A dengue é conhecida há quase mil anos, e foi identificada pela primeira vez durante a dinastia Jin, na China, onde era associada a insetos voadores. Em 1907, foi a segunda doença infecciosa, depois da febre amarela, a ter um vírus como causa confirmada. Mas foi durante a Segunda Guerra Mundial que a dengue evoluiu para a ameaça que conhecemos hoje.

Graças ao transporte em massa de tropas pela Ásia e pelo Pacífico, e a consequente perturbação da ecologia local, e a rápida urbanização pós-guerra do Sudeste Asiático, os diferentes sorotipos se espalharam, e casos mais graves da doença emergiram, notificados pela primeira vez nas Filipinas e na Tailândia, em 1953. Na década de 1970, a dengue havia se tornado uma causa significativa de mortalidade em toda a região do Pacífico. O que chamamos agora de dengue hemorrágica foi observado, começando nas Américas do Sul e Central, no início dos anos 1980, sob a forma de DEN-2, em pacientes que já tinham anticorpos para DEN-1.

A OMS estabeleceu uma meta de reduzir a morbidade da dengue em pelo menos 25% e a mortalidade, em pelo menos 50%, até 2020. Para que esse objetivo seja atingido, depende-se em grande parte do desenvolvimento de vacinas eficazes. A primeira, CYD-TDV, foi inicialmente licenciada no México, em dezembro de 2015, pela Sanofi Pasteur, a divisão de vacinas da empresa farmacêutica Sanofi. Os testes clínicos da fase III mostraram uma eficácia média entre 40% e 50% para DEN-1; 30% a 40% para DEN-2; e 70% e 80% para DEN-3 e DEN-4. Ainda são necessários mais testes clínicos antes de sabermos definitivamente a real eficácia da vacina, em especial contra a dengue hemorrágica. Poderíamos chamar esses resultados de encorajadores, mas ainda há um longo caminho pela frente.

Enquanto isso, estão em desenvolvimento outras cinco candidatas à vacina contra a dengue. Mas a cronologia aqui destaca um ponto importante sobre saúde pública: não se pode simplesmente estalar os dedos, jogar um monte de dinheiro em um problema e esperar uma solução mágica. O cenário ideal é começar a desenvolver soluções antes que o problema saia do controle.

E devemos sempre antecipar problemas.

Quando as vacinas contra a dengue foram consideradas pela primeira vez, houve preocupação de que o anticorpo produzido pela vacinação pudesse levar a uma situação de agravamento dependente de anticorpos para aqueles que são expostos ao vírus vários anos após a vacinação, tornando-os mais vulneráveis à dengue hemorrágica. No verão de 2016, o dr. Scott Halstead, uma das principais figuras da pesquisa sobre dengue dos últimos cinquenta anos, alertou para o fato de que crianças com menos de cinco anos vacinadas com a CYD-TDV tinham de cinco a sete vezes mais chance de serem hospitalizadas por infecção grave resultante da dengue do que aqueles que não receberam a vacina.

Não está claro o que esses dados significam no momento, mas geram muitas perguntas, como, por exemplo, se o efeito era limitado a crianças pequenas e se o risco continua a aumentar ao longo do tempo depois da vacinação. Ao menos até descobrirmos as respostas, esse fato é realmente um alerta vermelho em relação não só a essa vacina em particular, mas a todas as outras ainda em desenvolvimento.

Desde o final do controle efetivo dos mosquitos na década de 1970, a base principal do *Aedes* se expandiu consideravelmente. Um estudo recente estima que hoje mais de 3,9 bilhões de pessoas, em 128 países, correm risco de infecção pelo vírus da dengue. Isso significa que elas também correm risco de sofrer de outros males infligidos pelo *Aedes aegypti*: febre amarela, chikungunya e Zika. Existem várias outras doenças virais transmitidas por mosquitos que um dia podem vir a se tornar a próxima crise de saúde pública transmitida pelo *Aedes*, incluindo febres virais como a de Sepik, a do Rio Ross, a de Spondweni e a do Vale do Rift. Como foi o caso dos vírus da Zika ou da chikungunya poucos anos atrás, esses são problemas de que ninguém ouviu falar ainda.

Nos últimos quarenta anos, nos diz Gubler, houve falhas nos esforços de erradicação do mosquito. Atualmente, tivemos apenas dois casos reais de sucesso no controle do *Aedes aegypti*: um em Cingapura, de 1973 até 1989; e outro em Cuba, de 1982 a 1997. As duas campanhas acabaram falhando, mas por razões distintas. Cingapura experimentou uma onda de crescimento econômico, que exigiu a importação de centenas de milhares de trabalhadores migrantes, muitos vindos de áreas nas quais a dengue era endêmica. Esse fator, combinado com o afluxo de turistas, reduziu substancialmente a imunidade coletiva. No caso de Cuba, o problema surgiu quando uma

União Soviética que se esfacelava não pôde mais fornecer ajuda financeira substancial. O programa *Aedes aegypti* foi uma das vítimas. Os dois casos nos lembram de que a saúde pública está indissoluvelmente ligada a todos os outros fatores sociais.

Chikungunya

Acredita-se que a palavra "chikungunya" tenha vindo da língua maconde, falada no sudeste da Tanzânia e no nordeste de Moçambique, e significa "curvado", uma descrição bastante precisa, já que um dos principais sintomas desse alfavírus transmitido pelo *Aedes* costuma ser dor nas articulações. Outros sintomas incluem febre, erupção cutânea, fadiga, dor de cabeça, conjuntivite e desconforto no trato digestivo. A taxa de mortalidade é baixa — menos de um a cada mil casos —, mas a dor nas articulações pode durar meses ou anos e se tornar uma causa de dor crônica e de incapacidade.

O vírus da chikungunya foi isolado pela primeira vez na África e se espalhou para a Ásia na década de 1950, causando pequenas epidemias na Índia, em Mianmar, na Tailândia e na Indonésia. Pareceu desaparecer na década de 1980, mas ressurgiu em 2004 na África Oriental. A nova cepa era altamente transmissível e, em dois anos, a Índia teve cerca de 1,3 milhão de casos.

A primeira informação do vírus da chikungunya nas Américas aconteceu em Saint Martin, no fim de novembro de 2014. Minha família viajaria de férias para Saint Martin no mês de março seguinte. Ao saber da confirmação de casos de chikungunya na ilha, percebi que a doença se espalharia rapidamente entre moradores e visitantes. Apesar da resistência de amigos e familiares e de ouvir que eu estava exagerando, cancelei nossa reserva 91 dias antes da data da viagem (nosso contrato garantia reembolso total se cancelássemos com mais de noventa dias de antecedência). No período de março em que tínhamos planejado estar em Saint Martin, a transmissão do vírus da chikungunya estava indo de vento em popa lá. Em junho de 2016, já havia se espalhado para 45 países do hemisfério, com mais de 1,7 milhão de casos e 275 mortes relatadas.

Embora não seja uma perspectiva agradável sofrer da doença, não olhamos para a chikungunya com a mesma seriedade e urgência que dedicamos a outras doenças. A febre amarela e a dengue hemorrágica podem matar, ao passo que a chikungunya provavelmente apenas o deixará se sentindo mal por algum tempo. Mas agora que o vírus se instalou nas Américas, estamos aprendendo que a chikungunya pode ser mais séria do que pensávamos a princípio.

Todos esses vírus compartilham o *Aedes aegypti* como seu vetor principal. Seu primo rural, o *Aedes albopictus* — conhecido como mosquito-tigre-asiático —, está começando a adaptar alguns de seus hábitos e hábitats e acabou se tornando um vetor secundário.

Não existe uma fórmula mágica para controlar a população de *Aedes aegypti* e de *Aedes albopictus*. Estudos confirmaram nossa convicção de que um bom controle do vetor é uma ciência complexa que envolve não apenas eliminar mosquitos adultos, mas também reduzir as fontes e usar larvicidas. Também é importante destacar que não houve desenvolvimento de um inseticida novo, seguro e eficaz para substituir o DDT.

Hoje, nenhuma organização de saúde pública ou agência do governo é responsável pelo controle de mosquitos. Imagine o aeroporto O'Hare funcionando sem uma torre de controle de tráfego aéreo. Isso é o que temos para o controle global, regional, nacional e até mesmo local do *Aedes* no século XXI.

O que precisamos é de programas de controle de mosquitos abrangentes, integrados, feitos país por país, direcionados à eliminação do criadouro e, quando isso não for possível, à redução do criadouro. Precisamos de ferramentas novas e melhoradas para atacar os mosquitos adultos, incluindo pesticidas novos e eficazes e tecnologias modernas, como mosquitos geneticamente modificados. Por fim, o que precisamos é de vacinas seguras e eficazes para os vírus transmitidos pelo *Aedes*.

Com a suspeita residual em relação ao DDT e a resistência construída pelos mosquitos ao longo das décadas, novas classes de inseticida terão que ser desenvolvidas para garantir pelo menos seis meses de eficácia na maioria dos climas. Em áreas continuamente quentes, a pulverização pode ter que ocorrer mais de uma vez por ano. Será necessário atingir mosquitos adultos e larvas.

Várias tentativas de contar com os mosquitos no controle de sua própria população parecem promissoras. Liberar machos estéreis na população de *Aedes* pode diminuir o número de mosquitos na natureza. Estão sendo realizados testes de campo na Malásia, nas Ilhas Cayman, no Brasil e no Panamá. Sou cético em relação a esse método de controle por causa de algumas características comportamentais dos *Aedes*. Em geral eles não voam além de algumas centenas de metros de onde eclodem, e não se aventuram nem a atravessar uma rua. Para que a abordagem do macho estéril funcione, os mosquitos teriam que ser distribuídos a cada cem metros por todo o continente americano. Isso seria como construir uma escada até a Lua. Pode ser útil em um nível local limitado, mas não a base de um programa nacional de controle.

Outra abordagem é infectar mosquitos com *Wolbachia*, uma bactéria comum que interfere na transmissão do vírus pelo mosquito. Uma terceira possibilidade envolve a alteração genética de machos para que os ovos postos pelas fêmeas nunca se transformem em insetos maduros. Uma quarta técnica experimental, conhecida como *gene drive*, ou "genética dirigida", pode ser capaz de alterar o sistema imunológico dos mosquitos para impedir a transmissão do vírus.

Embora Gubler gostasse de ver o desenvolvimento de vacinas eficazes e seguras, que pudessem ser adaptadas a todos ou a alguns dos arbovírus transmitidos por *Aedes*, ele adverte que isso, por si só, jamais será uma solução bem-sucedida. Gubler acredita, e eu concordo plenamente, que uma abordagem rigorosa e integrada que envolva um programa de pulverização em estilo paramilitar, redes eficazes contra mosquitos em áreas vulneráveis e sem ar-condicionado, ou telas nas janelas, além da manipulação genética e do controle de populações de mosquitos, tudo isso deve ser instituído em conjunto para que se alcance um progresso significativo e duradouro contra o *Aedes aegypti* e suas espécies relacionadas. Como vimos com muitas outras doenças, os países pobres no mundo em desenvolvimento podem não ter meios para comprar medicamentos e vacinas e terão que contar com seus próprios recursos.

Cientes de como é fragmentada a liderança no controle de doenças vetoriais, tanto em nível global, quanto regional, nacional e local, Gubler e uma coalizão de colegas especialistas propuseram a criação de uma aliança global de instituições com interesse constituído na prevenção de doenças transmitidas pelo *Aedes*. O nome proposto é Aliança Global para Controle de Doenças Transmitidas pelo Aedes (GAAD, na sigla em inglês), e incluiria ONGs, agências de financiamento internacional e fundações. Seu braço operacional, conhecido como Consórcio Global de Dengue e Doenças Transmitidas pelo Aedes (GDAC), pretende trabalhar em estreita colaboração com a OMS e organizações internacionais e governamentais selecionadas.

Minha reclamação permanente quando não vejo medidas importantes e racionais sendo tomadas contra as principais ameaças de doenças é: "Ninguém está no comando!" Então, quando vemos um grupo de especialistas responsáveis pronto e disposto a assumir um papel de liderança, meu primeiro — e duradouro — instinto é prometer meu apoio entusiástico.

CAPÍTULO 15

Zika: esperando o inesperado

A rápida evolução do surto de Zika nos alerta que uma doença antiga, que permaneceu adormecida por seis décadas na África e na Ásia, pode de repente acordar em um novo continente e causar uma emergência de saúde global.

Dra. Margaret Chan, diretora-geral da OMS
23 de maio de 2016

Uma doença infecciosa conhecida há quase setenta anos de repente se tornou uma palavra familiar quando o vírus da Zika apareceu em grande parte do Ocidente na primavera de 2016. Todo mundo parecia chocado que essa nova infecção, que causava defeitos congênitos terríveis, tivesse surgido aparentemente do nada. Mas a Zika não apareceu do nada para fazer sua estreia no continente americano. Muitos dos meus colegas simplesmente não estavam prestando atenção ao que a Mãe Natureza estava prestes a fazer. Eles não estavam procurando no lugar certo.

A Zika foi detectada pela primeira vez em um macaco rhesus na floresta Zika, em Uganda, em 1947, e depois o vírus foi isolado em uma menina de dez anos na Nigéria, em 1954. Na Ásia, foi vista pela primeira vez em 1966, quando o vírus foi isolado do *Aedes aegypti* na Malásia. Comparado com coisas muito ruins, como malária e febre amarela, os sintomas da Zika pareciam leves — conjuntivite, uma erupção rosada e, às vezes, dor nas articulações e musculares, ou nenhum sintoma. Por cinquenta anos, não houve mais de vinte casos documentados da doença em humanos, e a maioria deles foi identificada acidentalmente e em testes para febre amarela. Ninguém sequer pensou em produzir uma vacina.

As autoridades de saúde pública assistiram com interesse, mas pouco alarmadas, ao vírus da Zika atravessar o Pacífico até a ilha de Yap, na Micronésia, em 2007. Em 2013, chegou à Polinésia Francesa, e foi então que os monitores internacionais de saúde pública deveriam ter percebido que algo assustador estava acontecendo.

Entre outubro de 2013 e fevereiro de 2015, foram documentadas 262 infecções pelo vírus da Zika no país. Entre esses casos, setenta indivíduos apresentaram complicações neurológicas ou autoimunes, incluindo 38 casos de Síndrome de Guillain-Barré.

A Guillain-Barré, às vezes chamada de poliomielite francesa, é causada por uma reação autoimune: anticorpos atacam a bainha de mielina — o revestimento que cobre os nervos do nosso corpo. Quando esse revestimento é danificado, o nervo não consegue manter sua condução elétrica. Cerca de metade dos casos ocorre logo após uma infecção. As causas mais comuns são a bactéria *Campylobacter*, citomegalovírus e o vírus Epstein-Barr.

Alguns casos são extremamente leves. Outros podem ser assustadores e exigir hospitalização. Essa síndrome costuma ser transitória, pois a bainha de mielina se regenera. Isso pode levar de várias semanas a meses. Entretanto, nesse meio-tempo, a doença muitas vezes requer tratamento intensivo, e para aqueles com problemas de saúde prévios, ou em casos particularmente graves em indivíduos previamente saudáveis, ela pode afetar os músculos respiratórios e levar à morte. Mesmo com tratamentos de países desenvolvidos, cerca de 10% das vítimas sofrerão efeitos duradouros. Em países em desenvolvimento, onde não se encontra atendimento médico de qualidade, é provável que a síndrome de Guillain-Barré resulte em mais fatalidades e sequelas.

O fato de que certas infecções virais e bacterianas podem, em casos relativamente raros, desencadear essa síndrome não é uma descoberta nova, e especialistas em doenças infecciosas estão sempre alertas contra ela em seus pacientes gravemente doentes. Mas nada tão grave tinha sido observado anteriormente com a Zika e, quando perceberam as ocorrências de síndrome de Guillain-Barré, a comunidade médica da Polinésia Francesa passou a olhar o vírus com medo crescente.

Um grupo que realmente estava prestando atenção no surto de Zika na Polinésia Francesa era o Centro Europeu de Controle e Prevenção de Doenças (ECDC, na sigla em inglês). Eles publicaram uma avaliação de riscos da situação, rápida e abrangente, em 14 de fevereiro de 2014. Mesmo não estando totalmente claro se, de alguma forma, a infecção pelo vírus da dengue, junto com o da Zika, era responsável por esse novo espectro clínico, sem dúvida era preocupante. Eu me lembro de ler o relatório do ECDC e pensar que, como o *Aedes aegypti* e possivelmente o *Aedes albopictus* foram responsáveis pela transmissão do vírus da Zika na Polinésia Francesa, tínhamos todos os ingredientes necessários para que ele decolasse nas Américas.

No ano seguinte à chegada à Polinésia Francesa, a Zika se espalhou para a Nova Caledônia e as Ilhas Cook, pulando de ilha em ilha até chegar à Ilha de Páscoa, sua porta de entrada para o continente americano: tudo completamente previsível.

Embora não devêssemos ter ficado surpresos com a chegada da Zika, era impossível sabermos toda a extensão do perigo. O surto da Polinésia Francesa não nos deu uma pista inicial de que a microcefalia seria uma complicação tão séria da infecção pelo vírus da Zika. Esses dados chegaram depois. A versão de 2016 do vírus acabou sendo muito mais séria do que até eu imaginava ser possível.

Nos primeiros meses de 2015, médicos nas cidades ao longo do litoral do Sudeste e do Nordeste do Brasil estavam vendo um aumento dramático nos casos de síndrome de Guillain-Barré, com os pacientes frequentemente percebendo uma erupção cutânea dias antes do diagnóstico. No verão, as más notícias chegaram. Um número crescente de bebês estava nascendo com microcefalia, uma má-formação congênita em que o crânio do bebê é menor que o normal e o cérebro não se desenvolve adequadamente. Em muitos casos, as mães relataram terem tido uma erupção cutânea durante a gravidez, principalmente no primeiro trimestre. Essa condição é independente da síndrome de Guillain-Barré.

Por causa do aumento de nascimentos com má-formação congênita, médicos e cientistas brasileiros logo suspeitaram de uma ligação entre o vírus da Zika e a microcefalia. Isso é absolutamente devastador para qualquer mãe ou pai, e, no Brasil, a situação foi agravada pelo fato de que muitos dos nascimentos foram em famílias extremamente pobres, com pouco ou nenhum suporte financeiro externo. Descobrimos que o vírus da Zika invade diretamente o sistema nervoso do feto durante a gravidez. Uma tomografia computadorizada da cabeça de um bebê normal comparada a uma da cabeça de um bebê com microcefalia mostra diferenças evidentes e assustadoras. No bebê com microcefalia, há mais espaço entre o cérebro e o crânio, além de regiões escuras, incomuns, dentro do cérebro.

Em meados de janeiro de 2016, o CDC emitiu recomendações alertando as grávidas sobre o risco de complicações da Zika e sobre o papel que a transmissão sexual poderia desempenhar em novas infecções. Apesar do crescente número de dados comprovando o papel do vírus da Zika no relacionamento de causa e efeito com a microcefalia e a síndrome de Guillain-Barré, muitos dos meus colegas acadêmicos especializados em doenças infecciosas e os meios de comunicação demoraram a chegar a essa mesma conclusão. Durante os meses de janeiro e fevereiro de 2016, relatórios sobre a Zika geralmente giravam em torno de um debate sobre se o vírus causava ou não microcefalia e Guillain-Barré.

Para mim, essa discussão parecia uma perda de tempo, como dois bombeiros discutindo sobre quem vai dirigir o caminhão até o prédio em chamas. Para aqueles de nós que passaram toda a carreira profissional nas linhas de frente, não havia dúvida de que o vírus da Zika estava causando um número crescente de problemas de saúde.

Esse assunto me veio à cabeça no último fim de semana de janeiro de 2016, quando o *The New York Times* pediu que eu escrevesse um artigo para a edição de domingo sobre o que deveríamos saber sobre o surgimento da Zika. Afirmei claramente que o vírus causava microcefalia e Guillain-Barré. Os editores encarregados me procuraram na tarde da sexta-feira antes da publicação para informar que eu não poderia dizer aquilo no artigo porque a equipe de reportagem de saúde do *Times* ainda não tinha chegado a uma conclusão semelhante.

Eu não estava nem aí para o que os repórteres de saúde do *Times* haviam concluído: a Zika *causava* microcefalia e síndrome de Guillain-Barré. Após várias chamadas com duração de mais de uma hora e nenhum acordo, pedi que meu artigo fosse retirado do jornal. Eu não iria publicar algo que criaria ainda mais confusão desnecessária sobre a crise emergente de Zika apenas para assinar outro artigo do *The New York Times*. Por fim, os poderosos do *Times* decidiram liberar meu artigo para publicação. Nosso trabalho agora era parar aquela discussão boba e continuar a fazer o possível para minimizar o impacto da doença, e disse isso no meu artigo.

Hoje sabemos que a microcefalia e um número crescente de outras más-formações congênitas, entre as quais desproporção craniofacial, espasticidade, convulsões, irritabilidade, problemas oculares e disfunção do tronco cerebral, são resultados da infecção pelo vírus da Zika durante a gravidez. Estudos recentes do CDC e de pesquisadores brasileiros revelaram que entre 1% e 13% das mulheres infectadas durante o primeiro trimestre da gravidez deram à luz bebês com microcefalia.

Quando, menos de um ano depois de sua chegada às Américas, foi confirmado que o vírus da Zika causava Guillain-Barré e microcefalia, o vírus já havia se tornado o equivalente do século XXI à talidomida — um sedativo alemão e medicamento contra enjoo matinal do fim da década de 1950 e início da década de 1960 que fez bebês nascerem com membros faltando, ou mais curtos, ou semelhantes a barbatanas, além de provocar problemas de visão e audição e deformações no coração e em outros órgãos. Por décadas, a mera menção à talidomida fazia o medo se instalar no coração das grávidas. Agora o mesmo estava acontecendo com a Zika. A diferença era que, no caso da talidomida, era preciso tomar um comprimido para correr o risco de ter um bebê com essas más-formações congênitas. No caso da Zika, bastava ser picada passivamente por um mosquito *Aedes*. E mosquitos estavam por toda parte.

São raras as doenças infecciosas que levam à recomendação para não engravidar, mesmo que conheçamos duas outras que podem causar más-formações congênitas muito tristes.

A primeira, a síndrome da rubéola congênita, pode ocorrer em um feto cuja mãe tenha sido infectada com rubéola durante a gravidez, e o risco é maior nas primeiras doze semanas de gestação. A surdez é o resultado mais comum, mas também pode haver problemas oculares, como cataratas, doenças cardíacas congênitas e problemas de desenvolvimento. Uma vacina foi licenciada nos Estados Unidos, onde a rubéola foi praticamente erradicada, mas a doença continua sendo endêmica em muitas partes do mundo. O CDC estima que mais de cem mil bebês nascem com a síndrome da rubéola congênita a cada ano.

A segunda: nos Estados Unidos, cerca de trinta mil crianças nascem a cada ano com infecção congênita por citomegalovírus, um vírus comum que raramente provoca sintomas, mas que pode trazer consequências graves para qualquer pessoa com um sistema imunológico deficiente e para grávidas. Entre essas últimas, pode fazer com que o bebê tenha baixo peso ao nascer, icterícia, baço aumentado, aumento e mau funcionamento do fígado, além de pneumonia e convulsões. Até agora, não há tratamento.

Por mais trágicas que essas duas condições possam ser, o pior caso no cenário da Zika é uma ordem mais alta de magnitude.

Um dos aspectos mais dramáticos da epidemia de Zika é a frequência de transmissão sexual do vírus. Embora outras infecções por flavivírus, como dengue e febre amarela, tenham sido extensivamente estudadas em humanos por mais de cem anos, a transmissão sexual nunca foi documentada. Agora temos que combater a infecção de várias "portas de entrada". Uma picada de mosquito, uma relação sexual ou uma transfusão de sangue são capazes de transmitir o vírus da Zika de forma eficiente. Existem até evidências limitadas de que cuidadores podem ser infectados através do contato com os fluidos corporais de pacientes com Zika.

Pesquisadores brasileiros descobriram recentemente que mulheres sexualmente ativas têm uma possibilidade esmagadoramente maior de serem infectadas pelo vírus da Zika do que os homens, sendo a transmissão sexual a causa mais provável. Isso pode se dever à relativa eficiência de transmissão do sexo masculino para o feminino. Também pode ter como razão um número maior de mulheres buscando o exame para detectar o vírus da Zika com medo dos riscos na gravidez.

A infecção em grávidas levou a uma série de questões difíceis de política e de saúde pública, incluindo a disponibilidade e o uso de métodos contraceptivos nos países largamente católicos das Américas, a possibilidade de aborto de fetos em que se provou a microcefalia por exames de imagem, e a recomendação de que mulheres em idade fértil atrasassem a gravidez, se possível. Com base em experiências anteriores com a introdução de um novo flavivírus presente em mosquitos em uma população sem histórico prévio de infecção, a transmissão tende a ser dinâmica, com muitos casos entre três e quatro anos. Após esse período, uma alta porcentagem da população já terá sido infectada e desenvolverá imunidade. É provável que o risco de infecção pelo vírus da Zika seja substancialmente mais baixo no continente americano em 2020 do que em 2016. Mas a recomendação de retardar a gravidez tem sido extremamente controversa no surto de Zika.

Em 1º de agosto de 2016, o CDC registrou 1.825 casos confirmados em 46 dos cinquenta estados dos Estados Unidos, 479 deles eram grávidas. Dezesseis desses casos tinham sido transmitidos sexualmente e cinco levaram à síndrome de Guillain-Barré. Houve 5.548 casos adicionais em territórios americanos, dos quais 493 eram grávidas e dezoito desenvolveram Guillain-

-Barré. Isso, claro, é apenas o começo. Um estudo recente do CDC documentou que cerca de 216,3 milhões de passageiros viajam anualmente por via aérea, marítima ou terrestre para os Estados Unidos, vindos de áreas com transmissão local do vírus da Zika. Além disso, um número estimado de 51,7 milhões de passageiros são mulheres em idade fértil e 2,3 milhões estão grávidas no momento da chegada aos Estados Unidos.

Antes, todos os casos eram adquiridos fora dos Estados Unidos ou como resultado de transmissão sexual de alguém que tivesse viajado para uma área de alto risco. Porém, a partir de agosto, houve evidências de contaminação por mosquitos transmissores dentro de uma área determinada do condado de Miami-Dade. É provável que transmissão semelhante ocorra em outras áreas da Costa do Golfo.

A Zika já causou sérios danos ao turismo na região do Caribe e agora entrou na Flórida. Nos debates sobre financiamento para a prevenção da Zika na Câmara e no Senado na primavera de 2016, Marco Rubio, o senador republicano da Flórida, ficou do lado dos democratas e pediu que mais dinheiro seja aprovado. "Há uma falta de urgência em relação ao problema", disse ele ao *The New York Times*. "As pessoas vão perguntar: 'Por que você não fez nada?' E será preciso ter uma resposta muito boa, e não tenho certeza de que haverá alguma."

Sendo natural da Flórida, Rubio sabe que seu estado pode sofrer um severo impacto: "Eu digo às pessoas que estamos a apenas uma infecção por mosquito de distância de sofrermos sérios danos na nossa indústria turística."

Como ex-diretor interino da Autoridade de Desenvolvimento e Pesquisa em Biomédica Avançada (BARDA, na sigla em inglês), o dr. Richard Hatchett disse: "O Ebola era fácil de conter... até que não foi mais. O mesmo pode acontecer com a Zika."

As primeiras perguntas que nos fazemos na comunidade de saúde pública são: Por que o vírus da Zika se tornou tão perigoso tão rápido? Sempre foi assim e simplesmente não tínhamos uma coorte grande o suficiente de infectados para notar? Ou algo mudou?

Duane Gubler acha que tudo se resume à mutação. "Sabemos que mutações ou pequenas alterações genéticas podem afetar drasticamente o potencial epidêmico, e provavelmente a virulência, dos vírus da dengue e da chikungunya", disse ele, "então provavelmente isso também vale para o vírus da Zika."

Gubler acha que o salto nos números brutos desencadeado pela disseminação epidêmica da Zika pode estar causando, por si só, o aumento de más-formações congênitas e sintomas mais graves. Mas talvez uma mudança no genoma do vírus seja a causa mais provável, uma análise que considero absolutamente razoável. O tempo e mais pesquisas esclarecerão se esse é o motivo da súbita mudança na epidemiologia da infecção pelo vírus da Zika. No entanto, a Zika nos serve de lembrete de como a epidemiologia atual de doenças infecciosas humanas, em particular as causadas por vírus, pode mudar a qualquer momento. Estou certo de que teremos mais surpresas pela frente.

Não existe tratamento específico para o vírus da Zika além de cuidados paliativos em hospitais, nem medicamentos preventivos eficazes ou antivirais. Por mais que ao menos doze empresas farmacêuticas, universidades e agências governamentais tenham manifestado interesse na busca de uma vacina efetiva e segura contra o vírus da Zika, ela não estará disponível tão cedo.

Tendo em mente o agravamento dependente de anticorpos que já discutimos no capítulo anterior em relação à vacina contra a dengue, tenho certeza de que nenhuma agência reguladora, como a Food and Drug Administration, licenciará uma vacina contra a Zika sem um grande número de dados de segurança. Isso pode significar vacinar e acompanhar milhares de participantes do estudo. Portanto, mesmo que uma vacina segura e eficaz contra a Zika seja possível, ainda demorará anos para que esteja disponível.

Se o vírus que explodiu nas Américas é, de fato, um patógeno mais perigoso, que sofreu uma mutação recente, resta observar se a infecção por uma versão anterior do vírus garante proteção contra essa cepa. Não temos ideia de quantas pessoas na Ásia e na África estão protegidas hoje contra o vírus atual.

Quarenta e dois países e territórios no continente americano confirmaram transmissão local do vírus da Zika por mosquitos. A possibilidade de vermos surtos semelhantes na África e na Ásia deve ser levada em consideração em qualquer abordagem do problema. Lembre-se do capítulo anterior, em que foi estimado que 3,9 bilhões de pessoas, em 128 países, correm risco de infecção pelo vírus da dengue. O mesmo número deve ser considerado para a Zika.

A Zika é a primeira crise de saúde pública da minha carreira que se resume a uma batalha partidária por recursos necessários. Esse é um mau presságio para futuras crises e levanta sérias questões sobre nossa capacidade de responder a desafios futuros.

Durante o verão de 2016, as câmeras dos telejornais se concentraram em programas governamentais de pulverização. Isso pode ter feito os espectadores se sentirem aliviados, mas a pulverização oferece pouca proteção real. A pulverização não mata as larvas do mosquito e não pode alcançar todas as áreas, internas e externas, onde o *Aedes* se reproduz e reside.

Duane Gubler tem experiência nessa área. Em 1987, conduziu um estudo sobre a pulverização em Porto Rico durante um grande surto de dengue, usando o mesmo tipo de avião e o mesmo inseticida, chamado *naled*. Ele descobriu que, por mais eficaz que fosse a pulverização para reduzir a população de mosquitos, não adiantou nada para reduzir a transmissão da dengue.

A Zika e todas as outras doenças transmitidas pelo *Aedes* serão uma longa guerra de trincheira contra o mosquito e o vírus que ele carrega, usando todos os meios que temos, enquanto tentamos desenvolver formas novas e mais eficazes de combatê-lo.

Enquanto isso, continue esperando o inesperado.

CAPÍTULO 16

Antimicrobianos: a tragédia dos comuns

A pessoa imprudente brincando com o tratamento à base de penicilina é moralmente responsável pela morte do homem que acaba sucumbindo à infecção por causa de um organismo resistente à penicilina. Espero que esse mal possa ser evitado.

Sir Alexander Fleming, médico

Cerca de quatro milhões de anos atrás, uma caverna estava se formando na bacia de Delaware, no que hoje é conhecido como o Parque Nacional Carlsbad Caverns, no Novo México. Desde então, a Caverna Lechuguilla permaneceu intocada por humanos ou animais até sua descoberta em 1986 — um ecossistema primitivo, isolado e imaculado.

Um artigo do dr. Kirandeep Bhullar, da Universidade McMaster, em Ontário, escrito e revisado em parceria com outros sete especialistas, publicado na edição de abril de 2012 do periódico on-line *PLoS One*, recebeu pouca atenção fora da comunidade científica. Mas suas implicações foram polêmicas e graves.

Quando as bactérias encontradas nas paredes da Lechuguilla foram analisadas pelos autores do artigo, muitos dos micróbios mostraram resistência não apenas aos antibióticos naturais, como a penicilina, como também a antibióticos sintéticos que não existiam na Terra até a segunda metade do século XX. Como colocou o médico Brad Spellberg, especialista em doenças infecciosas, no *New England Journal of Medicine*: "Esses resultados ressaltam uma realidade crítica: a resistência a antibióticos já existe, amplamente disseminada na natureza, a drogas que ainda nem inventamos."

A história de origem dos antibióticos é bem conhecida, quase mítica: quando voltava ao seu laboratório no Hospital St. Mary's, em Londres, em 1928, depois de um feriado, o dr. Alexander Fleming notou que um fungo havia corrompido uma de suas placas de Petri de cultura de estafilococos e que as colônias de estafilococos ao redor do fungo haviam sido destruídas. Uma constatação idêntica à de que as leiteiras inglesas não pegavam varíola.

Fleming cultivou o mofo originado desse fungo em uma cultura pura e descobriu que o resultado matou uma série de bactérias causadoras de doenças. O mofo era do gênero *Penicillium*, então foi chamado de penicilina. Ficou a cargo dos drs. Howard Florey e Ernst Chain descobrir a estrutura da penicilina e transformá-la em um agente médico que salva vidas. Os três pioneiros compartilharam o Prêmio Nobel de Fisiologia ou Medicina em 1945.

Na mesma época em que Florey e Chain estavam trabalhando na Inglaterra, uma equipe de uma divisão da IG Farben na Alemanha (que mais tarde se tornaria a Bayer), liderada pelo dr. Gerhard Domagk, explorava as propriedades dos corantes químicos vermelhos chamados sulfonamidas: substâncias derivadas do alcatrão de carvão que, em vez de matarem bactérias, inibem seu crescimento. Eles se tornaram a base de um grupo de medicamentos conhecidos como sulfas, dentre os quais o primeiro foi comercializado como prontosil. Em 1933, um dos colegas de Domagk tratou um bebê de dez meses com uma infecção no sangue causada por *S. aureus*, fatal em quase todos os casos. O bebê se tornou a primeira pessoa na história cuja vida foi salva por um antimicrobiano.

Ironicamente, dois anos depois, a filha de seis anos de Domagk ficou à beira da morte por causa de uma infecção grave que contraiu ao furar acidentalmente a mão com uma agulha de costura. O médico recomendou amputar o braço da menina em uma tentativa desesperada de conter a infecção. Mas, em uma medida tão desesperada quanto, Domagk administrou prontosil. Em quatro dias, a menininha havia se recuperado. Domagk recebeu o Prêmio Nobel em 1939.

E não parou por aí, tão grande foi essa revolução médica. O dr. Selman Waksman, bioquímico e microbiologista americano nascido na Rússia, que sugeriu o uso do termo "antibiótico", foi agraciado com o Prêmio Nobel em 1952 pela descoberta da estreptomicina — purificada de bactérias do solo —, o primeiro desses agentes que poderia tratar a tuberculose.

Hoje, doenças cardíacas e câncer são, de longe, as principais causas de morte nos Estados Unidos. Em 1900, eram problemas relativamente insignificantes.

Não porque nossos antepassados levavam um estilo de vida mais saudável, não fumavam ou seguiam uma dieta mais prudente. Mas porque, naquela época, as doenças infecciosas não davam brecha aos nossos dois maiores assassinos do momento; elas contaminavam as pessoas com mais frequência e muito antes que as doenças cardíacas e o câncer tivessem chance. Os antibióticos, além de outras medidas básicas de saúde pública que descrevemos, têm apresentado um impacto considerável na qualidade e na longevidade da nossa vida moderna. Quando pessoas comuns chamavam medicamentos como penicilina e sulfa de milagrosos, não estavam exagerando. As descobertas de Domagk, Fleming, Florey e Chain inauguraram a era dos antibióticos, e a ciência médica ganhou uma capacidade de salvar vidas até então desconhecida.

Repare que usamos a palavra "descobertas" em vez de "invenções". Os antibióticos existiam aqui muitos milhões de anos antes de nós. Desde o início dos tempos, micróbios têm competido entre si por nutrientes e um lugar para chamar de lar. Sob esse estresse evolutivo, ocorreram mutações benéficas nos "sortudos" e bem-sucedidos, que resultaram na produção de substâncias químicas — antibióticos — para inibir outras espécies de micróbios de prosperar e se reproduzir, sem comprometer a sua própria sobrevivência. Antibióticos são, na verdade, um recurso natural — ou talvez, para ser mais preciso, um fenômeno natural — que pode ser aproveitado ou desperdiçado como qualquer outro presente da natureza, da mesma forma que fontes limpas e adequadas de água e ar.

Igualmente natural, como nos lembra a Caverna Lechuguilla, é o fenômeno de resistência a antibióticos. Micróbios tendem a desenvolver resistência para sobreviver. E essa tendência, cada vez mais, ameaça a nossa sobrevivência.

O relatório *Global Risks 2013* do Fórum Econômico Mundial declarou: "Embora os vírus possam garantir mais manchetes, o maior risco que a arrogância oferece à saúde humana vem na forma de bactérias resistentes a antibióticos. Vivemos em um mundo bacteriano no qual jamais seremos capazes de ficar à frente da curva de mutação. Um teste para a nossa resiliência é a que distância da curva nos permitimos cair."

Em seu livro *Missing Microbes*, o dr. Martin Blaser explica como o nosso uso de antibióticos nos últimos oitenta anos está alterando amplamente o microbioma de três bilhões de anos que mora em nossos corpos. Ele expõe com clareza e visão os motivos pelos quais o que eu chamo de "evolução supermicrobiana no nosso mundo moderno" representa um perigo novo e real para o nosso futuro encontro com doenças infecciosas. Para ser claro, estamos lidando com uma pandemia mundial em câmera lenta. A cada ano, perdemos uma porcentagem de nosso poder de fogo com os antibióticos. Para ser bem objetivo, enfrentamos a possibilidade de revisitar a idade das trevas, época em que muitas infecções que agora consideramos rotineiras podiam causar doenças graves, ou na época em que uma pneumonia ou alguma infecção estomacal podiam ser uma sentença de morte, ou em que uma das principais causas de mortalidade nos Estados Unidos era a tuberculose. A avaliação mais abrangente e precisa da futura resistência antimicrobiana e do impacto devastador que isso terá sobre seres humanos e animais nos próximos anos é a publicação *Review on Antimicrobial Resistance*, estudo detalhado encomendado pelo ex-primeiro-ministro britânico David Cameron, e apoiado por meus amigos e colegas do Wellcome Trust. (Cameron reafirmou a seriedade com que encara esse assunto quando o mencionou em 22 de abril de 2016, durante uma coletiva de imprensa conjunta com o presidente Obama em Londres, como parte de sua listagem dos principais desafios enfrentados pelo mundo moderno.) O esforço ficou conhecido como AMR e foi liderado por lorde Jim O'Neill, um macroeconomista reconhecido internacionalmente, ex-presidente da Goldman Sachs Asset Management e ex-ministro do governo britânico.

Muitas pessoas se perguntaram por que um economista tinha sido escolhido para presidir um estudo médico tão importante. Mas acredito que foi a escolha perfeita, porque todos os aspectos desse problema estão ligados a questões econômicas — para governos, para a indústria farmacêutica, para a agricultura mundial e para a prática da assistência à saúde, que em grande parte é paga por reembolso. Os macroeconomistas são treinados para olhar o quadro geral, e O'Neill é um dos melhores macroeconomistas do mundo. É o homem que cunhou a sigla BRIC para o Brasil, Rússia, Índia e China — que hoje é BRICS, incluindo também a África do Sul — e que tem uma profunda compreensão do papel que essas nações devem desempenhar no esforço crítico contra a resistência antimicrobiana.

Depois de estudar as questões por mais de dois anos, O'Neill e sua equipe altamente talentosa de pesquisadores determinaram que, se não receber a devida atenção, nos próximos 35 anos a resistência antimicrobiana poderia matar trezentos milhões de pessoas em todo o mundo e reduzir a produção econômica global em 100 trilhões de dólares. Atualmente não há outras doenças conhecidas, a não ser pela gripe pandêmica, capazes de alcançar esses números. De fato, se a tendência atual não sofrer nenhuma alteração, a resistência antimicrobiana poderia se tornar a maior causa de morte no mundo, superando doenças cardíacas ou câncer.

O problema da resistência a medicamentos não é novo. O dr. Max Finland, um professor da Harvard Medical School de renome mundial e pioneiro em desenvolvimento e uso de antibióticos por quase cinquenta anos, convocou oito especialistas internacionais em doenças infecciosas, em 1965, e perguntou: "São necessários novos antibióticos?" Os resultados dessa conferência foram publicados em uma grande revista de pesquisa médica meses depois. A conclusão a que o grupo chegou foi um retumbante *sim*: precisamos de novos antibióticos para atacar doenças que ainda não são bem tratadas e por causa da eficácia decrescente dos antibióticos disponíveis, em razão do aumento da resistência. Nossas discussões atuais, portanto, são mais uma vez como um déjà-vu.

A única diferença entre aquela época e agora é que todas as frotas de antibióticos disponíveis em 1965 ou descobertas depois são agora baixas clínicas adicionais da resistência a antibióticos. A taxa dessa resistência agora excede muito a taxa de desenvolvimento de novos antibióticos. Em algumas partes dos Estados Unidos, cerca de 40% das cepas de *Streptococcus pneumoniae*, que o lendário médico do século XIX e início do XX, Sir William Osler, chamou de "capitão dos homens da morte", são hoje resistentes à penicilina. E os incentivos econômicos para empresas farmacêuticas desenvolverem novos antibióticos não são muito melhores do que os oferecidos para o desenvolvimento de novas vacinas. Como as vacinas, os antibióticos são usados apenas ocasionalmente, não todos os dias; precisam competir com versões genéricas mais antigas e extremamente baratas, fabricadas no exterior; e para que permaneçam eficazes, seu uso deve ser restrito em vez de promovido.

Nessas circunstâncias, de acordo com o CDC, todos os anos nos Estados Unidos pelo menos dois milhões de pessoas são infectadas com bactérias resistentes a antibióticos e pelo menos 23 mil morrem como resultado direto dessas infecções. Mais pessoas morrem a cada ano neste país de MRSA (*S. aureus* resistente à meticilina, doença frequentemente adquirida em hospitais) do que de Aids.

A maioria de nós não consegue imaginar essa época, antes de Domagk, Fleming, Florey e Chain, em que nossos bisavós e, em alguns casos, até nossos avós, viveram, antes da era dos antibióticos, que têm sido nosso grande presente desde o fim da década de 1940. Mas dentro de dez, vinte anos, poderemos muito bem estar entrando na era pós-antibiótica.

Se não pararmos — ou não pudermos parar — a marcha da resistência e sair à luz do sol, como será a era pós-antibiótica? O que realmente significa retornar à escuridão da caverna?

Bem, para começar, claramente mais pessoas ficarão doentes e mais pessoas morrerão por causa de germes que fomos capazes de combater nos últimos setenta anos. Mas quando projetamos com mais detalhes, o cenário é ainda mais arrepiante. Sem antibióticos eficazes e não tóxicos para controlar infecções, qualquer cirurgia se torna inerentemente perigosa, e todos os procedimentos capazes de salvar vidas, exceto os mais críticos, se tornariam decisões complexas de risco-benefício. Você teria dificuldade em fazer uma cirurgia aberta de coração, um transplante de órgãos ou a substituição de articulações, e não haveria mais fertilização in vitro. Cesarianas seriam muito mais arriscadas. A quimioterapia daria um passo gigantesco para trás, assim como os cuidados intensivos regulares e neonatais. Por falar nisso, ninguém entraria em um hospital a menos que fosse absolutamente necessário, por causa de todos os germes nos pisos, em outras superfícies e flutuando no ar. A febre reumática teria consequências por toda a vida. A tuberculose poderia estar de volta ao jogo. Tudo isso renderia assunto para um filme de ficção científica pós-apocalíptico.

Como chegamos aqui? Para entender por que a resistência a antibióticos está aumentando rapidamente e o que precisamos fazer para evitar esse futuro sombrio e reduzir seu impacto, temos que entender o quadro geral de como isso acontece, onde acontece e quais são os principais fatores.

Aqui estão eles, em ordem crescente de magnitude:

1. Uso humano nos Estados Unidos, no Reino Unido, no Canadá e na União Europeia — os países que têm feito o máximo para promover o aconselhamento para uso racional de antibióticos, embora muitos desafios permaneçam.

2. Uso humano no restante do mundo, onde pouco tem sido feito para reduzir a resistência até o momento.

3. Uso em animais nos Estados Unidos, no Canadá e na Europa, onde as indústrias de criação de gado, aves e peixes para consumo humano não se

mostram dispostas a abordar a questão do uso excessivo sem pressão do governo e do setor de saúde pública.

4. Uso em animais no restante do mundo, sobre o qual não temos dados confiáveis, mas que sabemos que é alto e crescente.

Vamos dar uma olhada em cada uma das nossas quatro categorias de resistência em seres humanos e animais, dos pontos de vista demográfico e geográfico.

Uso humano nos Estados Unidos, no Reino Unido, no Canadá e na União Europeia

Pense em um casal americano, ambos trabalhando em período integral. Um dia, o filho de quatro anos deles acorda chorando com dor de ouvido. A mãe ou o pai leva o filho ao pediatra, que provavelmente viu uma série dessas dores de ouvido nos últimos tempos e tem certeza de que é uma infecção viral. Quase sempre é. Não há nenhum medicamento antiviral eficaz disponível para tratar a infecção no ouvido. O uso de um antibiótico nessa situação expõe apenas outras bactérias que a criança possa estar carregando ao medicamento e aumenta a probabilidade de que uma cepa de bactérias resistente a antibióticos ganhe na loteria evolutiva. Mas os pais sabem que, se não houver uma receita prescrevendo *alguma coisa*, a creche não vai aceitar a criança, e nem eles próprios poderão faltar ao trabalho. Esse é um problema real do dia a dia, e não parece nada de mais prescrever uma receita de antibióticos para resolver o dilema do casal, mesmo que as chances de o antibiótico ser o remédio recomendado sejam mínimas.

Mas essa é uma clássica "tragédia dos comuns". Como explicou Spellberg em seu livro pioneiro de 2009, *Rising Plague*:

> Descrita pela primeira vez por Garrett Hardin na revista *Science*, em 1968, a "tragédia dos comuns" se aplica a cenários em que um indivíduo age para beneficiar individualmente uma pessoa (a si mesmo) e, como consequência, aceita em troca uma pequena quantidade de dano para a sociedade em geral. Se apenas uma pessoa estiver agindo assim, o dano total à sociedade é pequeno. Mas quando todos na sociedade adotam o mesmo comportamento, o dano coletivo se torna enorme.

Várias pesquisas mostram que, embora a maioria das pessoas entenda que os antibióticos são prescritos em excesso e, portanto, tendem a estimular resistência, elas acham que a resistência se aplica a *si mesmas*, e não aos micróbios. Acreditam que se tomarem muitos antibióticos — seja qual for essa quantidade desconhecida — se tornarão resistentes aos agentes, portanto, se estão promovendo um fator de risco, é apenas para si e não para a comunidade inteira.

Os médicos, é claro, entendem o risco real. Eles são culpados por prescrever antibióticos inadequadamente e em excesso? Em muitos casos, a resposta é *sim*.

Em 3 de maio de 2016, o CDC publicou no *Journal of the American Medical Association* os resultados de um estudo realizado com a organização sem fins lucrativos Pew Charitable Trusts e outras instituições de saúde pública e médicos especialistas. O estudo constatou que nos consultórios médicos e nas emergências hospitalares pelo menos 30% das prescrições de antibióticos são desnecessárias ou inapropriadas. Não é de surpreender que a maioria seja administrada para problemas respiratórios, como resfriados, dores de garganta, bronquite e sinusite e infecções de ouvido causadas por vírus.

O comunicado à imprensa do CDC afirma: "Esses 47 milhões de prescrições em excesso a cada ano colocam os pacientes em risco desnecessário a reações alérgicas ou à diarreia, ocasionalmente fatal, provocada pela bactéria *Clostridium difficile*, muitas vezes letal." Isso levanta outra questão importante: além de acelerar a resistência, o problema no excesso de antibióticos é que esses agentes também não são completamente benignos. Como muitos medicamentos que tratam condições graves, eles têm efeitos colaterais — no exemplo do CDC, possivelmente limpando as bactérias "boas" e necessárias no intestino.

Por que os médicos prescrevem em excesso? Para se protegerem nessa sociedade litigiosa? Falta de consciência do problema? Segundo Spellberg, "a maior parte do problema realmente gira em torno do *medo*. Não vai muito além disso. É um medo de estar errado lá no fundo das terminações nervosas, sub-telencéfalo, inconsciente. Porque não sabemos o que nossos pacientes têm quando eles aparecem à nossa frente. Não temos mesmo como distinguir infecções virais de bacterianas. Simplesmente não dá.

"Pode-se dizer, tomando como base uma população, que 95% dos pacientes que se apresentam com determinados sinais e sintomas têm um vírus. Mas quando tenho um único indivíduo diante de mim e vou atender dez mil desses indivíduos ao longo da minha carreira, às vezes vou estar errado. E, se eu estiver errado, as consequências podem ser muito ruins. É isso que gera esse problema. E os pacientes sofrem do mesmo medo. Eles chegam passando mal, querendo algum tratamento. Não querem entrar em um debate filosófico. Querem algo que resolva o problema. É por isso que pedem a prescrição do remédio."

Spellberg citou alguns casos para nós. No primeiro, ele recebeu uma ligação de uma chefe de residência em cirurgia dizendo que tinha uma paciente com infecção na vesícula biliar. A paciente estava tomando o antibiótico correto, de espectro bastante estreito — que tem como alvo um número limitado de bactérias —, mas sua contagem de glóbulos brancos estava aumentando (sinal da reação do corpo à infecção), a febre continuava a subir e a dor piorava. Então a médica queria receitar à paciente o piperacilina-tazobactam, conhecido comercialmente como Zosyn — um poderoso antibiótico de amplo espectro, que mata *Pseudomonas aeruginosa*, um dos piores patógenos que há por aí.

Spellberg perguntou por que ela iria querer usar aquele antibiótico valioso em particular, se praticamente não havia chance de a paciente ter *Pseudomonas*. A médica explicou que não estava preocupada com *Pseudomonas*, mas sim com a piora do paciente.

— Sim, mas a paciente está piorando porque você precisa tirar a vesícula biliar dela — respondeu ele.

— Bem, houve alguns casos de trauma que precisaram da sala de cirurgia antes dela, por isso não poderíamos operar imediatamente, e só quero ampliar o espectro do antibiótico — retrucou ela.

"Isso é completamente irracional", comenta Spellberg a respeito da conversa. "E a médica sabe disso, *mas tem medo*. Ela quer o Band-Aid dos antibióticos de amplo espectro para se sentir melhor."

No caso seguinte, ele recebeu uma solicitação de um residente para usar o Cipro, outro poderoso antibiótico de amplo espectro, para um paciente com bactérias gram-negativas na urina. Gram-negativa é uma das duas principais classificações de bactérias, caracterizadas por seu tipo de membrana celular e identificado por não reagir a um corante específico de laboratório. O outro tipo, como poderia se imaginar, é gram-positiva. Foram nomeados pelo inventor da técnica de coloração, o bacteriologista dinamarquês Hans Christian Gram.

Spellberg perguntou quais eram os sintomas do paciente, e a resposta foi que não havia sintomas. "Então a pergunta é: como tratamos bacteriúria assintomática (bactérias na urina)? E a resposta é: não tratamos. Estamos frente a frente com uma dissonância cognitiva. Se esse residente respondesse assim a essa pergunta em um exame do conselho, estaria certo. Mas não se trata mais de um pedaço de papel, mas de um paciente olhando para ele, e o residente está com medo. E não enfrentamos o medo. Temos que descobrir maneiras psicológicas de se contornar o medo."

Agora, depois de ouvir esses dois casos, não seria errado se você achasse que médicos, particularmente médicos jovens, precisam se controlar e começar a pensar crítica e racionalmente sobre cada caso. Então, Spellberg lança mais um caso para nós; este ele ouviu em uma conferência sobre doenças infecciosas:

Uma mulher de 25 anos deu entrada na emergência de uma importante rede de saúde se queixando de febre, dor de garganta, dor de cabeça, coriza e mal-estar. Esses são sintomas de uma síndrome viral clássica, e a clínica seguiu exatamente o procedimento adequado. Não receitaram antibióticos, e recomendaram à paciente que voltasse para casa, descansasse, se mantivesse hidratada, quem sabe tomasse um pouco de canja de galinha, que eles ligariam em três dias para ter certeza de que ela estava bem.

A mulher voltou uma semana depois com choque séptico e morreu logo em seguida.

"Descobriu-se que ela estava com a síndrome de Lemierre", conta Spellberg. "A doença causou a coagulação na veia jugular da mulher, a partir de uma infecção bacteriana que se espalhou da garganta para a corrente sanguínea. Trata-se de um caso em dez mil, é muito raro. Mas é uma complicação de uma infecção viral anterior e é uma complicação conhecida. Então, essa paciente, ironicamente, teria se beneficiado de uma prescrição inadequada de antibióticos."

O irmão de Mark, Jonathan Olshaker, médico e chefe do Departamento de Emergência do Boston Medical Center, o maior hospital de atendimento geral — que atende também indivíduos sem seguro-saúde — e com um dos mais movimentados centros de serviços de emergência e de trauma nível I na Nova Inglaterra. Jonathan é altamente sensível ao problema da crescente resistência a antibióticos, mas também é sensível às preocupações dos médicos e enfermeiros em relação a cometerem erros que possam prejudicar o paciente. Ele diz: "Uma coisa que nenhum médico de emergência quer ouvir é: 'Lembra aquele caso que você viu na semana passada...?' Porque você sabe que a próxima frase será: 'Bem, veja o que aconteceu com ele...'"

"Quantas vezes vocês acham que os médicos precisam que essas coisas aconteçam antes de começarem a receitar antibióticos a todas as pessoas que entrarem no consultório?", pergunta Spellberg.

Uso humano no restante do mundo

As populações das nações que acabamos de discutir somam cerca de 868.798.000, ou aproximadamente 12% da população mundial. Mesmo se fizermos avanços significativos na redução da taxa de crescimento da resistência a antibióticos nesses países desenvolvidos, terá apenas um impacto limitado e de curto prazo em uma eventual catástrofe global, se não fizermos disso uma prioridade internacional.

Os países do BRICS estão todos no mesmo nível de desenvolvimento. Somadas, as populações de todos eles são em torno de 3.938.300.000, ou cerca de 54% do total do mundo. Depois, há o restante do planeta — aproximadamente 2.494.400.000 de pessoas, constituindo os outros 34%. Por mais dificuldade que estejamos tendo em controlar a resistência a antibióticos nos "nossos" 12% da população, para os 88% restantes, acreditamos que a situação seja muito pior.

Em muitos desses países, os antibióticos são vendidos diretamente no balcão da farmácia, assim como aspirinas e sprays nasais; sem nem precisar de prescrição médica. Por mais que seja ilegal em vários lugares do mundo vender antibióticos sem receita, a baixa fiscalização resulta em vendas extensivas em muitos países de renda média e baixa.

Enquanto nós, da comunidade de saúde pública, certamente gostaríamos que o uso de antibióticos sem receita médica cessasse completamente, como podemos dizer às pessoas doentes nos países em desenvolvimento que elas primeiro precisam consultar um médico, quando pode haver apenas um ou dois médicos para milhares de indivíduos — e, mesmo que consigam encontrar algum profissional, provavelmente não teriam nem como pagar a consulta? Tomar uma atitude no vácuo, como proibir as vendas no balcão da farmácia, sem melhorar a infraestrutura, simplesmente não é viável.

Também temos que compreender o imenso fardo que a resistência a antibióticos impõe à população pobre do mundo todo. Os antibióticos efetivos atuais, agora com a patente liberada, podem custar apenas centavos por dose.

Quando esses não fizerem mais efeito, novos compostos custarão muitos dólares por dose — muito mais do que os pobres podem pagar.

Em uma análise encomendada pela AMR, a London School of Economics descobriu que em apenas quatro países economicamente emergentes em três continentes — Índia, Indonésia, Nigéria e Brasil — perto de quinhentos milhões de casos de diarreia são tratados com antibióticos a cada ano, número que deve subir para mais de seiscentos milhões até 2030. Isso nos dá noção do alcance do problema, e também ressalta os efeitos da água sem tratamento e de condições insalubres. E o que acontece se o crescente problema de resistência significar que, em algum momento no futuro, não poderemos tratar esses casos de diarreia com antibióticos acessíveis no mundo em desenvolvimento?

Muitos dos compostos antibióticos no mundo em desenvolvimento são produzidos em instalações mal regulamentadas ou não regulamentadas, onde não há como avaliar o controle de qualidade. E milhões de pessoas pobres vivem em favelas urbanas lotadas, com condições sanitárias e de higiene inadequadas, o que gera mais doenças e também mais oportunidades para os micróbios compartilharem características de resistência entre si.

Para ter uma perspectiva do desafio da resistência no mundo em desenvolvimento, vejamos a tuberculose, uma das doenças mais devastadoras dos séculos XIX e XX. Em várias partes do mundo, particularmente na Ásia, a tuberculose deixou de ser uma doença amplamente tratável com antibióticos para se tornar uma doença com algumas cepas que agora são rotuladas como MDR (multirresistente a medicamentos), XDR (extensivamente resistente a medicamentos) ou TDR (totalmente resistente a medicamentos).

E isso não está acontecendo apenas longe de nós. "Isso aconteceu comigo em relação à tuberculose", afirma o dr. Tom Frieden, diretor do CDC. "Cuidei de pacientes nos Estados Unidos para os quais não há mais medicamentos. Isso provoca um sentimento de horror e desamparo. Não precisava ser assim." Se somos confrontados com esse problema no território americano, imagine os desafios para os países em desenvolvimento.

Maryn McKenna, uma das principais jornalistas independentes na cobertura da saúde pública e autora de *Beating Back the Devil* e de *Superbug*, nos diz que "em vários lugares nos Estados Unidos, em qualquer lugar com populações de áreas do mundo onde essas cepas são encontradas, estamos vendo, no momento, pacientes com tuberculose terem pedaços de seus pulmões removidos. Esse é um tratamento do século XIX!". Ela vem estudando a prática clínica, a política e a resistência aos antibióticos há mais de uma década. Até agora, os problemas ultrapassaram em muito as soluções.

Uso em animais nos Estados Unidos, no Canadá e na Europa

Mas todo o uso mundial de antibióticos para humanos é uma porcentagem relativamente pequena do uso *total*. Os Estados Unidos, o Canadá e a Europa usam cerca de 30% dos nossos antibióticos em seres humanos. O restante usamos em animais — especificamente animais que matamos para comer ou animais domésticos.

Compramos antibióticos para nós mesmos por gramas, em pequenos frascos de plástico branco ou laranja, às vezes em pequenas cartelas. Agricultores industriais e pecuaristas compram antibióticos por tonelada.

Existem quatro formas de uso de antibióticos em animais criados para consumo humano, e todas, de uma maneira ou de outra, são consequência da nossa maneira de produzir proteína para alimentação no mundo moderno. Criamos nossos animais para consumo humano em grande quantidade, em espaços confinados e densamente povoados, sejam criações de frango e peru, bovinos e suínos, ou pisciculturas industriais. Embora esses animais sejam menos propensos a pegar doenças infecciosas, já que grandes operações de produção usam biossegurança de alto nível — a prática de limitar as maneiras como germes causadores de doenças podem entrar em contato com os animais —, quando esses germes são introduzidos, sua propagação é rápida e extensa. Então, usamos antibióticos para tratar as infecções resultantes. Mas, antes de mais nada, também usamos os antibióticos para prevenir infecções, ou para controlá-las — medicando animais saudáveis para que não se contagiem com os doentes. E usamos ainda para aumentar o crescimento.

No fim da década de 1940, pescadores perto dos Laboratórios Lederle, no estado de Nova York, observaram que as trutas pareciam maiores do que antes. Quando o dr. Thomas Jukes, um proeminente bioquímico, investigou o aparente fenômeno com seu colega dr. Robert Stokstad, eles descobriram que a causa era o escoamento para o rio do antibiótico Aureomicina, cujo princípio ativo é o clorotetraciclina, da fábrica do Lederle. Após experimentos com gado e aves domésticas terem mostrado resultados semelhantes, a descoberta ao acaso foi aclamada como um avanço agrícola.

Durante décadas, temos dado a animais criados para a indústria alimentícia repetidas doses de certos antibióticos, para torná-los maiores e mais gordos, o que rende mais carne por animal. Essa prática é conhecida como promoção do crescimento. O FDA implementou um plano voluntário com a indústria agrícola para eliminar progressivamente o uso de certos antibióticos no estímulo ao crescimento. A União Europeia proibiu seu uso em 1969, embora ainda usem antibióticos para profilaxia de infecções, controle e tratamento. O relatório da AMR encontrou evidências de que o uso de antibióticos no estímulo do crescimento garante apenas benefícios modestos para os agricultores de países de alta renda, geralmente menos de 5% de crescimento adicional.

Como esse uso de antibióticos nos afeta? A equipe da AMR examinou 280 artigos de pesquisa publicados e revisados por especialistas que abordam o uso de antibióticos na produção de alimentos. Desses estudos publicados, 139 vieram de grupos de pesquisa em instituições acadêmicas; cem deles, ou 72%, encontraram evidências de ligação entre o uso de antibióticos em animais e a resistência a antibióticos em humanos. Apenas sete artigos, 5%, não encontraram ligação entre o uso de antibióticos em animais e infecções humanas.

Em 2015, preocupada com relatos de crescente resistência, a administração Obama estabeleceu o Conselho Consultivo Presidencial no Combate a Bactérias Resistentes a Antibióticos — PACCARB, já que toda entidade governamental parece ter um acrônimo associado a ela. À frente do conselho foi colocado o dr. Martin Blaser, cujo trabalho seminal sobre o microbioma discutimos no capítulo 5. Mas nem mesmo esse painel de notáveis conseguiu apresentar uma recomendação viável para restringir o uso agrícola. Mesmo reconhecendo os esforços recentes da FDA para reduzir o uso de antibióticos em animais, solicitando supervisão veterinária e o fim do uso desses medicamentos para incentivar o crescimento, os membros admitiram que esses esforços não eram mandatórios, e havia pouca evidência de que tenham tido algum efeito desde que foram introduzidos em 2012.

Um dos membros do painel, dr. Michael Apley, veterinário na Universidade Estadual do Kansas e especialista em uso agrícola de antibióticos, defende que tudo relacionado à manipulação desse tipo de medicamento fique a cargo de veterinários e pede muito mais estudos sobre o assunto. Até agora, nós basicamente deixamos esses assuntos a cargo dos veterinários, e pouco avançamos.

Certos países esclarecidos, como a Suécia, a Dinamarca e a Holanda, limitaram o uso agrícola e estabeleceram amplos sistemas de vigilância para determinar as taxas de resistência a antibióticos em doenças provocadas por germes, tanto em humanos quanto em animais. O dr. Jaap Wagenaar, professor de infectologia clínica na Universidade de Utrecht, destaca que, embora a Holanda, por tradição, tenha a menor taxa de uso de antibióticos em humanos da União Europeia, como grande exportador agrícola o país é o que tem a maior taxa de uso em animais. Para combater isso, o Ministério da Saúde estabeleceu padrões a serem cumpridos ano a ano, determinando relatórios completos e transparentes por parte da indústria. O uso de antibióticos em animais deve ser prescrito por veterinários licenciados. Já os agentes antimicrobianos mais potentes só podem ser usados mediante confirmação de que não há alternativa razoável.

A maioria das outras nações não tentou instituir essas práticas progressivas. Os membros do mundo em desenvolvimento adotaram não apenas a nossa dieta centrada em carne, como também a nossa fórmula de agronegócio para produzir essa carne, fazendo uso pesado de antibióticos para o crescimento animal.

Como resultado, a resistência está se desenvolvendo a uma taxa alarmante. Fluoroquinolonas (assim denominadas por causa do átomo de flúor em suas estruturas moleculares centrais) pertencem a uma família de espectro amplo de antibióticos e incluem Cipro e outros compostos cujos nomes científicos terminam em "floxacin". Em uma apresentação de 2016, no NIH, Ramanan Laxminarayan, economista e epidemiologista altamente respeitado, especialista em pesquisas sobre o impacto das doenças infecciosas e da resistência a medicamentos, observou que em 1990 houve uma taxa de resistência de 10% nos patógenos comuns encontrados na produção animal. Em 1996, a taxa estava acima de 80%.

Por algum tempo, muitos de nós, profissionais da saúde pública, tentamos determinar o alcance da difusão do uso de antibióticos em animais nos Estados Unidos e com que finalidade são usados, mas os produtores de animais para consumo humano relutam em fornecer números ou dados administrativos. Grandes produtores de carne afirmam que são dados proprietários e temem que sejam usados para culpar a indústria pelo aumento das superbactérias. Martin Blaser coloca o uso anual de antibióticos para animais em catorze mil toneladas, em comparação com quatro mil toneladas para humanos. O mero fato de que temos que usar medidas como toneladas totais de antibióticos, que é uma estimativa grosseira de uso e não nos diz nada sobre os tipos de antibióticos ou onde e como são administrados, é uma evidência clara de que precisamos desesperadamente de informações melhores. Acreditamos que as dosagens de antibióticos para o crescimento estejam sendo restritas nos Estados Unidos, mas não temos precisão de quanto. Sabemos que, no geral, de acordo com várias fontes confiáveis, o uso de antibióticos no agronegócio americano está crescendo mais rápido do que a produção pecuária. Entre 2009 e 2014, o uso de antibióticos aumentou 22%.

Eu diria que a nossa necessidade de dados claros sobre isso é equivalente à obrigação que os hospitais americanos têm de notificar o número dos casos de infecções associadas aos cuidados de saúde em suas instituições. O governo federal agora exige que os hospitais reportem esses dados, mas nem sempre foi assim, e houve muita relutância e resistência por parte dos hospitais quando a exigência foi proposta. Hoje, o sistema de relatórios está em vigor e é uma das principais razões para os hospitais estarem tomando medidas extras a fim de prevenir pacientes de serem infectados em suas dependências durante o tratamento. Os detalhes do uso de antibióticos em animais destinados ao consumo humano, além dos números brutos, são informações vitais para a saúde pública e, até onde sei, isso supera qualquer reivindicação de propriedade. Sem as informações, não podemos sequer estabelecer uma meta segura para uso futuro.

Em 10 de maio de 2016, a FDA dos Estados Unidos concluiu uma regra que altera os requisitos para relatórios anuais de empresas que vendem antibióticos para uso agrícola. Além das estimativas gerais que eles enviam atualmente sobre a quantidade de drogas antimicrobianas que vendem para a indústria, eles agora também precisam informar o número por espécie: gado, suínos, galinhas e perus.

A declaração da FDA promete: "Os novos dados de vendas melhorarão o entendimento da agência sobre como os antimicrobianos são vendidos e distribuídos para uso nas principais indústrias produtoras de espécies destinadas à alimentação e ajudarão a direcionar esforços para garantir o uso criterioso de medicamentos antimicrobianos importantes."

Tudo isso é ótimo e poderia nos ajudar a controlar a dimensão agrícola. Mas levou quarenta anos para chegarmos a esse ponto. Não temos mais quarenta anos para convencer o restante do mundo a fazer o mesmo. Concentrar a redução do consumo de antibióticos apenas nos Estados Unidos, no Canadá e na União Europeia seria como consertar só trinta centímetros quadrados do rombo de um metro quadrado que o iceberg fez no casco do *Titanic* e nos parabenizarmos por termos, novamente, uma embarcação em condições de navegar.

Uso em animais no restante do mundo

O uso de antibióticos está crescendo rapidamente para além dos países desenvolvidos e já causa enormes problemas. Blaser estima que na China são usadas 81 mil toneladas de antibióticos por ano em seres humanos e uma quantidade igual na agricultura. O país também exporta outras 88 mil toneladas anualmente. Na China e em outros países asiáticos, qualquer regulamentação ou supervisão séria é praticamente inexistente. O Centro de Ciência e Meio Ambiente, sediado em Nova Deli, constatou que 40% das setenta amostras de carne de frango compradas nos mercados daquela cidade, de setembro de 2013 a junho de 2014, continham resíduos de antibióticos. Blaser não encontrou dados que considere confiáveis para a Índia.

Temos informações suficientes para considerar que a Índia pode ser o maior produtor de antibióticos do mundo e, por sua vez, o maior usuário e exportador desses medicamentos.

Maryn McKenna cita Índia e China como os maiores produtores, com a Índia "totalmente presa a essa disfunção". Muitas das descobertas de McKenna foram confirmadas por uma investigação que a Bloomberg News realizou em 2016.

Vemos outro exemplo assustador da confusão em que estamos metidos, na China, com o uso de colistina, um antibiótico de último recurso para bactérias que não reagem a mais nada. Foi isolado no Japão em 1949 e depois desenvolvido na década de 1950, mas não era usado a menos que estritamente necessário, por causa do potencial dano renal. A colistina não está sendo usada pela população na China, mas no agronegócio, sim — milhares de toneladas por ano. Da mesma forma, no Vietnã é permitido apenas para uso animal, mas os médicos o conseguem com veterinários para seus pacientes humanos.

Contudo, a colistina é usada em pessoas, em grande parte do restante do mundo, incluindo a Índia. Como outros antibióticos com menos efeitos colaterais nocivos se tornaram resistentes, a colistina é praticamente o único agente ainda efetivo contra certas infecções da corrente sanguínea em bebês recém-nascidos. No início de 2015, conforme relatado pela Bloomberg, médicos que trataram dois bebês à beira da morte por causa de infecções da corrente sanguínea no King Edward Memorial Hospital, em Pune, na Índia, descobriram que as bactérias eram resistentes à colistina. Um dos bebês morreu.

"Se perdermos a colistina, não temos nada", afirmou o dr. Umesh Vaidya, chefe da unidade de terapia intensiva neonatal do hospital. "Essa é uma grande, enorme preocupação para nós." Alguns hospitais na Índia já estão descobrindo que de 10% a 15% das cepas bacterianas que testam são resistentes à colistina.

E, pior, algumas bactérias podem compartilhar entre si pequenos pedaços independentes de DNA, chamados plasmídeos. Em um desses plasmídeos, pesquisadores chineses descobriram um gene conhecido como mcr-1 que garantiu resistência à colistina. Mais recentemente, eles detectaram NDM-1 — sigla para metalo-beta-lactamase da Nova Deli —, uma enzima que protege as bactérias contra uma classe importante de antibióticos chamados carbapenêmicos, utilizados principalmente em hospitais, contra bactérias multirresistentes.

O dr. Jianzhong Shen, professor de medicina veterinária na Universidade Agrícola da China, em Pequim, disse aos repórteres da Bloomberg, Natalie Obiko Pearson e Adi Narayan: "A pressão seletiva imposta pelo uso cada vez mais pesado de colistina na agricultura na China poderia ter levado à aquisição da mcr-1 pela *E. coli*." Isso não significa que todas ou mesmo muitas das incontáveis cepas de *E. coli* no mundo apresentarão resistência, mas é um fato perturbador em suas implicações de como a resistência está se espalhando por meio do uso indiscriminado de antibióticos na agricultura.

Quando estávamos terminando este livro, os Estados Unidos tomaram conhecimento da *E.coli* resistente à colistina — na urina de uma mulher de 49 anos, na Pensilvânia. Quando um artigo documentando esse desenvolvimento infeliz apareceu logo depois no *Antimicrobial Agents and Chemotherapy*, uma publicação da Sociedade Americana de Microbiologia, Tom Frieden, do CDC, comentou: "Isso basicamente nos mostra que o fim da linha não está muito longe para os antibióticos: quando poderemos nos deparar com pacientes em nossas unidades de terapia intensiva ou pacientes com infecções do trato urinário e não termos nenhum antibiótico para tratá-los."

Muitas das maiores empresas produtoras de frango da Índia, incluindo as que fornecem carne para o McDonald's e para o KFC do país, usam um dos vários coquetéis antibióticos que combinam colistina com outros antibióticos vitais como o ciprofloxacino (Cipro), o levofloxacino, a neomicina e a doxiciclina. De acordo com um artigo de Pearson e Ganesh Nagarajan: "Conversas com fazendeiros indicaram que os medicamentos permitidos para uso veterinário na Índia às vezes eram vistos como vitaminas e suplementos alimentares e foram usados para evitar doenças — uma prática ligada ao surgimento de bactérias resistentes a antibióticos."

"A combinação de colistina e ciprofloxacino é estúpida em um nível que desafia qualquer imaginação", comentou o dr. Timothy Walsh, professor de microbiologia médica na Universidade de Cardiff, no país de Gales.

Em 2011, o governo indiano divulgou um documento intitulado "Política Nacional de Contenção da Resistência Antimicrobiana" que pedia a proibição da venda de antibióticos para humanos sem receita e do uso não terapêutico em animais. As recomendações causaram tamanha revolta da indústria que foram rapidamente retiradas.

Quais são as implicações disso tudo? O resultado final pode muito bem ser infecções bacterianas intratáveis, atingindo diretamente o suprimento mundial de alimentos. Este seria o derradeiro cenário frankensteiniano.

CAPÍTULO 17

Combatendo a resistência

As chances de um surto de Ebola são bem baixas, mas os riscos são muito altos. Com a resistência a antibióticos, as chances são certas, e os riscos, igualmente altos. Está acontecendo bem diante do nosso nariz.

JOSHUA LEDERBERG, MÉDICO

Dos 7,3 bilhões de pessoas no mundo, os Estados Unidos, o Canadá e a Europa representam cerca de 869 milhões, ou mais ou menos 12% da população mundial. Podemos acrescentar Austrália e Nova Zelândia, mas isso não fará muita diferença nos números. Mas somos importantes de outras maneiras. Coletivamente, dominamos a ciência. Dominamos o desenvolvimento de novos tratamentos de saúde e invenções. E dominamos o mercado mundial na criação de novos medicamentos, vacinas e antimicrobianos.

Quando esses produtos farmacêuticos perdem a patente, seus equivalentes genéricos são amplamente produzidos no exterior, mais da metade deles na Índia e na China. Então estes passam a ser vendidos para Estados Unidos, Canadá, Europa e o restante do mundo. É fácil ver a inter-relação que todos nós temos nessa área. Portanto, é lógico que, embora os Estados Unidos e esses outros países desenvolvidos respondam por apenas 12% da população global, o restante do mundo olhará para nós antes de se comprometer com uma política ou um plano para lidar com a resistência a antibióticos. Se não podemos fazer o certo para humanos e animais nos Estados Unidos, no Canadá e na Europa, como podemos esperar que o mundo inteiro faça?

Minha primeira publicação sobre resistência antimicrobiana foi na *New England Journal of Medicine*, em 1984. Tratava de infecções de salmonela resistentes a medicamentos. Desde então, fiquei cada vez mais assustado com as implicações para a saúde pública e os desafios da resistência de certas doenças a medicamentos. Estudei o crescimento cada vez maior da resistência durante mais de trinta anos, ao longo desse tempo participei ativamente de organizações profissionais, comissões do governo e grupos de trabalho, e acredito que há quatro prioridades que precisam ser tratadas imediatamente para conter a crise da crescente resistência antimicrobiana em usos para humanos e animais. Algumas dessas prioridades são caras; outras praticamente gratuitas. Mas todas precisam ser implementadas, e nenhuma é utópica e inviável. São as seguintes:

1. Prevenir infecções que exigem tratamento antibiótico.
2. Proteger a eficácia dos antibióticos que temos atualmente.
3. Descobrir e desenvolver novos agentes antibióticos.
4. Encontrar novas soluções que tirem parte da pressão sobre os antibióticos.

Prevenir infecções que exigem tratamento antibiótico

A primeira prioridade é onde temos visto o progresso mais tangível, pelo menos no ambiente institucional. Em 2013, o CDC descreveu as dezoito maiores ameaças urgentes, sérias e preocupantes à resistência a antibióticos nos Estados Unidos. Sete delas envolvem bactérias adquiridas geralmente em ambientes de assistência médica, incluindo hospitais e instalações para tratamentos de longo prazo. Isso não deveria ser surpresa, já que mais da metade dos pacientes hospitalizados em qualquer dia estão recebendo antibióticos e um em cada 25 tem uma ou mais infecções associadas à assistência médica.

O controle de infecções associadas à assistência médica e que são resistentes a antibióticos exige duas ações separadas: primeiro, reduzir o desenvolvimento da resistência a antibióticos receitando-os de maneira mais criteriosa; e, segundo, prevenir a transmissão de bactérias resistentes a antibióticos por meio de um controle melhor de infecções. Sabemos como ter êxito em ambas as ações; não há nenhuma grande descoberta a ser feita. Mas para se concluir essa missão é preciso dispor de recursos e treinamento adequados, avaliação precisa de resultados em pacientes e responsabilizar pessoas em casos de infecções resistentes que poderiam ser prevenidas.

Como já observamos, quando se começou a exigir que os hospitais notificassem índices de infecção, muitos médicos e administradores ergueram as mãos e disseram: "Isso vai acabar conosco!" Como se constatou, esse foi o maior incentivo que tivemos ao controle de infecções. Antes disso, quase todos os hospitais tinham um programa de controle de infecções, e alguns alcançavam resultados louváveis. Mas as melhorias começaram a acelerar quando o governo impôs penalidades financeiras ou forneceu incentivos a realizações com base no desempenho. Espertamente, os Centros de Serviços de Medicare e Medicaid começaram a associar pagamentos a resultados em pacientes. Essa única medida preveniu a necessidade de usar uma boa quantidade de antibióticos.

Outras medidas preventivas são tão simples quanto lavar as mãos com frequência. Mais de 160 anos depois de o dr. Ignaz Semmelweis demonstrar a seus colegas médicos austríacos que lavar as mãos antes de tocar nos pacientes prevenia mortes em hospitais, muitos profissionais de medicina ainda precisam aprender essa lição. De acordo com a maioria das estatísticas, o número de médicos que não segue essas orientações é maior que o de enfermeiros.

Na frente internacional, é preciso haver um grande foco direcionado a fornecer, onde não houver, água limpa, higiene básica e saneamento — quando inadequados, elementos de infraestrutura como esses são enormes promotores de doenças infecciosas. A cada ano, mais de dois milhões de pessoas morrem no mundo vítimas de doenças diarreicas transmitidas pela água. A água contaminada propicia a circulação de bactérias entre humanos e o ambiente, além de estimular a disseminação de genes relacionados à resistência.

Se a infraestrutura de cada país passasse a garantir água limpa e saneamento adequado, muitos tratamentos antibióticos receitados atualmente não seriam necessários.

Um relatório preliminar da AMR afirma: "Usando dados publicados pelo Banco Mundial e pela Organização Mundial da Saúde, verificamos que quando controlamos por renda, um aumento de 50% no acesso a saneamento num país está correlacionado a nove anos e meio a mais na expectativa de vida de sua população."

No mesmo espírito, a OMS sugere que a aplicação de vacina pneumocócica em crianças menores de cinco anos no mundo inteiro evitaria oitocentas mil mortes anuais por *Streptococcus pneumoniae*. Um estudo relacionado na *The Lancet* estimou que essa medida também poderia prevenir a necessidade de 11,4 milhões de dias de uso de antibiótico por ano.

Uma verdade que observei ao longo de minha carreira é que só se pode agir sobre aquilo que se pode contabilizar. Portanto, sempre enfatizei a vigilância de doenças: a ciência de encontrar casos e contabilizá-los. É crucial. Se não sabemos sobre uma doença ou um surto, não podemos fazer nada a respeito. O CDC tem um sistema de rápida detecção de novas cepas de gripe e, em julho de 2016, anunciou um programa de 67 milhões de dólares para começar a estabelecer um sistema semelhante para resistência a antibióticos nos Estados Unidos.

Aproximadamente um ano antes, a Assembleia Mundial de Saúde iniciou o GLASS, Sistema Global de Vigilância de Resistência Antimicrobiana, para apoiar uma abordagem padronizada para a coleta, a análise e o compartilhamento de dados em âmbito mundial. Mas esse programa é voluntário entre os países membros, e não há nenhum financiamento dedicado a apoiá-lo.

Além disso, há três redes regionais e parcialmente sobrepostas — América Latina; Ásia Central e Leste Europeu; e Europa como um todo —, mas o financiamento é limitado, assim como as áreas cobertas.

Considero todos esses programas um pagamento inicial daquilo que no fim das contas precisamos: um mecanismo de rápida vigilância abrangente que possa alertar não apenas os Estados Unidos, mas todas as partes do mundo, quando uma nova doença infecciosa surgir.

Tal sistema de vigilância tem o potencial de impedir um surto bacteriano antes que este se espalhe. Não apenas preveniria doenças desnecessárias, como poderia evitar o uso de centenas de milhares de doses de antibióticos em cada ocorrência.

Proteger a eficácia dos antibióticos que temos atualmente

Se existe uma palavra que pese mais do que qualquer outra na discussão sobre a preservação de nosso arsenal antibiótico, essa palavra não é "ciência" ou "pesquisa" nem mesmo "financiamento". É *"comportamento"*.

Da perspectiva dos padrões e práticas médicos, a chave para proteger a efetividade de nossos antibióticos atuais é o que é conhecido em nosso meio como stewardship, aconselhamento para uso racional de antimicrobianos. O dr. Barry Eisenberg, da Merck, caracterizou o aconselhamento como "o medicamento certo para o paciente certo no momento certo pela duração certa com o diagnóstico certo". Isso significa que deveria haver um especialista ou grupo de especialistas em doenças infecciosas em cada hospital que controlasse a prescrição de antibióticos potentes, para que estes não fossem usados de maneira inapropriada; se o médico quisesse um antibiótico específico para seu paciente, precisaria de uma permissão do especialista em doenças infecciosas.

Infelizmente, em muitos casos, é mais fácil falar do que fazer, uma vez que os médicos quase nunca querem abrir mão da autonomia no atendimento ao paciente. De sua perspectiva como clínico de hospital, Spellberg nos disse: "Perdi a conta do número de pessoas com as quais falei que dirigiam ou estavam envolvidas em programas de aconselhamento em hospitais e disseram: 'Adoraríamos ter programas de restrição, mas não podemos porque os médicos não vão tolerar isso.'

"Então por que estamos pedindo a eles? O conceito fundamental aqui é que se os antibióticos são um recurso da sociedade — se meu uso afeta a sua capacidade de usá-los e seu uso afeta a capacidade de meus netos de usá-los —, por que estamos permitindo que as pessoas escolham? Reconhecemos em sociedade que a autonomia individual se estende apenas até o ponto em que começa a afetar os outros."

Com diretrizes mais rígidas para o uso de antibióticos potentes, raramente podemos cometer um erro fatal. Como nos lembra aquela antiga piadinha sarcástica, a medicina não é uma ciência exata. Considerando a escolha entre "Que mal estou causando à sociedade do futuro?" e "Que mal posso estar causando ao meu paciente agora?", Spellberg admitiu que um aconselhamento efetivo significa que de vez em quando um paciente pode morrer se não receber um antibiótico, como a mulher de 25 anos com febre, garganta inflamada e dor de cabeça que morreu de choque séptico uma semana depois de ir ao hospital.

"Eu sei que vou causar muito mais mal do que bem se der antibióticos inapropriados a dez mil pessoas para prevenir um desses casos", disse ele. "Mas são aqueles que perdemos que ficam marcados no nosso psicológico, não os que ficaram bem. E até que nós, como sociedade, enfrentemos esse medo e a irracionalidade de nossa incapacidade de avaliar o risco na devida proporção, vamos continuar fazendo mal uso de antibióticos."

Um aconselhamento efetivo para antibióticos deve envolver relatos públicos sobre uso de antibióticos por hospitais, serviços médicos e profissionais privados no intuito de constranger e desacreditar aqueles que usam antibióticos mal ou em excesso. Um estudo recente que rastreou o uso de antibióticos entre médicos cujos índices de prescrição foram publicados mostrou uma queda significativa no uso de antibióticos. Em atendimentos privados, isso poderia acabar levando a um reajuste dos índices de reembolso de empresas de seguro e governos.

Outra estratégia recorre a um conhecido princípio psicológico chamado "compromisso público". Pedir a médicos que ponham declarações em seus consultórios, basicamente dizendo "Este consultório não receita antibióticos a pacientes com infecções virais porque isso é prejudicial e ineficaz", ajuda a assegurar que já de início tanto eles quanto seus pacientes entendam e fiquem confortáveis com os padrões apropriados de assistência. Médicos não querem voltar atrás em suas palavras e pacientes entram ali com expectativas alteradas. Em consultórios e clínicas onde isso tem sido experimentado, as prescrições de antibióticos caíram em média 25% e os pacientes sentem como se fizessem parte de um esforço geral para reduzir o uso inapropriado dessas substâncias.

Por mais elementar que isso possa parecer, três das mais potentes ferramentas psicológicas que temos para controlar as prescrições a fim de preservarmos nossas armas antibióticas existentes são a prestação de contas pública e/ou o constrangimento; o incentivo e a penalização financeiros; e o compromisso público. Se usarmos essas ferramentas de maneira ampla e sábia, elas funcionarão.

Para cada produto farmacêutico licenciado nos Estados Unidos são publicadas diretrizes nacionais para seu uso. Membros da Sociedade de Doenças Infecciosas dos Estados Unidos (IDSA, na sigla em inglês) e outros especialistas são, em grande escala, responsáveis por estabelecer essas diretrizes. Obviamente, a indústria farmacêutica quer que as diretrizes sejam tão amplas e inclusivas quanto possível e querem poder comercializar seus produtos na mesma proporção. E não vamos nos enganar — o marketing farmacêutico para médicos e hospitais é altamente efetivo. Do contrário, essas empresas não gastariam tanto tempo, dinheiro e esforço nisso.

Portanto, parte dessa iniciativa de diretrizes é não restringir a rotulação desses antibióticos para priorizar o seu uso. Você pode perguntar: Isso é mesmo relevante? Os médicos realmente leem ou respondem aos rótulos dos medicamentos? Não, na grande maioria das vezes eles não fazem isso. Mas estreitar as instruções para uso de antibióticos nas bulas restringe a comercialização de cada um deles. Ao contrário de medicamentos psicotrópicos potentes usados em psiquiatria, em que a maioria dos usos inapropriados não consta da bula, no caso dos antibióticos potentes a maioria das prescrições inapropriadas vem descrita no medicamento.

Não é uma questão tão simples quanto parece, embora devesse ser. Por estatuto, a FDA avalia e licencia medicamentos com base em dados clínicos que demonstram conclusivamente segurança e efetividade. Com os antibióticos, fica claro que isso não basta. O Congresso precisa aprovar uma legislação para que a FDA possa restringir o uso autorizado de um antibiótico a certas condições sérias para que seja feita uma rotulagem que reflita isso.

Quando as diretrizes nacionais e/ou a rotulagem do produto dizem que um antibiótico específico, que é um dos poucos tratamentos efetivos contra bactérias realmente perigosas — digamos, *Pseudomonas* e *Acinetobacter* —, também pode ser usado contra infecções bacterianas mais comuns para as quais a penicilina ou a eritromicina seriam suficientes, os médicos contribuem para o problema.

Nas circunstâncias atuais, é fácil entender por que a cirurgião-chefe residente da história anterior de Spellberg queria usar Zosyn. Segundo as diretrizes nacionais, ela podia. Então vamos acrescentar um estreitamento significativo e expressivo dessas diretrizes — uma classificação em ordem de preferência de antibióticos recomendados para cada condição infecciosa — à nossa lista crítica de afazeres.

Até agora nossas recomendações se aplicam principalmente a Estados Unidos, Canadá e Europa. Há apenas uma quantidade limitada de atitudes que podemos tomar para impedir que o restante do mundo desperdice antibióticos. Porém, no topo dessa lista, ao que me parece, está um esforço internacional para convencer líderes estrangeiros, instituições de saúde e populações em geral de que todos nós estamos juntos nessa. O que me dá esperança a esse respeito é que parece que a consciência internacional e os esforços feitos em relação à mudança climática global estão começando a dar frutos. Precisamos de um programa de educação mundial para a preservação de antibióticos, assim como precisamos de um programa de proporção semelhante para a campanha contra o cigarro de décadas de duração aqui nos Estados Unidos.

É notável, como observa Maryn McKenna, que não seja tão simples ou direto como a campanha contra o cigarro, em que podemos dizer claramente que o cigarro é um inimigo devastador da saúde. Temos que transmitir uma mensagem bem mais sutil — que os antibióticos são milagrosos quando usados de maneira apropriada, mas que só deveriam ser usados em casos de extrema necessidade e que, ao mesmo tempo que não queremos o uso excessivo, é importante que os pacientes sigam as prescrições até o fim e não as interrompam quando se sentirem melhor e... Bem, a ideia é mais ou menos essa.

O CDC empreendeu uma espécie de serviço educacional para antibióticos, mas para uma questão tão importante para a saúde pública e tão complexa quanto esta, sugere McKenna, provavelmente precisamos de um esforço tão grande quanto a mensagem contra o cigarro, com suporte do governo.

Já o controle de antibióticos em animais consumidos na alimentação exige providências mais complexas, em grande parte porque há muito dinheiro em jogo. Mas Ramanan Laxminarayan estudou a questão da perspectiva médica e econômica e acredita que, à medida que a tecnologia de procriação progride, os antibióticos estão tendo um papel cada vez menor no crescimento de animais. Ele diz que se os antibióticos deixassem de ser usados agora para estimular o crescimento de porcos nos Estados Unidos, considerando todos os fatores positivos e negativos, o impacto econômico total seria uma redução de apenas 1,34 dólar no preço do porco. Se podemos lidar com essa questão em porcos, gado e aves — com dados concretos sustentando-a —, podemos começar a fazer uma diferença real.

Continuaremos a defender o uso *seguro* e *apropriado* de antibióticos em animais doentes, aqueles que criamos para consumo e aqueles que criamos para trabalho, lazer e para domesticar. Mas neste momento estamos muito longe daquele padrão. Hoje, estamos usando antibióticos amplamente para limpar e compensar nossas instalações de produção de animais insalubres e superlotadas. Precisamos corrigir essas condições por motivos científicos e humanitários. Especialistas como Laxminarayan estão bem equipados para calcular as implicações econômicas.

Acredito ser isso tão vital que, em 2016, nós do Cidrap lançamos uma plataforma de informações de ponta na internet para o aconselhamento antimicrobiano. O site fornece à comunidade global as informações mais atuais, abrangentes e respeitadas sobre todos os aspectos da questão.

Descobrir e desenvolver novos agentes antibióticos

Agora chegamos à questão de descobrir e desenvolver novos e efetivos agentes antibióticos. Isso está ficando cada vez mais difícil à medida que a resistência cresce, mas não está além de nossa capacidade científica. Afinal de contas, nos três quartos de século em que estamos nisso, cultivamos apenas 1% das bactérias do planeta. Não sabemos quantas outras realmente boas estão por aí esperando por nós.

Não podemos esperar que grandes empresas com fins lucrativos lidem com a maior parte do desenvolvimento de antibióticos, porque já não podemos depender de obter nossos antibióticos pelo modelo de negócio tradicional. O custo inicial e o tempo necessário para obter ensaios clínicos e aprovação são fatores desencorajadores importantes, assim como o custo de oportunidade. Para uma grande empresa farmacêutica, é muito mais lucrativo dedicar recursos financeiros e de desenvolvimento a um medicamento que as pessoas vão tomar todo dia do que àquele usado apenas raramente e que será racionado para fins de preservar sua eficácia.

Em julho de 2016, a BARDA, a Wellcome Trust, o AMR Centre of Alderley Park, no Reino Unido, e a Escola de Direito da Universidade de Boston anunciaram a criação de "uma das maiores parcerias público-privadas focadas em descobertas pré-clínicas e desenvolvimento de novos produtos antimicrobianos". A BARDA está fornecendo 30 milhões de dólares para o primeiro ano do projeto, e o AMR Centre contribuirá com 14 milhões de dólares no primeiro ano e mais de 100 milhões ao longo de cinco anos. Outras organizações participarão. O objetivo dessa parceria é "identificar candidatos promissores nos primeiros estágios de desenvolvimento que possam oferecer opções de tratamento para infecções bacterianas resistentes a medicamentos".

Isso é certamente um começo promissor, mas é apenas um começo. Parece que muito dinheiro está sendo dedicado a esse esforço, mas vamos pôr em perspectiva. Vários especialistas altamente respeitados têm pedido um esforço científico internacional semelhante àquele despendido na CERN, a Organização Europeia para Pesquisa Nuclear, que opera o maior laboratório do mundo de física de partículas, com o objetivo de investigar a estrutura fundamental do universo. Num artigo na edição de 12 de janeiro de 2016 da *The Lancet Infectious Diseases*, 24 cientistas renomados, liderados pelo dr. Lloyd Czaplewski, observaram que o projeto Large Hadron Collider da CERN custa cerca de 9 bilhões de dólares enquanto a Estação Espacial Internacional custa cerca de 144 bilhões, e concluíram: "A pesquisa e o desenvolvimento de antimicrobianos para lidar com o problema da resistência a antibióticos provavelmente precisa de um investimento que é algo entre os dois."

É improvável que isso aconteça, mas nos dá uma ideia da magnitude que grandes especialistas associam ao problema, embora a estimativa da AMR de trezentos milhões de mortes e de uma perda de 100 trilhões de dólares para a economia mundial em 2050 devesse chamar a atenção de todos para ela própria.

O que nós sugerimos (assim como fizemos nas vacinas) é o modelo de empreiteiras de defesa, e se os antibióticos são uma confiança nacional, isso certamente faz sentido. Esse modelo também põe parte da decisão nas mãos de representantes do público, como é o caso da indústria de defesa. Se o Pentágono decide que precisa de um novo porta-aviões, avião de caça ou qualquer outra classe de equipamento, ele pede uma licitação e concede um contrato de desenvolvimento.

No caso do avião de caça ou do porta-aviões, o governo será o único comprador. No caso dos novos antibióticos, não; embora, por meio do Medicare, das forças armadas, do VA e de outros programas, o governo provavelmente seja um comprador importante. A principal ação que a parceria público-privada no desenvolvimento de antibióticos faz é tirar essas grandes pressões financeira e de valor temporal de dinheiro das empresas farmacêuticas contratantes. Em troca da rotulação de uso restrito, a empresa pode cobrar um preço maior pelo antibiótico naquelas situações em que ele é realmente a primeira escolha como agente.

Embora todos nós reclamemos do custo de certos medicamentos controlados, num caso como esse deve-se levar em conta o conceito de valor verdadeiro. Se um novo antibiótico que custa consideravelmente mais que seu predecessor genérico pode tirar um paciente do hospital dois ou três dias antes, é necessário entrar na conta de seu verdadeiro custo a despesa daquelas duas ou três diárias a mais. Da mesma forma que, se o motivo do preço alto é que o novo agente está sendo mantido fora do uso geral para não perder sua eficácia contra outros micróbios de outra forma intratáveis, o valor verdadeiro está quase além da avaliação do custo.

Ainda assim, Maryn McKenna acrescenta uma advertência presciente: mesmo que sigamos esse modelo, "em algum momento, alguém vai inventar algum mecanismo financeiro que permita a entrada de novas drogas no mercado. E se não mudarmos de comportamento, vamos usar essas drogas tão rapidamente quanto usamos as antigas. Se não mudarmos de comportamento, nunca vamos superar o problema."

Encontrar novas soluções que tirem parte da pressão sobre os antibióticos

Como encontramos novas soluções para o problema da resistência? Descobrindo maneiras de prevenir e tratar algumas infecções sem promover a resistência.

Antes de tudo precisamos priorizar a pesquisa e o desenvolvimento de vacinas básicas para infecções antibióticas atuais ou emergentes.

Também são promissoras as terapias para modificar o hospedeiro. Isso significa que, em vez de tratar o micróbio, o tratamento envolveria fazer algo com o hospedeiro — o corpo do paciente — que retarde a infecção. Em alguns casos, isso pode significar enfraquecer uma resposta inflamatória. Em outros, pode significar aumentá-la.

Outra abordagem é tratar algumas infecções passivamente. Para aquelas bactérias que causam danos liberando uma toxina, como os estafilococos ou as da difteria, se for possível neutralizar a toxina, seria tão bom quanto matar o patógeno. Uma forma desse método remonta aos tempos pré-antibióticos: a soroterapia, inventada pelo médico alemão Emil von Behring nos anos 1890 como um tratamento para difteria, envolve injetar no paciente o plasma sanguíneo de alguém que já teve a mesma infecção.

Outra estratégia passiva é privar a bactéria agressora de nutrientes dos quais ela precisa para se dividir e crescer, como ferro. A bactéria não consegue fabricar ferro, então precisa roubá-lo do hospedeiro. Se conseguimos encontrar maneiras de "esconder" dela o nosso ferro, talvez não precisemos atacar os trajetos bioquímicos dentro da bactéria, justamente o procedimento que lhes permite aumentar a resistência. Essa é uma área da qual podemos esperar avanços científicos significativos nas próximas décadas.

Há também o uso de bacteriófagos, que são vírus capazes de infectar e matar certas bactérias. As lisinas são enzimas produzidas por fagos que digerem as paredes celulares de bactérias. Em outras palavras, tratamos o paciente introduzindo intencionalmente um vírus que infecta apenas a bactéria causadora da doença. Esse conceito foi compreendido há um bom tempo, mas nunca foi de fato testado, como deveria ser, em experimentos clínicos rigorosos. Mais uma situação em que precisamos de mais dados e dados mais precisos.

O relatório da AMR também prevê que grandes avanços na ciência da computação e em inteligência artificial podem processar um bocado de big data para determinar o mais curto período efetivo para se tomar antibióticos destinados a determinada doença e também ajudar médicos em diagnósticos iniciais. Aplicações poderiam ser direcionadas para analisar usos em agricultura também.

Por fim, o desenvolvimento e a implementação de diagnósticos rápidos e testes de biomarcadores podem ajudar a distinguir entre infecções virais e bacterianas, cujas semelhanças, como vimos, estão na base de grande parte das prescrições preventivas exageradas. Esses testes também podem ser extremamente úteis na observação de doenças. Muitos especialistas concordam que existe tecnologia para isso, mas pode não haver incentivos financeiros para desenvolver e produzir. Tudo depende do que o Medicare e as empresas de seguro estão se dispondo a pagar. Por exemplo, se o teste custa mais que o antibiótico que seria receitado caso o resultado do teste fosse positivo, poderia haver uma significativa oposição a ele. Por outro lado, se chegamos a um ponto em que usamos muitos de nossos agentes mais baratos, o teste rápido se torna muito mais econômico, mesmo que seu preço não tenha mudado.

Estamos começando a ver um pouco mais de consciência em relação à ameaça da resistência antimicrobiana na frente internacional. Em abril de 2016, ministros da saúde de doze países da Ásia-Pacífico se reuniram em Manila sob os auspícios da Organização Mundial da Saúde, do governo do Japão, da Organização para Alimentação e Agricultura das Nações Unidas e da Organização Mundial de Saúde Animal.

Após o encontro de dois dias, eles prometeram mútua colaboração no combate à resistência, admitindo, de acordo com uma declaração do diretor regional da OMS para o Pacífico Ocidental, dr. Shin Young-soo, que "a resistência a antibióticos é uma das maiores ameaças à saúde humana hoje. Ter antimicrobianos eficazes também é crucial para o desenvolvimento social e econômico das nações. Temos uma janela de oportunidade limitada para agir e evitar uma era pós-antibiótico".

Se existe alguma perspectiva séria de lidar com a questão da resistência antimicrobiana de forma abrangente e internacional, esta pode ser encontrada no relatório *Enfrentando globalmente infecções resistentes a drogas: Relatório final e recomendações*, da AMR, de maio de 2016. Não há nenhuma grande surpresa, mas só podemos esperar que as credenciais e a reputação dos autores e da própria organização ponham o ímpeto necessário por trás da mensagem.

O relatório da AMR detalha cada uma de nossas quatro prioridades, incluindo aumentar a consciência em níveis globais, melhorar o saneamento e a qualidade da água, regulamentar o uso de antibióticos na agricultura, aumentar a fiscalização, investir em diagnósticos rápidos, procurar terapias alternativas, apoiar tratamentos que não são comercialmente viáveis, incentivar investimentos em novos antimicrobianos e formar uma coalizão global para o aconselhamento de antibióticos.

Mais da metade das recomendações se aplica igualmente a todos os outros aspectos importantes da saúde pública mundial, portanto não é uma questão de dedicar grandes recursos a evitar uma crise que pode não chegar. Essas iniciativas não apenas nos ajudarão a manter a efetividade dos agentes antimicrobianos como ajudarão a melhorar a saúde mundial em geral. O que poderia ser mais importante do que isso?

Os autores do relatório da AMR recomendam o desenvolvimento de metas de dez anos sucessivos para reduzir o uso de antibióticos em animais de fazenda, aumentar o foco em práticas de criação de animais para consumo, cessar o uso de antibióticos de última linha que tratam infecções em humanos e exigir que produtores de alimentos forneçam informações sobre uso de antibiótico não apenas ao governo, mas ao público também. Se vendedores de alimentos precisarem informar no rótulo que carnes, aves e peixes são criados com antibióticos, os consumidores certamente registrarão suas preferências no mercado de varejo, particularmente se suas escolhas forem apoiadas por uma campanha de conscientização.

O relatório da AMR estima que todos os dez programas custarão 40 bilhões de dólares ao longo da próxima década, mas que o custo representaria uma pequena fração dos aproximadamente 100 trilhões de dólares em produção global que seriam perdidos em decorrência de infecções resistentes a medicamentos previstas para acontecer por volta de 2050.

Os autores admitem que "nenhum país pode resolver o problema da AMR sozinho e várias de nossas soluções propostas exigirão pelo menos uma massa crítica de países por trás delas para fazer a diferença". Por exemplo, se a China ou a Índia deixarem de participar ou contribuir, muitas dessas soluções propostas não funcionarão.

Não é uma tarefa fácil, provavelmente não mais fácil do que tem sido sensibilizar o mundo em relação à mudança climática. Podemos discutir qual seria a probabilidade de essas medidas serem aceitas e aplicadas. O que está acima de discussão a essa altura é o que acontecerá se não fizermos nada, ou muito pouco.

Jim O'Neill é cautelosamente otimista em relação ao êxito das recomendações da comissão. Seu primeiro encorajamento, diz ele, veio na cúpula do G20 em 2015 em Antália, Turquia, onde a declaração final incluiu um compromisso de lidar com a resistência a antibióticos. "Por minha experiência em finanças", diz ele, "quando algo chega à agenda do G7 ou do G20, é bem raro que desapareça até que alguma providência seja tomada. Existem agora várias peças em ação querendo exercer um papel maior ao mesmo tempo.

"Meu sonho seria uma declaração dizendo: 'Os ministros do G20 concordam que passarão a trabalhar para implementar os detalhes daquilo que concluíram em apoio a um sistema de recompensa pela entrada de novas drogas no mercado e o estabelecimento de um novo fundo global para pagar essas recompensas.'"

O'Neill também ficou animado com a declaração apresentada pela indústria farmacêutica no Fórum Econômico Mundial em Davos, Suíça, em janeiro de 2016. Lá, mais de oitenta importantes empresas internacionais farmacêuticas, de genéricos, diagnósticos e biotecnologia, bem como organismos industriais de grande relevância, reuniram-se para pedir a governos e indústrias que implementem ações abrangentes contra infecções resistentes a medicamentos — causadas pelos chamados *superbugs* (superbactérias). Resta ver se a declaração de Davos é pura retórica corporativa ou realmente vai mudar alguma coisa.

Essa comissão e suas recomendações representam nossa melhor chance. Se não conseguirmos aproveitar essa oportunidade, deveríamos estar preparados para explicar aos nossos netos por que eles precisam viver e aprender a sobreviver sem a proteção de antibióticos.

CAPÍTULO 18

Influenza: a rainha das doenças infecciosas

De todas as coisas que podem matar mais de dez milhões de pessoas no mundo, a mais provável é uma doença epidêmica de causas naturais ou bioterrorismo.
BILL GATES, *New England Journal of Medicine*, 15 DE ABRIL DE 2015

Uma infecção viral sazonal conhecida comumente como gripe não deixa o povo tão agitado quanto, digamos, Ebola e Zika. Mas o vírus da influenza causa um amplo espectro de distúrbios e consequências que vão desde infecções sem qualquer sintoma até a morte. Na verdade, em qualquer ano, as gripes sazonais causam de três mil a 49 mil mortes só nos Estados Unidos. Isso significa que em alguns anos causam tantas mortes quanto os acidentes de trânsito, ou mais. É claro que muitas vítimas são idosos, imunodeficientes ou pessoas com a saúde debilitada. Mas, assim como fazemos com as fatalidades em estradas, parece que fatoramos o número anual de mortes por influenza em nossas matrizes de ameaça individuais e concluímos que há pouco com o que se preocupar. Muitos de nós nem sequer se importam em tomar vacinas contra gripe, mesmo quando oferecidas a baixo custo em farmácias locais e podem proporcionar uma proteção moderada contra a doença durante alguns anos.

Se precisamos de uma nova fórmula de vacina a cada ano é porque os vírus da influenza transmitidos entre humanos são instáveis e não confiáveis. Sofrem mutações facilmente quando passam de uma pessoa para outra.

Os vírus da influenza, pertencentes a uma família que tem um genoma de RNA segmentado de fita única, são divididos em diferentes tipos — A, B e

C — de acordo com suas proteínas. Como é característico em muitos vírus com genoma de RNA, eles apresentam altos índices de mutação e frequentes reagrupamentos genéticos à medida que se reproduzem. A mutação ocorre quando o vírus comete um "erro" ao se reproduzir em uma única célula do pulmão. O reagrupamento ocorre quando dois diferentes vírus de influenza infectam ao mesmo tempo um humano ou um porco e subsequentemente trocam e reorganizam material genético para criar um novo vírus híbrido.

A mutação dos vírus da influenza em geral resulta em mudanças pequenas na nova cepa que, no entanto, exigem a atualização das vacinas, às vezes anualmente. Quando descrevemos uma mutação de vírus, chamamos de deriva antigênica (*antigenic shift*, em inglês) uma mudança relativamente pequena. Com o reagrupamento, grandes mudanças ocorrem, resultando em um novo vírus, que pode ser diferente de tudo o que os humanos experimentaram antes e pode se tornar a cepa que inicia a próxima pandemia mundial. Esse processo é conhecido como mudança antigênica (*antigenic drift*, em inglês). Por causa de todas essas mudanças e derivas genéticas, o sistema imunológico com frequência terá que lidar com cada nova cepa como algo que nunca viu antes e, portanto, precisará armar um novo ataque.

Classificamos as cepas de influenza do tipo A — aquelas que causam pandemia de influenza em animais e humanos — de acordo com as características de duas proteínas sobre a superfície do vírion: hemaglutinina (HA) e neuraminidase (NA). A hemaglutinina tem a capacidade de se ligar a células pulmonares com as quais entra em contato, como uma chave entrando numa fechadura, e é isso que inicia o processo de reprodução viral. Quando a maquinaria genética da célula produz tantos vírions de influenza que fica cheia a ponto de estourar, ela realmente estoura e os milhares de novos vírions saem para se prender a outras células. O propósito da neuraminidase é permitir que esses vírions escapem do interior da célula, espalhem-se para outras células e até sejam expelidos no "vento de uma tosse". As drogas antivirais que agem contra a maioria das cepas de influenza — oseltamivir (nome de marca Tamiflu) e zanamivir (Relenza) — agem obstruindo a função da NA, e por isso são chamadas de inibidores da neuraminidase.

Quando descrevemos os vírus de influenza do tipo A como H3N2, H1N1 ou H5N2, estamos nos referindo a seus componentes de HA e NA. Tecnicamente, nós nos referimos aos vírus de influenza pelo seu tipo e pelas características de HA e NA, tal como em A(H3N2). Mas para os vírus do tipo

A, aqueles que causam influenza em humanos e animais, apenas abreviamos o nome dos componentes de HA e NA, por exemplo: H3N2. Atualmente, identificamos 18 subtipos distintos de HA e onze de NA no tipo A, para um total de 198 combinações possíveis. A pandemia mais recente, em 2009, foi classificada como H1N1 — descendente da cepa mortal de 1918.

Assim como há pelo menos 74 Donalds Petersons diferentes na lista telefônica de Minneapolis, dois vírus de influenza diferentes com as mesmas HA e NA podem na verdade ser de cepas diferentes. Por exemplo, em 2009, havia um vírus H1N1 circulando em humanos, como fazia seu antepassado desde 1977. Mas então um vírus H1N1 novo e diferente surgiu no México, e o mais provável é que sua origem tenha sido um evento de reagrupamento na população suína. Infecções anteriores com a cepa mais antiga de H1N1 não protegeram os humanos contra a nova cepa, o que resultou na pandemia de influenza humana em 2009-10.

"A primeira coisa para se entender sobre a influenza", diz John Barry, autor de um relato definitivo sobre a pandemia de 1918, *A grande gripe*, "é que tudo é gripe aviária; não existe vírus de influenza humana de ocorrência natural." O principal reservatório — quer dizer, fonte — de influenza do tipo A são aves aquáticas silvestres. As aves podem viajar por toda parte, e o fazem, de modo que é fácil disseminarem o vírus por meio respiratório e por meio de suas fezes. Os vírus de influenza animais não se disseminam facilmente em humanos. Mas *podem* se espalhar rapidamente para outras espécies, incluindo aves domésticas, como galinha e peru, bem como cães, gatos, cavalos e porcos. Os porcos, em especial, são os principais transmissores dos vírus de influenza aviários aos humanos. As células que revestem seus pulmões têm receptores que se combinam com vírus de aves e humanos, então esses pulmões se tornam lugares perfeitos para cepas de influenza "se encontrarem" e se misturarem. É possível até haver um reagrupamento triplo, em que cepas das três espécies — humanos, aves e porcos — se misturam para formar um novo vírus de influenza completamente imprevisível. Quando isso acontece, é um giro da roleta genética saber se a nova cepa é mais ou menos séria do que aquelas das quais surgiu. Em 1918, esse giro resultou num grande ganho de virulência.

Em termos de potencial pandêmico, os lugares mais perigosos do planeta são aqueles em que há grande concentração de pessoas, aves e porcos — os mercados de alimentos da China e do Sudeste Asiático, por exemplo, ou fazendas industriais do Meio-Oeste americano.

É a gama de resultados possíveis a partir da mutabilidade e mistura de cepas da influenza que a torna a rainha das feras microbianas infecciosas. Embora possa ser tão suave quanto um resfriado comum, pode também ser tão temível e mortal quanto a varíola, e ainda mais fácil de pegar. É por isso que essa fera específica aterroriza epidemiologistas.

Há outra diferença crucial entre a influenza e todas as outras "possíveis" doenças de fontes pontuais, como Ebola ou Marburg, que formam a base de cada romance ou filme sobre pragas e surtos. Na condição de epidemiologistas de doenças infecciosas, todos nós sabemos que a influenza pandêmica é a doença infecciosa que *acontecerá*.

Aconteceu pelo menos trinta vezes desde o século XVI, e nosso mundo moderno tem todos os ingredientes para um retorno iminente.

Como já mencionamos, nenhum surto de doença dos tempos modernos se compara à pandemia mundial de influenza de 1918-19. Embora tenha sido chamada de gripe espanhola, pode ter começado nos Estados Unidos, especificamente no condado de Haskell, no Kansas, num ambiente agrícola. Se essa cepa específica teve início em porcos e se espalhou para humanos ou vice-versa, não está claro. Evidências epidemiológicas sugerem que do Kansas ela provavelmente viajou a leste para a grande base do Exército do que é hoje Fort Riley e seguiu com os recrutas para a Europa. A alta concentração de soldados morando confinados durante o treinamento para combates na Grande Guerra certamente exacerbou a situação, assim como o movimento em larga escala de tropas cruzando os oceanos.

Ao contrário da maioria das cepas de vírus de influenza, a cepa de H1N1 de 1918 era antidarwiniana: em vez de tirar a vida de idosos, enfermos e crianças muito novas — aqueles com sistema imunológico fraco ou pouco desenvolvido —, esta matou os mais fortes e com melhor condicionamento físico, assim como grávidas, em números desproporcionalmente altos, causando uma "tempestade de citocinas" em indivíduos saudáveis, como descrevemos no capítulo 5. A reação exagerada do sistema imunológico danifica criticamente pulmões, rins, coração e outros órgãos. Desde 1918, não progredimos muito no tratamento de pacientes que estão morrendo vítimas de tempestade de citocinas. A pandemia de H1N1 em 2009 não causou um grande número de mortes humanas, mas muitos daqueles que matou eram adultos mais jovens nos quais a gripe desencadeou uma tempestade de citocinas, assim como aconteceu em 1918.

Em 1918-19, as mortes foram horríveis. Horas depois da manifestação dos primeiros sintomas, o sangue da vítima começava a vazar para os espaços aéreos dos pulmões. No segundo dia, os pulmões haviam deixado de ser uma "esponja" rica em oxigênio e se transformado num "farrapo" sangrento, e o paciente em sofrimento literalmente se afogava em seus próprios fluidos. "Uma pessoa robusta apresentou o primeiro sintoma às quatro da tarde e morreu às dez da manhã seguinte", observa um relato da época.

Aqueles que não sucumbiam à tempestade de citocinas ainda estavam suscetíveis à pneumonia mortal ou fatal causada por uma infecção secundária; bactérias eram capazes de infectar pulmões porque o vírus da gripe inicial havia destruído as células epiteliais protetoras que revestiam as vias respiratórias. Retrospectivamente, não podemos separar as mortes virais das mortes bacterianas subsequentes, mas as indicações são de que a maior parte da morbidade e da mortalidade foi pelo vírus inicial, portanto mesmo que houvesse antibióticos naquela época eles não teriam sido muito úteis.

Em Nova York, a pandemia deixou 21 mil crianças órfãs. A doença se espalhou tanto que teve pico em Boston e Bombaim ao mesmo tempo. Em algumas partes do mundo, de acordo com John Barry, o índice de mortes foi tão descomunal que era impossível enterrar todos os cadáveres. Em um momento ou outro, quase todas as cidades dos Estados Unidos ficaram sem caixões. Funções civis e comerciais não eram cumpridas porque grande parte da força de trabalho estava doente ou morta. Alguns doentes morreram de fome não porque faltou comida, mas porque muita gente temia entrar em contato com eles. Ao contrário de um vírus como o Ebola, que só é transmissível quando a vítima começa a ter sintomas, a influenza é contagiosa antes mesmo que a pessoa sinta que está doente.

As mais recentes estimativas sugerem que o número de mortos no mundo pode ter chegado a cem milhões — bem mais do que todos os soldados e civis mortos na Primeira Guerra Mundial. As pestes bubônica e pneumônica do século XIV na Europa levaram uma proporção maior da população, que era menor na época, mas em números absolutos de seres humanos mortos, a gripe de 1918 foi a pandemia mais mortal de todos os tempos. Num período de seis meses ao longo do outono, inverno e primavera de 1918-19, essa gripe teve mais vítimas fatais do que o vírus da Aids em mais ou menos 35 anos, desde que este foi identificado na população humana.

Os efeitos do surto foram tão profundos que a estatística da expectativa de vida média nos Estados Unidos caiu mais de dez anos imediatamente. Tenha em mente que a população mundial em 1918 era aproximadamente um terço do que é hoje.

Entre as gripes sazonais anuais que apareceram a cada ano desde então, houve três pandemias de influenza: a gripe asiática H2N2 em 1957; a gripe de Hong Kong H3N2 em 1968; e a gripe suína H1N1 em 2009. Nenhuma delas chegou perto de causar a devastação da influenza em 1918, mas ainda assim a morbidade e mortalidade no mundo foram significativas. Em 2009, autoridades de saúde pública estavam atentas para uma disseminação de H5N1, uma cepa do Sudeste Asiático que até então não fora transmitida de pessoa para pessoa, mas quando foi do animal para o humano, o índice de mortalidade chegou a 60%.

Em 1976, depois que vários soldados adoeceram e um morreu em Fort Dix, Nova Jersey, de, ao que tudo indicava, uma cepa de influenza de H1N1 muito parecida com a de 1918, dirigentes de saúde pública decidiram não se arriscar e exortaram o presidente Gerald Ford a autorizar um programa de vacinação em massa, financiado publicamente. Na época, havia um grande número de pessoas que tinham vivenciado a pandemia de 1918. A epidemia de 1976 acabou não se concretizando e a doença não ocorreu fora de Fort Dix. As consequências da campanha de vacinação e a síndrome de Guillain-Barré associada a ela deixaram um legado de desconfiança e ceticismo contra o qual, de certo modo, ainda estamos lutando hoje.

Em retrospecto, é difícil culpar as autoridades de saúde pública que ficaram muito assustadas quando viram evidências do H1N1 nos soldados em Fort Dix. Mas se tivéssemos que fazer tudo de novo — e em algum momento teremos —, o que *deveríamos ter feito* era aumentar a produção de vacina e esperar para ver se o vírus começava a se disseminar antes de empreender um esforço de inoculação maciça.

Quando o vírus H1N1 da pandemia de 2009 foi analisado pelo dr. Robert Webster e seus colegas no St. Jude's Children's Research Hospital, em Memphis, Tennessee, constatou-se que era derivado de um vírus de influenza suína norte-americano que adquirira dois segmentos de genes de linhagens suínas europeias.

Conforme se viu, a pandemia de 2009 foi considerada relativamente moderada pela maioria, embora não tenha sido assim para muitos. Em nível global, estimou-se que trezentas mil pessoas tenham morrido da infecção pelo H1N1, 80% delas com menos de 65 anos. O CDC determinou que nos

Estados Unidos mais de sessenta milhões de casos da infecção ocorreram no primeiro ano da pandemia de H1N1 e que 12 mil pessoas morreram. Vale notar que 87% das mortes nos Estados Unidos foram de pessoas com menos de 65 anos. Isso contrasta muito com o fato de que mais de 90% das mortes que ocorrem num ano típico de influenza sazonal são de pessoas de 65 anos ou mais. Portanto, embora o número de mortes tenha sido comparável ao de um ano de gripe normal, a média de idade daqueles que morreram foi muito mais baixa. As "vítimas preferenciais" em 2009 foram grávidas, indivíduos obesos, pessoas com asma e pessoas com certas doenças neuromusculares; eles representaram cerca de 60% dos casos severos ou fatais. Esse padrão de morte é muito semelhante ao que o mundo vivenciou em 1918, só que em escala muito menor.

Percebemos agora que há dois padrões nitidamente diferentes de casos de pandemia de influenza. Um é o que vimos nas pandemias de 1918 e 2009, em que as enfermidades severas e mortes incidem de maneira desproporcional sobre adultos jovens. E o segundo é o das pandemias de H2N2 em 1957 e de H3N2 em 1968, em que a maioria das mortes ocorreu na população mais velha, como é o caso da gripe sazonal. As médias de idade de morte nas pandemias de 1918 e 2009 nos Estados Unidos foram de 27,2 anos e 37,4 anos, respectivamente. Quando se considera que a expectativa de vida em 1918 era de 48 anos e em 2009 era de 78 anos, as mortes em 2009 refletem um grupo demográfico ainda mais jovem que o de 1918. Nas pandemias de 1957 e 1968, as médias de idade de morte foram de 64,2 anos e 62,2 anos, respectivamente. Essas idades estão próximas da expectativa de vida da época; em 1957, a expectativa de vida nos Estados Unidos era de 68 anos, e em 1968, setenta.

Quando nosso grupo de pesquisa calculou uma medida de morte precoce para as três pandemias do século XX e a do século XXI — uma estatística conhecida como "anos de vida perdidos antes dos 65", constatou que a pandemia de 2009 teve um impacto humano muito maior do que aquele refletido pelo número total de mortes por si só. Essa é uma consideração importante quando nos planejamos para pandemias futuras, já que o impacto sobre nossos recursos de assistência médica e sobre a força de trabalho da economia global será radicalmente diferente para epidemias que atingem e matam mais adultos jovens e para aquelas que afetam principalmente a população mais velha, em grande parte aposentada. Infelizmente, a média de idade de morte para os casos atuais de H5N1 e H7N9 — dois dos principais candidatos a vírus de influenza aviária para a próxima pandemia — é de cinquenta e poucos anos.

Mesmo uma pandemia moderadamente severa teria um impacto sobre cada aspecto de nossas vidas.

Temos um modelo de negócio de pronta entrega e tudo o que usamos hoje está conectado, em algum aspecto crucial, a uma linha de produção bem distante de nossas casas. Se uma fábrica na China de repente não pode funcionar porque 30% ou 40% de sua força de trabalho está doente, não temos um estoque de suas mercadorias à espera num armário ou num armazém para nos suprir até a fábrica reabrir. Se temos um surto semelhante em outros lugares ao mesmo tempo, e as fábricas não conseguem obter em outras fábricas as peças e os suprimentos de que precisam, começamos a ver um efeito dominó em que o comércio mundial sofre e a economia começa a vacilar.

E não é só o comércio. Se esse mesmo percentual de trabalhadores fica sem trabalhar durante dias ou semanas, cidades começam a ter problemas de funcionamento. O lixo não é recolhido, não há bombeiros suficientes para cobrir cada turno, policiais não conseguem atender a cada chamado, escolas fecham e médicos e enfermeiros não aparecem nos hospitais.

Hospitais e sistemas de saúde sofrerão mais. Enquanto o número de casos não exceder a capacidade de nossas unidades de tratamento intensivo, essas unidades serão capazes de ajudar pacientes que apresentem sintomas severos de influenza. Mas e se o número de casos graves aumentar 30%? Adivinha: estamos praticamente no limite da capacidade agora, em circunstâncias normais, tendo cortado toda a "gordura" do sistema por motivos orçamentários. Não temos capacidade para surtos. Também ficaremos sem os equipamentos necessários para proteger os profissionais da saúde, como respiradores e as máscaras que selem firmemente o rosto. Quem vai trabalhar se perceber que suas chances de pegar a gripe estão crescendo substancialmente por causa da falta de um equipamento de proteção?

Eis um exemplo ainda mais sinistro. Se 1% daquelas vítimas críticas de influenza precisa de ventiladores hospitalares, provavelmente podemos resolver. Se 3% precisam, já era; não temos máquinas o bastante no país, e nenhum outro país tem. Mesmo que tivesse, você acha que iria nos emprestar? Isso significa que muitas pessoas morreriam embora tenhamos a tecnologia para salvá-las. Entraríamos em triagem, problemas de alocação e escolhas difíceis que ninguém quer enfrentar.

Pouco antes do surto de 2009, realizamos um estudo no Cidrap em que fizemos uma pesquisa com um grupo de farmacêuticos com expertise em medicamentos usados em diversas especialidades médicas hospitalares, como cuidados agudos, cuidados crônicos, cuidados emergenciais e assim por diante. Perguntamos a eles quais medicamentos não poderiam faltar de forma alguma. Não remédios para câncer, remédios para Aids, mas o essencial, medicamentos necessários para manter as pessoas vivas, para casos de vida ou morte. Acabamos fazendo uma lista de mais de trinta desses agentes farmacológicos fundamentais, incluindo insulina para diabetes do tipo 1; nitroglicerina vasodilatadora; heparina para afinar sangue e diálise; succinilcolina para relaxamento muscular durante cirurgia, intubação e conexão de máquina coração-pulmão; Lasix para insuficiência cardíaca congestiva; metoprolol para angina e hipertensão severa; norepinefrina para hipotensão severa; albuterol para abrir vias aéreas nos pulmões; e vários outros medicamentos para coração e circulação sanguínea e antibióticos básicos.

Cem por cento desses remédios eram genéricos; todos fabricados principal ou exclusivamente no exterior, a maioria na Índia e na China; não havia estoques significativos e as cadeias de abastecimento eram longas e extremamente vulneráveis.

Precisamos não pensar nos potenciais sofrimento e dor humanos causados por uma pandemia de influenza como se estivessem limitados àqueles que desenvolvem a infecção aqui nos Estados Unidos. Precisamos atentar e nos planejar para o terrível impacto que uma pandemia poderia causar e para todas as mortes que ocorreriam como resultado da falta aguda de medicamentos capazes de salvar vidas ou de assistência médica. E deveríamos nos importar muito se o operário de uma fábrica na China ou na Índia responsável por ajudar a fabricar esses medicamentos está doente demais para trabalhar ou se o capitão de um navio cargueiro que está trazendo esses remédios morre no caminho.

Hoje, a influenza está hiperevoluindo, mais do que em qualquer outro momento da história do planeta. O imenso número de animais necessários para a produção de nossos alimentos serve como fator amplificador para a transmissão de vírus e, por sua vez, para mais giros na roleta genética. Relembre que no capítulo 17, sobre resistência antimicrobiana, descrevemos a necessidade de alimentar 7,3 bilhões de pessoas no mundo de hoje. A rápida expansão recente da moderna agricultura de confinamento, aliada ao estabelecimento de muitos milhões de fazendas menores no mundo, deu aos vírus de influenza todas as oportunidades de encontrar hospedeiros apropriados para proliferar em aves e porcos. As 88.723.000 toneladas métricas da produção global anual de carne de aves equivalem a muitos bilhões de aves incubadas, criadas e abatidas. Todas essas aves têm frequente contato direto ou indireto com humanos. Além disso, os 413.975.000 suínos produzidos globalmente adicionam o último ingrediente — talvez o ingrediente fisiológico perfeito — ao processo de evolução do vírus da influenza.

Em fevereiro de 2015, a OMS emitiu um documento intitulado "Sinais de advertência do mundo volátil dos vírus de influenza". O relatório advertia sobre as rápidas mudanças de potenciais cepas pandêmicas humanas em aves:

> A diversidade e a distribuição geográfica dos vírus de influenza circulando atualmente em aves silvestres e domésticas não têm precedentes desde o advento de modernas ferramentas para detecção e caracterização de vírus. O mundo precisa se preocupar.
>
> Vírus dos subtipos H5 e H7 causam maior preocupação, já que podem sofrer mutação rapidamente, deixando de ser uma forma que causa sintomas suaves em aves para se tornar uma forma que causa enfermidade severa e morte em populações de aves de criação, resultando em surtos devastadores e perdas enormes para a indústria de aves e para o meio de vida de agricultores.
>
> Desde o início de 2014, a Organização de Saúde Animal, ou OIE, foi notificada sobre 41 surtos de H5 e H7 em aves envolvendo sete vírus diferentes em vinte países na África, nas Américas, na Ásia, na Austrália, na Europa e no Oriente Médio. Vários deles são novos vírus que surgiram e se disseminaram em aves silvestres ou de criação somente nos últimos anos.

Essa declaração sintetizou treze meses de maior atividade de vírus, de janeiro de 2014 a fevereiro de 2015. Apenas treze meses depois — em março de 2016 —, o número crescera para centenas de surtos de H5 e H7 envolvendo nove diferentes vírus em 39 países.

Esse crescimento assustador na atividade de H5 e H7 não significa necessariamente que uma pandemia humana é iminente. Mas poderia ser. Dos 850 casos esporádicos de infecção humana pelo H5N1 relatados e documentados desde 2004, 445, ou 52%, resultaram em morte. A média de idade dos infectados foi de cinquenta e poucos anos, substancialmente mais baixa do que a média de idade em mortes por influenza sazonal.

Para o H7N9, 212 indivíduos, ou 37% dos casos notificados, morreram desde que essa cepa infecciosa foi documentada pela primeira vez, em 2013. A média de idade nesses casos foi em torno de cinquenta anos. E há mais cepas de H e N de influenza aviária do tipo A preocupantes, além de H5N1 e H7N9. O H5N6 está circulando desde 2013 em aves de criação no sul e no oeste da China, no Laos e no Vietnã, e causou recentes casos em humanos. A lista desses vírus de influenza aviários com potencial para infectar humanos continua a crescer.

Em 2015, o H5N2 aviário de alta patogenicidade (que causa doença grave e fatal) chegou ao nosso quintal aqui em Minnesota, bem como a outras partes do centro dos Estados Unidos. Do início de março a meados de junho, um surto sem precedentes de uma cepa de H5N2 ocorreu em fazendas de aves no alto Meio-Oeste. Foram infectadas 223 operações em fazendas; mais de 48 milhões de aves morreram ou foram submetidas a eutanásia. Esse vírus provavelmente chegou ao Meio-Oeste com aves migratórias vindas da Ásia, possivelmente por meio de aves que compartilharam cepas virais em rotas pelo Mississippi e pelas Montanhas Rochosas.

Ainda não está claro como o vírus H5N2 se moveu tão rapidamente entre instalações que ficam a quilômetros umas das outras. Fui o investigador sênior de um grande estudo epidemiológico que tentou entender como o vírus se espalhou de fazenda em fazenda. Apesar de nossos esforços, ainda não sabemos ao certo o que aconteceu. Pessoalmente, acredito que depois que as aves silvestres infectadas pelo vírus entraram em contato com aves domésticas, o vírus se disseminou via humanos, por meio de roupas e botas contaminadas de pessoas que se locomoveram entre instalações, ou por meio do compartilhamento de equipamentos contaminados; ou então foi transportado pelo ar, quando as aves soltaram uma quantidade substancial de vírus antes de morrer e esse ar contaminado pelo vírus escapou dos galpões.

O surto de H5N2 foi um desastre para a indústria de aves e poderia ter sido o primeiro passo de uma nova pandemia humana. Muitos dos mesmos condados onde os surtos de aves ocorreram têm as maiores populações de operações de suínos confinados do Meio-Oeste. Lembre-se, quando porcos são infectados por vírus de influenza, é raro que apresentem muitos sintomas. Mas podem ser simultaneamente infectados por vírus de influenza aviários e vírus de influenza humanos, e seus pulmões representam um recipiente de mistura ideal. Com a provável transmissão pelo ar do H5N2 por quilômetros de distância da fonte e a proximidade de localização de operações de porcos e aves, estou convencido de que os porcos também estavam sendo infectados. Eles só não adoeceram nem foram testados para infecção de influenza. Mas em termos do que pode acontecer, estou convencido de que é apenas uma questão de tempo.

Acredito que sei menos sobre influenza agora do que pensava saber há quinze anos, mesmo que venha estudando o tema continuamente. Quanto mais aprendemos sobre esse vírus, sobre como ele interage com populações de animais e humanos, como e por que muda geneticamente e o que essas mudanças significam, mais perguntas enfrentamos e temos certeza sobre menos respostas.

Como resultado, nunca podemos estar certos sobre quanto estamos próximos da mutação ou da pressão evolutiva que nos levará à próxima pandemia.

CAPÍTULO 19

Pandemia: do impensável ao inevitável

E agora era reconhecida a presença da Morte Vermelha. Chegara como um ladrão na noite. E um a um, os convivas caíram nos salões orvalhados de sangue de sua festa, e morreram na postura de desespero de sua queda. E a vida do relógio de ébano se foi com o último daqueles seres alegres. E as chamas dos tripés expiraram. E a Escuridão, a Decadência e a Morte Vermelha alcançaram um domínio ilimitado sobre tudo.
EDGAR ALLAN POE, *A máscara da Morte Vermelha*

Quando tentamos avaliar o risco de outra pandemia de influenza como a de 1918, temos em mente os argumentos que apresentamos antes: que vivemos num mundo globalmente interdependente, conectado por viagens rápidas e que apresenta muitas concentrações de pessoas, porcos e aves vivendo em estreita proximidade.

Assim, este mundo se tornou um caldeirão hipermisturado, com o triplo da população humana de 1918.

Não sabemos qual, entre todas as cepas de influenza que estamos vendo, surgirá como pandêmica, ou se será algo que nunca vimos. O que sabemos é que, quando acontecer, vai se espalhar antes de percebermos o que está acontecendo. E se não nos prepararmos, seria como tentar conter o vento.

Larry Summers, um macroeconomista de renome mundial, além de ex--secretário do Tesouro, oferece uma perspectiva pungente sobre exatamente esse argumento na nota de abertura que acompanha a apresentação do relatório *A Dimensão Negligenciada de Segurança Global: Uma Estrutura para Responder* a *Crises de Doenças Infecciosas*, da Comissão de Estrutura para Riscos à Saúde Global, da Academia Nacional de Medicina:

> De todas as questões diante de nós, pandemia e epidemia são as que têm a mais alta proporção de seriedade global para a atenção de políticas de ação: considerando sua importância para a humanidade, não há outra questão que receba menos atenção. Para fazer uma comparação direta, se calcularmos o custo de epidemias e pandemias esperado para a humanidade ao longo do próximo século, em nosso atual caminho global, está na mesma ampla faixa, num fator de dois ou três, do custo esperado da mudança climática global. E me impressiono com a pouca atenção que essa questão recebe em comparação à mudança climática global.
>
> Para ser absolutamente claro, a mudança climática merece toda a atenção que recebe, e mais. Mas acredito que os riscos à saúde global recebem muito menos atenção do que deveriam.

Nossa estrutura de defesa civil é montada para desastres pontuais, como um tornado F4 no Kansas, um furacão de categoria 5 em Nova Orleans, ou mesmo aviões atingindo arranha-céus em Nova York. Mas e se tivéssemos vinte ou trinta atentados de 11 de Setembro ou furacões Katrina ao mesmo tempo? Não teríamos recursos para lidar com isso. Como disse notoriamente o secretário de Defesa Donald Rumsfeld sobre a luta na Guerra do Iraque: "A gente vai para a guerra com o exército que tem, e não com o exército que gostaria de ter um dia."

Uma pandemia de influenza catastrófica ocorrerá como um tsunami em câmera lenta, durando de seis a dezoito meses.

Em 1918, houve três ondas de doença distintas ao longo de um período de dois anos, e é isso que podemos enfrentar novamente. Portanto, a única salvação que teríamos é o que quer que seja que façamos de antemão.

Ao longo dos anos, nossa equipe do Cidrap desenvolveu e conduziu muitos "exercícios de mesa" para organizações que vão desde a Casa Branca e empresas da Fortune 500 até governos estaduais e locais, incluindo departamentos de saúde pública e hospitais. Essas atividades são, basicamente, exercícios simulados e realistas de cenários de desastre envolvendo líderes em todas as áreas de gestão de emergência, saúde pública e resposta emergencial para testar os planos que um município, estado, governo nacional ou qualquer outro sistema organizado tem.

O que se segue é um cenário fictício — quase como um jogo de tabuleiro — envolvendo uma pandemia de influenza no mundo de hoje com a virulência da cepa de H1N1 de 1918. É narrado principalmente no presente, como eu faria ao conduzir um jogo de tabuleiro, com desvios para o tempo verbal passado quando informações ou perspectiva histórica são necessárias. Esse cenário tem sido analisado por colegas em preparações de saúde pública e planejamento de continuidade de negócios. Há uma concordância geral de que é realista e possível. Tenha isso em mente ao imaginar você e sua família passando por essa situação.

De início, os médicos da área metropolitana de Xangai pensam que estão vendo apenas casos de gripe de fim de estação, mas seus pacientes parecem não melhorar. Estamos em meados de abril; a influenza deveria estar diminuindo na China. Não demora muito para os médicos perceberem que centenas de pacientes que eles estão visitando em salas de emergência apresentam condições muito diferentes de tudo o que já viram. Pelo menos cinquenta pacientes morreram de síndrome da angústia respiratória aguda (SARA) nos últimos dois dias; unidades de tratamento intensivo em muitos hospitais da área já não podem aceitar novos pacientes — estão superlotadas. Em muitos casos, as vítimas relatam que estão doentes há apenas um dia ou dois, algumas há apenas horas. Em sua maioria, as vítimas são adultos jovens e grávidas sem nenhum outro problema de saúde.

Clínicos rapidamente reconhecem que esses pacientes têm uma enfermidade devastadora semelhante à dos mais de mil chineses que receberam diagnóstico de uma das infecções de gripe aviária dos últimos anos. Ainda assim, isso é diferente: no passado, casos de gripe aviária ocorriam apenas de modo esporádico em termos de local e tempo, raramente com muitos casos em uma família. Agora, as salas de emergência e até as unidades de tratamento intensivo em hospitais por toda a área de Xangai estão inundadas de pacientes em condições desesperadoras.

Os piores temores das autoridades de saúde pública chinesas se concretizam quando amostras de escarro de oito pacientes hospitalizados em três diferentes instalações confirmam que eles têm uma infecção de influenza por H7N9. Um vírus aviário por origem cujo primeiro ataque reconhecido à população humana da China ocorreu em 2013, o H7N9 deu agora o último grande passo para se tornar o vírus da influenza pandêmica.

Enquanto isso, mais casos estão surgindo em outros lugares. Em áreas da China onde essa cepa foi previamente detectada, um terço daqueles que contraíram a doença através das aves morreu. Mas as aves que carregam o vírus não adoecem ou, pelo menos, não apresentam nenhum sintoma visível. Dias depois, casos de influenza por H7N9 começam a aparecer em hospitais de grande parte da China e mesmo em outros países da Ásia. Muitos dos primeiros casos fora de Xangai são de pessoas que viajaram para a cidade recentemente. Essa história sai da relativa obscuridade e se torna a notícia número um no mundo.

Mesmo antes que autoridades de saúde pública chinesas tenham oportunidade de confirmar que a crise em rápido crescimento na região de Xangai é provavelmente o primeiro sinal do que se tornará uma pandemia de influenza, casos começam a aparecer no mundo inteiro. Quase todos os primeiros casos são de pessoas que voltaram recentemente de viagens a Xangai e cidades vizinhas. Mas isso muda rapidamente quando hospitais de outros países recebem casos de pessoas que nunca foram à China. A OMS, o CDC e outras organizações nacionais de saúde no mundo iniciam seu metódico trabalho de investigação. Eles identificam os primeiros casos que se apresentaram em cada lugar do mundo e rastreiam suas viagens nas semanas antes de adoecerem. A investigação confirma o pior temor de todos eles: estamos assistindo aos primeiros dias de uma pandemia de rápido crescimento. Não adianta fechar fronteiras; a essa altura o H7N9 provavelmente fincou raízes em trinta ou quarenta países.

Os especialistas, cada vez mais nervosos, sabem que não é necessário tocar em pessoa doente para contrair uma gripe sazonal como aconteceria no caso do Ebola, sabem que não é necessário fazer sexo ou trocar fluidos corporais como no caso da Aids, ou ser mordido por um mosquito como no da dengue. Basta uma pessoa respirar em outra para ocorrer a transmissão — num shopping, num avião, no metrô ou mesmo numa sala de emergência de hospital.

Um grupo terrorista do Oriente Médio e uma seita apocalíptica japonesa reivindicam separadamente a responsabilidade pelo surto. A declaração dos terroristas sugere que a cepa foi elaborada por ex-cientistas de armas biológicas soviéticos e é uma quimera, a combinação das propriedades de várias cepas. Os dois grupos prometem que mais surtos planejados estão por vir. Em resposta, o diretor do CDC e o secretário de Segurança Interna dizem que, embora investigações ainda estejam sendo feitas e todas as ameaças estejam sendo levadas a sério, não há nenhuma evidência de que o surto de H7N9 seja uma ação terrorista.

A essa altura, o surto é conhecido no mundo inteiro como a "gripe de Xangai", exceto na China, onde é chamada de "gripe ocidental". A OMS reúne um grupo de especialistas em influenza numa teleconferência; esse grupo é conhecido como "Comissão de Emergência". Depois de se reunir por menos de uma hora, a comissão exorta fortemente o diretor geral da OMS a declarar a pandemia de H7N9 uma Emergência de Saúde Pública de Preocupação Internacional (ESPPI). Numa entrevista coletiva realizada logo após a teleconferência, ele faz exatamente isso, declarando a situação uma emergência global. A entrevista coletiva vira uma gritaria, com repórteres exigindo saber como a OMS impedirá a disseminação do H7N9. Não há respostas satisfatórias ou tranquilizadoras.

Num intervalo de tempo impressionantemente curto, trabalhando em cooperação com laboratórios dos Estados Unidos, da China e da Grã-Bretanha, a OMS anuncia que todas as evidências biológicas e genéticas apontam como fonte do surto a cidade de Xangai, onde milhões de frangos são incubados, criados e consumidos a cada mês. Autoridades de saúde chinesas questionam as descobertas mas dizem que estão cooperando totalmente com autoridades internacionais a fim de conter a disseminação na China e em outros lugares.

Análises genéticas identificam um reagrupamento de dois genes que pode ser o motivo da repentina capacidade de transmissão do vírus de humano para humano. A única descoberta positiva é que ele não é resistente aos medicamentos antivirais atuais. Os fabricantes de Tamiflu e Relenza passam a produzi-los 24 horas por dia, mas não conseguem chegar nem perto de atender à demanda. Nenhuma vacina é compatível com essa cepa, então o governo dos Estados Unidos, trabalhando com a OMS, começa a desenvolver uma vacina com a cepa do H7N9 a ser compartilhada com fabricantes de vacina do mundo inteiro. O diretor do Instituto Nacional de Alergias e Doenças Infecciosas afirma que espera ter uma vacina efetiva em setembro ou outubro; isso significa mais cinco longos meses. Em menos de uma semana, porém, todos os estoques da vacina de gripe disponível atualmente se esgotam, embora ela não proteja contra o H7N9.

Durante sua participação no Meet the Press, o diretor do CDC é questionado sobre o H7N9 e lhe perguntam se é verdade que o vírus tem um índice de mortalidade de 30%. "Embora isso seja verdade em suas concentrações limitadas na China", responde ele, "à medida que se dissemina amplamente esperamos que ele atenue ao passar por uma série interminável de hospedeiros humanos e o índice de mortalidade deve cair de forma considerável."

"Isso significa que as mortes que estamos vendo em decorrência da doença começarão a diminuir?", pergunta um repórter.

"Não posso afirmar isso", admite o diretor do CDC. "Neste momento, ainda não sabemos o que ele vai fazer. O melhor conselho que posso dar é que todos tentem permanecer longe daqueles que têm sintomas como os da influenza. Abrigar-se num lugar, se necessário. E se você, ou alguém de sua família, tem esses sintomas, por favor, fique em casa, não vá ao trabalho ou à escola e cancele atividades normais que exijam interação com outras pessoas. Também não use o transporte público se possível; isso inclui aviões, trens, ônibus e táxis."

Estamos agora no fim de maio, quase seis semanas depois de a recém-surgida pandemia de influenza pelo H7N9 ter sido reconhecida na China. Pelo menos 72 países estão relatando um número rapidamente crescente de casos de H7N9 e mortes subsequentes. A crença geral é de que outros países têm casos mas relutam em notificá-los por temerem fechamento de fronteiras e restrições ao comércio e às viagens. Os dados mais precisos que temos sobre mortes são de Estados Unidos, Canadá e União Europeia, onde a mortalidade parece ser de 12%. Até agora, pelo menos 12 mil pessoas morreram nos Estados Unidos. Muitas eram jovens grávidas.

Agora começa uma escassez em várias indústrias, em particular aquelas impactadas por uma grande interrupção de fabricação na China. Para piorar, trabalhadores de grandes portos marítimos, marinheiros e membros da marinha mercante dos 62 mil navios cargueiros no mundo relatam um número cada vez maior de trabalhadores doentes e um número crescente de mortes. No mundo inteiro, cai a produção de certos produtos que têm numerosas peças de fornecedores, como computadores e automóveis. À medida que a origem da pandemia se torna o assunto central na cobertura de notícias internacionais, consumidores temem comprar produtos de frango ou porco, independentemente de sua origem. O preço da carne dispara enquanto o abastecimento diminui.

Consultórios médicos e salas de emergência estão repletos de pessoas que, embora preocupadas, passam bem, e a tarefa de separá-las fisicamente dos doentes se torna assoberbante. E o desafio só aumenta quando um número cada vez maior de profissionais da saúde também adoece e não pode trabalhar. Pacientes exigem a prescrição de antibióticos mesmo sendo informados de que estes são completamente inúteis contra vírus. Muitos que acreditam ter algum conhecimento de medicina rebatem que querem se proteger de uma infecção bacteriana secundária. Hospitais já estão convivendo com a falta de remédios e suprimentos cruciais. Embora o governo dos Estados Unidos tenha um estoque nacional estratégico para o que é chamado de contramedidas médicas, ou MCM — remédios e suprimentos necessários durante uma emergência de saúde pública —, o estoque se esgota rapidamente. Vários outros itens importantes — seringas, agulhas, antissépticos, kits de teste de diagnóstico e assim por diante — nunca foram considerados e incluídos numa lista de emergência.

Algumas instituições de assistência médica, como a Mayo Clinic, planejaram-se com antecedência e pelo menos têm um estoque de Tamiflu que administram em seus médicos e funcionários, bem como em membros de suas famílias, quando eles desenvolvem enfermidades semelhantes à influenza. Mas nem de longe há remédios suficientes para os pacientes, incluindo profissionais da saúde, nos países do mundo desenvolvido, e praticamente não há nenhum para o restante do mundo. A maioria dos hospitais tem poucas — ou nenhuma — máscaras do tipo respirador N95, necessárias para proteger os profissionais. As equipes, incluindo médicos e enfermeiros, ficam cada vez mais assustadas e telefonam para avisar que vão faltar ao trabalho porque estão doentes. A doença deles é medo, não infecção.

Os estoques de Tamiflu e Relenza foram depenados de praticamente todas as farmácias e drogarias do país, e há relatos esporádicos de invasões e saques. A maioria das lojas pôs placas nas vitrines declarando que não tem os remédios. A internet é inundada de ofertas de outros agentes eficazes contra o H7N9. O comissário da FDA adverte os consumidores que não há prova de que nenhum desses produtos funciona e, como não são regulados, podem muito bem fazer mal.

Por instrução do procurador-geral, o FBI forma uma força-tarefa especial para investigar alegações de extorsões nos preços e vendas no mercado negro de medicamentos antivirais.

No Capitólio, presidentes das relevantes comissões de supervisão perguntam ao secretário do HHS e aos CEOs de empresas fabricantes de vacinas se algo pode ser feito para acelerar a produção. Outros senadores e congressistas pedem a suspensão de voos com saída ou chegada de países afetados, sendo contrariados por especialistas que dizem que isso já não faz a menor diferença. Alguns pedem a interrupção do comércio com a China, mas são tantos os bens e produtos que já estão com suprimento pequeno que isso parece ser mais uma recomendação inútil e contraproducente.

Na Alemanha, o CEO de uma corporação farmacêutica internacional é baleado em frente à sua casa numa aparente tentativa de assassinato, embora sua empresa não produza vacinas ou antivirais. No mundo inteiro, outros executivos farmacêuticos reforçam sua segurança, enquanto o medo e a frustração se transformam cada vez mais em raiva e violência.

No início de junho, da Casa Branca, um cirurgião-geral faz um pronunciamento na TV exortando todas as pessoas que não precisam de cuidados agudos a ficar em casa e não sobrecarregar ainda mais os hospitais. Informa o número de uma linha direta 24 horas para que as pessoas consultem caso apresentem algum sintoma e verifiquem se precisam de cuidados médicos ou hospitalares. Em questão de minutos, a linha fica sobrecarregada. O cirurgião-geral também assegura aos telespectadores que mais Tamiflu e Relenza estão sendo produzidos, mas que é necessário ter paciência.

Então o presidente aparece, cita o presidente Franklin Roosevelt, "a única coisa que devemos temer é o próprio medo", e condena os recentes assassinatos de médicos e farmacêuticos que foram falsamente acusados de ter suprimentos de medicamentos antivirais.

No dia seguinte, o principal editorial do *The Wall Street Journal* discorda do presidente, dizendo: "A única coisa que devemos temer é uma pandemia de influenza desenfreada e mortal que pegou este país totalmente despreparado e para a qual essa administração apresentou uma resposta demasiadamente lenta." O editorial descreve o declínio de 50% nas ações americanas desde o começo da pandemia, com quedas proporcionais no mundo inteiro, e o quase colapso da bolsa chinesa.

O público despenca em eventos esportivos, parques temáticos e shoppings. A maioria dos eventos públicos começa a ser cancelada. A Liga Principal de Beisebol está considerando suspender provisoriamente sua temporada. Varejistas e operadores de parques precisam dispensar grandes percentuais de sua força de trabalho já reduzida. O desemprego nacional ultrapassa 25%, enquanto certas indústrias não conseguem encontrar mão de obra qualificada.

Muitas agências de automóveis abrem agora apenas nos fins de semana para vender carros novos, e seus compartimentos de atendimento estão quase vazios. O Federal Reserve reduz a zero a taxa de juros de fundos federais.

Imensas fazendas avícolas são desativadas em Xangai e Hong Kong, e produtores no mundo inteiro dizem que não há motivo para aumentar seus estoques de novo até que a pandemia acabe, uma vez que o consumo desabou. Os suprimentos de alimentos estão cada vez mais restritos no mundo inteiro, mesmo nas prateleiras de mercearias nos Estados Unidos.

Embora algumas cidadezinhas e áreas rurais tenham sido em grande parte poupadas do flagelo infeccioso, em junho uma pesquisa nacional mostra que a maioria das pessoas diz conhecer alguém que morreu da gripe de Xangai. Vários jornais passaram a publicar toda semana uma seção de fotos de moradores locais que pereceram.

O presidente nomeia um czar da gripe de Xangai para comandar uma força-tarefa formada pelos chefes de praticamente todas as agências do governo federal possíveis com interesse em vacinas, saúde pública e preparação para emergência. Os fabricantes americanos preveem que serão capazes de produzir um suprimento constante de vacinas a partir do fim de setembro, mas ao todo isso não cobrirá mais do que 40% da população durante os próximos cinco meses. Nenhum país se comprometerá a enviar qualquer suprimento aos Estados Unidos, uma vez que eles estão na mesma posição. Os dois países com grande capacidade de produção — Índia e China — dizem que não podem cobrir mais do que 10% a 15% de suas populações. Lotes iniciais de vacina de um fabricante indiano revelam-se contaminados por uma bactéria e precisam ser jogados fora. Todo mundo começa a perceber que a maior parte da população mundial jamais terá a oportunidade de ser vacinada contra o H7N9. E não se sabe se a vacina funciona para proteger as pessoas de uma infecção pelo H7N9, mas esta é a única vacina disponível.

Na primeira semana de julho, o índice de mortalidade começa a declinar. Semanas depois, hospitais estão registrando apenas alguns casos novos. O CDC relata que, embora haja focos esporádicos no mundo, a gripe parece estar diminuindo. O mercado de ações começa a subir, enquanto analistas advertem que pode ser que isso só dure até a temporada de ganhos, quando veremos os danos que a pandemia causou. É difícil medir a perda para o produto interno bruto no mundo, mas certamente é de muitos trilhões de dólares. Todos dizem que a recuperação vai demorar anos.

O CDC estima que o número total de casos nos Estados Unidos é de 31 milhões, ou aproximadamente 9% da população. Desses, as mortes totalizam aproximadamente 1.932.000, para um índice de mortalidade em torno de 6%. Estatísticas globais ainda não estão disponíveis, mas estima-se que sejam no mínimo igualmente severas.

O presidente propõe que 1º de agosto seja um dia da reflexão pública e compromisso pessoal, bem como uma celebração da sobrevivência da nação e da maior parte do mundo diante de seu maior desafio desde a Segunda Guerra Mundial. Essa provação foi uma mensagem de que todos nós temos que nos comprometer com o bem comum. Deveríamos usar os muitos exemplos de grande heroísmo e sacrifício pessoal, bem como os exemplos de ganância e absurdo egoísmo durante a crise, como uma bússola moral para seguir adiante.

Líderes de saúde pública exortam o presidente a adiar esse tipo de celebração. Eles advertem que, com base na história de pandemias anteriores, uma provável segunda onda de doença pode começar no início de outono e exceder o número de casos e mortes ocorridos na primeira. Assim como a primeira onda, a segunda pode durar de dez a doze semanas nos Estados Unidos, ou até mais. Dizem que foi lastimável o mundo precisar de um alerta tão mortal para levar a sério o impacto da pandemia de influenza que vinham prevendo há tanto tempo.

As notícias sobre influenza desaparecem aos poucos da televisão e são relegadas às últimas páginas dos jornais. Quando a pandemia é mencionada, geralmente é em termos de "a economia se recuperando da pandemia da gripe de Xangai".

Estamos no fim de setembro quando novos casos começam a aparecer em consultórios médicos e em emergências de hospitais. Os testes de antígeno confirmam rapidamente o vírus de influenza H7N9, o que significa que os surtos ocorridos no início do mês no Cairo, Egito, e em Lahore, Paquistão, não eram por acaso.

A Casa Branca faz uma série de conferências, incluindo a miscelânea de agências federais, estaduais e locais, como HHS, CDC, NIH, Serviço de Saúde Pública, FDA, Departamento de Defesa, Departamento de Segurança Interna (incluindo a Agência Federal de Gestão de Emergências) e agências estaduais de saúde e preparação para emergência, a fim de organizar e coordenar planos para distribuir por todo o país a nova vacina para a gripe de Xangai. Prevê-se que as primeiras vacinas estarão disponíveis nos Estados Unidos e Canadá na última semana de setembro, e na Grã-Bretanha e partes da UE na semana seguinte. As primeiras vacinas irão para profissionais da saúde, socorristas e funcionários do governo cruciais, como bombeiros e policiais. O público reage com fortes protestos, alegando que os médicos, os enfermeiros e o governo só estão cuidando de si próprios. O argumento das autoridades federais de saúde é que se esses indivíduos não forem protegidos, mais pessoas morrerão por falta de mão de obra médica e de atendimento a emergências. Quando as primeiras vacinas chegam a cada estado, são montadas clínicas em hospitais para os trabalhadores médicos e outros do grupo de vacinação crítico, que totalizam mais de 25 milhões de pessoas. Mas vaza a informação de local e horário de funcionamento dessas clínicas, que são invadidas por massas de pessoas em busca da vacina. O caos impera. A polícia, que já está desfalcada devido aos casos em seus próprios quadros, tenta proteger os vacinadores e as vacinas. Explosões de violência nessas clínicas são relatadas em todos os Estados Unidos.

O suprimento de vacinas no país continuará a aumentar no fim de outubro, mas não está clara a quantidade disponível, e será bem menos que o necessário. Prevendo os novos estoques, autoridades do governo decidem que grandes estacionamentos, shoppings e estádios serão os melhores locais para a vacinação. Todos os lugares terão o apoio de unidades das polícias estadual e local.

Apesar dessas precauções, quando a vacina chega, muitos locais estão superlotados, e quando os suprimentos se esgotam rapidamente, as multidões se tornam violentas. Embora ninguém seja morto, há numerosos feridos.

O diretor geral da OMS, que cinco meses antes declarara uma Emergência de Saúde Pública de Preocupação Internacional, não tem outro conselho a oferecer a não ser tentar manter distância de indivíduos infectados. A vigilância sugere um índice de mortalidade entre 4 e 6% naqueles que contraem a gripe de Xangai em países ocidentais, mas o índice é consideravelmente mais alto em países em desenvolvimento, onde os sistemas de saúde entraram em colapso total. Além das mortes por influenza, a mortalidade por todas as outras causas dobrou. Na África Central, a informação é de que doenças infantis evitáveis com vacina e tuberculose estão fora de controle devido à falta de assistência médica básica e serviços de saúde pública.

Hospitais nos Estados Unidos sofrem com outra ocorrência grave de falta de produtos. Primeiro eles convivem com a falta de bolsas de soro fisiológico e seringas descartáveis, mas logo os suprimentos de remédios básicos para salvar vidas minguam. A Associação Americana de Diabetes adverte pela segunda vez em quatro meses que se os estoques de insulina não forem reabastecidos logo, pessoas morrerão. A maioria dos hospitais restringe todas as cirurgias eletivas até segunda ordem. Todos os ventiladores mecânicos dos Estados Unidos estão em uso, mas só atendem uma pequena minoria dos que necessitam. Muitos outros morrem, em particular idosos. De novo, homens e mulheres saudáveis no auge da vida sofrem reações imunológicas exageradas. Grávidas são especialmente vulneráveis. Como no caso do surto do vírus da Zika, autoridades de saúde no mundo inteiro recomendam que mulheres em idade de gestação adiem a gravidez.

A falta de alimentos acontece ainda mais rápido dessa vez. Quando a segunda onda foi anunciada, a população correu para as lojas para estocar produtos em casa, deixando as prateleiras praticamente vazias, em particular as de carnes, laticínios, hortifrutigranjeiros e outros produtos perecíveis. Muitas lojas fecham em vez de se arriscarem a saques ou vandalismo. Já as farmácias são preservadas, porque é de conhecimento geral que lá não há vacina ou produtos farmacêuticos cruciais.

Entretanto, praticamente todos os governadores convocaram a Guarda Nacional para coibir agitações e grandes manifestações de protesto contra a falta de vacina, antivirais e outros suportes médicos. Dessa vez, um tribunal federal especial é estabelecido para cuidar de acusações de exploração, mercado negro e remédios e suprimentos médicos falsificados. Na China e em vários países da África e do Oriente Médio, infratores são executados publicamente.

Quando se anuncia que o índice de trabalhadores ausentes em decorrência da influenza está se aproximando de 30%, há um intenso debate no Congresso e na mídia sobre permitir ou não que trabalhadores sazonais mexicanos entrem no país para a colheita de produtos agrícolas. Legisladores conservadores temem que eles tragam ainda mais doença. O diretor do NIH é chamado diante da Comissão de Saúde, Educação, Trabalho e Pensões do Senado americano. O presidente da comissão lê declarações em que o diretor previu repetidamente ao longo dos últimos cinco anos que uma vacina universal para influenza estaria por vir, mas ela não existe. O diretor resmunga algo sobre financiamento e comprometimento, mas não tem uma resposta real.

Em Nova York, o sistema de metrô praticamente fecha, à medida que os usuários percebem que é impossível ficar longe da respiração dos outros. As ruas estão basicamente congestionadas de carros particulares. O diretor da Agência de Proteção Ambiental adverte sobre níveis perigosos de poluição do ar. É difícil estimar a perda diária de produtividade, mas claramente são dezenas de milhões de dólares.

As bolsas de valores do mundo, que vinham subindo aos poucos desde julho, despencam novamente, abrindo mão de outro grande percentual de seu valor já anêmico. O produto interno bruto de todas as nações desenvolvidas caiu quase pela metade, e o mundo está oficialmente em depressão econômica. O índice de desemprego nos Estados Unidos chega a 22% — quase três pontos abaixo do índice de 1933, o pior ano da Grande Depressão.

A essa altura, quase todas as grandes cidades do mundo estão testemunhando pessoas morrendo em escritórios, prédios públicos e no meio da rua. Necrotérios estão sobrecarregados de corpos, e falta caixão no mundo inteiro. Países em desenvolvimento começam a cremar cadáveres em grandes valas que são imediatamente cobertas por escavadeiras. Nos Estados Unidos e em outros países desenvolvidos, necrotérios são forçados a utilizar caminhões frigoríficos como suplemento, mas a falta de eletricidade e combustível em certos lugares está impondo decisões difíceis quanto ao descarte desses corpos.

Certos pastores evangélicos de direita afirmam na TV que a gripe de Xangai é um castigo de Deus por se afastarem de seus caminhos. Líderes de saúde pública condenam "esse amedrontamento perigoso e irresponsável que só faz nos desviar de nossos reais desafios". Eles enfatizam que "ninguém tem culpa de ficar doente, mas todos devem tomar qualquer precaução que puder".

O presidente americano e outros líderes de países do G7 se reúnem por meio de uma transmissão segura em vídeo, por causa da preocupação com viagens. Eles divulgam uma declaração de que a pandemia de H7N9 "é o equivalente moral a uma guerra", com pessoas do mundo inteiro travando juntas uma batalha mortal contra um inimigo comum mais mortífero do que qualquer adversário humano.

Na maioria dos lugares, o pânico e as agitações civis deram lugar agora a um sentimento predominante de resignação. Ruas de grandes cidades estão quase vazias. Lojas, restaurantes e locais de entretenimento estão fechados. Pesquisadores estão mais certos sobre como o H7N9 se transformou numa cepa pandêmica, mas para a maioria do público a questão parece em grande parte acadêmica. Estoques de vacina continuam a ser repostos devagar e são rapidamente usados, mas foram tantas as pessoas que sofreram ou morreram da doença que a procura na verdade está começando a cair.

No mês de junho seguinte, quando a pandemia finalmente cumpriu seu curso básico, o número de mortes no mundo decorrentes das duas ondas da doença é de aproximadamente 360 milhões, de um total de quase 2,22 bilhões de casos. A média de idade das vítimas fatais é de 37 anos. Embora o percentual de mortes no mundo não chegue perto do percentual da Grande Peste, que exterminou quase um terço da população da Europa e da região mediterrânea no século XIV, em termos de estatística de morbidade e mortalidade bruta, a pandemia de influenza de Xangai é de longe a maior catástrofe da história do mundo.

O cenário anterior é ficcional, mas longe de ser fantasioso.

Em 10 de maio de 2016, a Comissão Nacional de Saúde e Planejamento Familiar da China notificou à OMS onze novos casos de infecção humana de influenza pelo H7N9 confirmados em laboratório. Quatro dos pacientes haviam morrido e dois estavam em estado crítico na época do relato. Os dois em estado crítico — um homem de 23 anos e uma mulher de 43 — haviam sido expostos um ao outro. Portanto, observou a OMS, "a transmissão de humano para humano entre os dois pacientes não pode ser descartada".

De acordo com a declaração de avaliação de risco da OMS, "como o vírus continua a ser detectado em animais e ambientes, outros casos humanos podem ser esperados". E, algumas frases depois: "Infecções humanas pelo vírus A(H7N9) são incomuns e precisam ser monitoradas de perto a fim de identificar mudanças no vírus e/ou em sua transmissão para humanos, já que isso pode ter um sério impacto sobre a saúde pública."

Não há como saber quantas advertências receberemos antes que os eventos retratados aqui se tornem demasiadamente possíveis. Podem não estar longe.

Poucas pessoas veem isso mais claramente do que Ron Klain, que supervisionou nossa resposta internacional ao surto de Ebola na África Ocidental:

> Se minha experiência coordenando nossa resposta ao Ebola não me tornou um especialista em doenças infecciosas, ao menos me deu uma expertise de campo de batalha sobre o que funciona — e o que não funciona — em nossa política de ação global e nossas estruturas governamentais em

resposta a um surto e epidemia de doença infecciosa. E me deixou com a perspectiva de que, embora tenhamos feito algum progresso em preparação — como país e como comunidade global — durante a epidemia de Ebola, lamento dizer que como nos encontramos hoje, o mundo ainda tem buracos imensos e inadequações gritantes em sua preparação para uma eventualidade apavorante que certamente virá. Essas falhas não estão apenas em países mais pobres com sistemas médicos mais fracos, como se poderia esperar, mas até aqui nos Estados Unidos, com nossa inveja das instituições e recursos mundiais.

Por que isso é tão preocupante? Porque parece que o mundo está vivendo dias contados até que uma dessas novas ameaças de doença infecciosa se torne o tipo de pandemia global que todos nós fomos advertidos a esperar. Não é difícil imaginar que em algum momento durante o mandato do próximo presidente, sua equipe de segurança nacional pode ser convocada ao Salão Oval para discutir uma pandemia catastrófica de proporções históricas: mais de um milhão de mortes em apenas algumas semanas num canto distante do mundo, provocando a queda de vários governos, causando um conflito regional violento por recursos escassos e desencadeando uma crise de refugiados à medida que vítimas em fuga se deparam com pânico e fronteiras fechadas aonde forem. Pior ainda, o presidente será informado, há um risco crescente de que essas mortes e distúrbios possam chegar em breve aos Estados Unidos.

CAPÍTULO 20

Tirando a influenza da discussão

Um pessimista vê dificuldade em cada oportunidade; um otimista vê oportunidade em cada dificuldade.

Sir Winston Churchill

Nossa atual vacina contra influenza é única, e não no bom sentido.

Como observamos, a influenza é a única doença que demanda uma vacina a cada ano. Isso porque os antígenos de HA e NA derivam tão rapidamente que os anticorpos desenvolvidos por nosso sistema imunológico por uma exposição anterior a uma vacina ou ao vírus presente não conseguem reconhecer novos vírus de influenza. Essa nova vacina anual se baseia numa vigilância mundial que não é à prova de erros, levando a uma suposição coletiva sobre quais cepas serão dominantes no outono, inverno e primavera seguintes; e a vacina é desenvolvida e fabricada em grande parte com uma tecnologia que agora tem mais de sessenta anos. Mesmo quando pegamos o correspondente certo do vírus, a proteção pode ser limitada por motivos que não entendemos completamente.

Foi em 1933 — mais de doze anos depois do fim da pandemia de 1918 — que o dr. Richard E. Shope, do laboratório do Rockefeller Institute, em Princeton, Nova Jersey, identificou a influenza como um vírus quando a transmitiu num fluido entre porcos através de filtros tão pequenos que bactérias e fungos não passavam. Desde então, a corrida tem sido para inventar uma vacina efetiva.

Pense no antígeno de HA como um talo de brócolis, em que a cabeça se projeta da superfície do vírus e com frequência muda sua estrutura. Ao mesmo tempo, o caule da HA está enterrado no vírus e raramente muda. Essa é uma observação importante, já que temos crescentes evidências de que a produção de uma resposta imunológica ao caule de HA pode representar uma ampla proteção contra várias cepas de vírus da influenza.

A maioria das vacinas contra influenza, mesmo com melhorias nas técnicas de fabricação, demora de seis a oito meses para ser produzida e é cultivada em ovos de galinha embrionados (o que significa que têm embriões) livres de patógenos. Poucas pessoas sabem que mantemos um estoque estratégico de galinhas para esse propósito, já que são necessários muitos ovos para produzir estoques de vacina suficientes. Algumas vacinas para influenza são cultivadas hoje em culturas de células, mas a produção também pode demorar meses.

A desvantagem mais significativa do método de cultura de células é que ele não produz vacinas mais efetivas do que aquelas cultivadas em ovos de galinha. Na verdade, a vacina para gripe é uma das que têm pior desempenho em nosso arsenal médico. É melhor do que nada? Geralmente sim, mas em alguns anos por não mais que 10% a 40%.

Em outubro de 2011, nosso grupo do Cidrap e colegas da Marshfield Clinic e da Johns Hopkins Bloomberg School of Public Health publicaram um artigo na revista médica *The Lancet Infectious Diseases*. Mostramos que desde meados dos anos 1940, quando a vacinação contra influenza se tornou amplamente disponível, a maioria dos estudos sobre sua efetividade valeu-se de uma metodologia abaixo do ideal, e que a proteção real oferecida tem sido significativamente menor do que a comunidade médica e o público acreditavam. Isso tem sido particularmente verdade para indivíduos com mais de 65 anos — o grupo da população mais vulnerável à influenza sazonal. Temos pouquíssimos bons estudos para determinar a efetividade em pessoas mais velhas, mas constatamos que, em média, a vacina funciona 59% do tempo na proteção de adultos mais jovens. Em alguns anos, é bem menos efetiva do que isso. Por exemplo, para a cepa H3N2, o percentual de proteção que a vacina de 2014-15 forneceu foi nulo.

Quando publicamos esse artigo, estávamos mirando em uma das vacas sagradas da saúde pública: a antiga crença de que a vacina contra influenza sazonal protege de 70% a 90% dos vacinados. Esses eram os números que o CDC e outras organizações de saúde pública e médicas vinham promovendo ativamente há anos. Recebi alguns e-mails e telefonemas bem desagradáveis de colegas médicos e de saúde pública após a publicação do artigo. Alguns chegaram a me comparar a Andrew Wakefield, o médico britânico que apresentou dados falsos para mostrar que a vacina contra sarampo causava autismo — embora não cause. Não foi um momento agradável para o nosso grupo, mas sabíamos que estávamos certos. Na verdade, tem sido essa ciência descuidada e a subsequente promoção de nossas vacinas contra influenza atuais que têm nos impedido há muitos anos de perceber por que precisamos ter vacinas significativamente melhores.

Tony Fauci é inflexível em relação ao que temos que fazer a esse respeito. "Precisamos perceber neste momento que não temos uma vacina adequada", disse-nos ele. "E, da mesma maneira que estamos investindo uma quantidade absurda de dinheiro para saber se uma vacina para o HIV é possível, precisamos descobrir uma vacina para a influenza. Acho que nos acomodamos numa espécie de complacência, porque tínhamos uma vacina contra influenza que basicamente usávamos todo ano, que modificávamos um pouquinho para deriva e mudança. E nunca dissemos: 'Espere um pouco; temos que fazer mais do que isso!'"

A política de ação da vacina para influenza nos últimos quinze anos mais ou menos, nos Estados Unidos e internacionalmente, tem sido focada em assegurar que exista capacidade para produzir vacina sazonal suficiente para que segmentos cada vez maiores da população possam ser vacinados, particularmente em países em desenvolvimento. Essa abordagem teve apoio de agências de saúde pública do governo e pela indústria de vacinas, que parte do pressuposto de que tem um mercado estável para venda de vacinas e um lucro anual constante. Embora esses objetivos sejam medidas intermediárias importantes considerando a atual cenário da ciência da vacina para influenza, não são suficientes para lidar com o desafio como um todo. Ou seja: os especialistas em políticas de saúde pública e a indústria de vacinas não focaram nas limitações das vacinas atuais que têm como alvo antígenos na cabeça mutável da HA.

Por exemplo, quando o governo federal fez uma exaustiva análise da resposta da vacina para a pandemia de H1N1 em 2009, não perguntou quão eficiente a vacina tinha sido, atendo-se a saber se estava disponível a tempo para a segunda onda, e basicamente não estava. Na verdade, um estudo bem-feito pelo CDC mostrou que, no geral, a vacina apresentava apenas 56% de proteção. Como esse fato pode ter sido omitido na análise do governo dos Estados Unidos é algo que me escapa. A atual abordagem da política de ação geral para melhorar a vacina é fazer mudanças adicionais às vacinas para cabeça de HA existentes. Esses esforços podem levar a algumas melhorias, mas o impacto geral será pequeno.

Desde nosso artigo de 2011, na *The Lancet Infectious Diseases*, uma série de estudos sobre a efetividade da vacina atual foram realizados nos Estados Unidos, no Canadá, na Europa e na Austrália. A maioria desses estudos teve apoio do CDC e utiliza métodos que evitam os problemas dos estudos anteriores. Seus resultados sustentam completamente nossa conclusão sobre a proteção variável da vacina a cada ano e sobre a efetividade abaixo da ideal na maioria dos anos. Há também vários novos estudos sugerindo que na verdade é melhor *não ter* vacinação todo ano, que essa prática na verdade pode reduzir a resposta do anticorpo. Mais investigações são necessárias para mostrar se, de fato, isso se mantém em diferentes idades e espectros de saúde e, caso se mantenha, qual seria o intervalo mais eficaz entre imunizações por injeção ou spray nasal contra gripe sazonal. Nesse momento devemos ter a franqueza de admitir que não sabemos.

Em outubro de 2012, o Cidrap publicou o relatório detalhado sobre vacinas citado no capítulo 10: *The Compelling Need for Game-Changing Influenza Vaccines: An Analysis of the Influenza Vaccine Enterprise and Recommendations for the Future* [A urgente necessidade de vacinas revolucionárias contra a gripe: uma análise do empreendimento da vacina para influenza e recomendações para o futuro]. Nós nos referimos ao relatório como CCIVI, sigla para Cidrap Comprehensive Influenza Vaccine Initiative [Iniciativa abrangente do Cidrap para vacina para influenza], e acredito que esse trabalho continua sendo a mais abrangente e completa análise já realizada sobre qualquer vacina.

No relatório CCIVI, cobrimos tudo desde uma visão geral sobre a infecção de influenza até atuais vacinas licenciadas, segurança, aceitação pública, disponibilidade da vacina, imunologia da influenza, vacinas com potencial para mudar o jogo em processo de pesquisa, regulação, considerações financeiras e de mercado, política de saúde pública, organização e obstáculos de liderança.

Identificamos quatro motivos para nosso fracasso coletivo em assegurar vacinas para influenza no século XXI. Primeiro, durante décadas a saúde pública foi nosso pior inimigo particular na defesa da necessidade urgente de novas vacinas para influenza. Como dissemos erroneamente ao mundo que essa vacina era 70% a 90% eficaz, formuladores de políticas de ação, fabricantes de vacinas e investidores tiveram pouco interesse em encontrar novas e melhores vacinas. Segundo, como os investimentos públicos em pesquisas de novas vacinas para influenza são limitados, ainda nos falta o nível de pesquisa e desenvolvimento necessário para apresentar novas vacinas por meio do processo de investigação e licenciamento. Terceiro, é preciso identificar um caminho de negócio sólido que supere a falta de incentivos financeiros dos atuais fabricantes de vacina para influenza para pôr fim ao seu mercado de venda anual de vacinas e adotar um mercado em que a vacina possa ser administrada somente uma vez a cada década. Se a indústria não participar, ninguém fará essas futuras vacinas. Por fim, ninguém está encarregado de tornar essas novas vacinas para influenza uma realidade; nem governos, indústria, mundo acadêmico ou organizações como a OMS. Quando participo de reuniões com líderes desses grupos, todos nós concordamos que há uma necessidade urgente de novas vacinas para influenza, mas todos apontam o dedo para outra pessoa que precisaria se encarregar de fazer isso acontecer. Agências do governo apontam para a indústria de vacinas como o líder necessário e, por sua vez, a indústria afirma que o governo deveria assumir a liderança. Cheguei a encontrar o mesmo problema em relação às vacinas para influenza entre os participantes da Coalizão para Inovações na Preparação para Epidemias. A conclusão desse grupo foi de que nós não deveríamos assumir a tarefa de apoiar novas vacinas para influenza porque a indústria já está fazendo isso — mas não de maneira significativa. Enquanto essas questões não forem tratadas e respondidas, as novas vacinas contra influenza não vão a lugar nenhum.

O capítulo anterior, pensamos, apresenta o que aconteceria se simplesmente ficássemos de braços cruzados e não propuséssemos uma melhoria considerável em nossas atuais defesas contra a influenza. Mas vamos ouvir alguém de dentro.

Stewart Simonson é essa pessoa. Ele serviu ao governador Tommy Thompson como promotor-chefe e o acompanhou na Amtrak e depois no Departamento de Saúde e Serviços Humanos. Simonson ingressou no HHS um mês antes do 11 de Setembro e, a partir daí, coordenou os esforços do departamento em biodefesa e preparação de saúde pública. Em 2004, ele se tornou o primeiro secretário assistente de preparação para emergência em saúde pública e continuou nessa posição sob o sucessor de Thompson, Mike Leavitt. Nessa posição, ele me impressionou muito por sua dedicação, compreensão do assunto e imaginação criativa para tornar o governo eficaz na preparação para emergência.

Quando lhe perguntamos sobre uma pandemia de influenza em algum momento num futuro indeterminado, e sobre como estamos preparados, ele respondeu: "Sabemos que a influenza pode causar uma catástrofe. Sabemos porque aconteceu e acontecerá de novo: aquilo que não é proibido é compulsório." Isso foi uma brincadeira em cima de uma citação de O *único e eterno rei*, de T. H. White, e para mim significa que se algo é possível, em nosso tipo de planejamento, é inevitável.

"Não é uma probabilidade baixa", continuou Simonson.

É uma ameaça de alta probabilidade, baixa frequência. Portanto acontecerá; isso é certo. As variáveis são quando e a gravidade; e, é claro, quanto a humanidade estará preparada para responder. Como você sabe, a Mãe Natureza é o maior bioterrorista de todos, sem nenhuma limitação financeira ou compunção ética — pelo menos de nosso entendimento — e nenhum limite sobre o nível de esforço despendido. Nosso adversário mais perigoso não terá origem nas áreas tribais do Afeganistão ou em algum outro lugar remoto. Ele está em toda parte onde homem e animal vivem em estreita proximidade. Pergunte às galinhas. Como dizíamos no HHS: se você é uma galinha, já é uma pandemia.

E quando se trata disso, não se pode mudar de uma hora para outra. É preciso um espaço de dez anos. O problema é que, com qualquer uma dessas ameaças, o Congresso fica preocupado, eles se apropriam de muito dinheiro. O que não é obrigatório é pego e posto na próxima ameaça, e na próxima.

Não pode haver melhor custo-benefício do que investir no que eu chamo de vacina revolucionária contra a gripe. Em qualquer ano, em qualquer década, a probabilidade de uma grande pandemia de influenza é baixa. Como possibilidade em algum momento desconhecido do futuro, é praticamente certa.

O que queremos dizer com "revolucionária"? Muitos na comunidade de saúde pública falam sobre uma vacina "universal" para influenza que teoricamente poderia, como explicamos no capítulo 8, atingir aqueles elementos do vírus que são os mesmos em todas as cepas. Creio que não seja um objetivo realista, científica e economicamente. Mas podemos chegar perto.

Lembre-se do capítulo 19: a influenza A pode ter uma das dezoito diferentes HAs e uma das onze diferentes NAs. A doença humana é causada principalmente por HA 1, 2, 3, 5, 7 e 9 e por NA 1, 2 e 9. Se pudermos desenvolver vacinas que protejam contra os seis tipos de HA e três tipos de NA que infectam os humanos atualmente, admitindo a possibilidade de surgirem novas cepas de HA e NA, mesmo que a deriva e a mudança antigênica ocorram no vírus, teremos uma vacina que poderia em essência tirar a influenza pandêmica da discussão. E isso certamente seria "revolucionário".

"Quando se faz isso", diz Tony Fauci, "se adota um tipo de abordagem diferente. Provavelmente o que acontecerá se fizermos isso certo é que teremos algo próximo do que estamos falando agora como hipótese. Não há nenhuma razão para não ter uma memória [antigênica] de longo prazo para a influenza se conseguirmos a indução certa dos imunógenos certos. Portanto, acho que precisamos reexaminar todo o tema da influenza."

Também queremos uma vacina que nos proteja durante vários anos depois de recebermos uma dose única, em vez de ter que tomar injeção todo ano. Acredito que essa vacina está ao nosso alcance. Lembre-se, eu sou o cara que em 1984 disse que não pensava que veria uma vacina efetiva para o HIV em minha vida profissional, então não se pode dizer que sou um otimista irracional.

Gostaríamos que essa vacina revolucionária fosse produzida com técnicas de fabricação que pudessem ser facilmente empregadas em maior escala e que ela fosse usada como parte de uma campanha global permanente contra a influenza sazonal, para tornar a possibilidade de uma pandemia global muito mais remota.

No relatório CCIVI detalhamos outros atributos úteis da vacina em questão. Ela deve ter um custo compensador o bastante para ser distribuída no mundo inteiro, assim como as imunizações infantis; suas técnicas de fabricação devem ser prontamente transferíveis para países em desenvolvimento; deve ser estável no calor, de modo que não seja preciso uma "cadeia de frio" para transportá-la de uma fábrica para seu destino; e, se possível, não exigiria uma injeção, podendo ser administrada por algum meio mais eficiente e menos invasivo.

Isso é realista ou ilusão de ficção científica?

"Precisamos realmente sondar a ciência", diz Tony Fauci. "Isso não é um problema de engenharia; é um problema de ciência. Então precisamos decifrar isso. Vai exigir um grande esforço, o mesmo que estamos fazendo com o HIV."

Embora, na ciência, prova de conceito não se traduza em prova de efetividade, existem atualmente várias tecnologias promissoras no palco experimental. Nenhuma delas é dependente do processo caquético, com décadas de idade, que envolve ovos de galinha.

Os resultados de resposta imunológica nesses estudos iniciais de uma vacina revolucionária para influenza têm sido confusos, e ainda há muitas barreiras a serem superadas. De 2007 a 2014, dirigi o Minnesota Center of Excellence for Influenza Research and Surveillance [Centro de excelência de Minnesota para pesquisa e vigilância de influenza], um dos maiores centros do NIH que fazem pesquisas sobre influenza. Ainda sou um pesquisador nesse âmbito, e algumas das melhores mentes no negócio de imunologia para influenza são coinvestigadores dessa rede. Eles não minimizam os desafios de encontrar uma vacina revolucionária para influenza, mas acreditam que seja factível. O maior obstáculo a nosso avanço é a falta de uma liderança coordenada e de um financiamento adequado sustentado.

O caminho para licenciar essas vacinas será complicado. Serão necessários ensaios de eficácia randomizados, controlados. Como essas novas vacinas não serão baseadas em gerar anticorpos para cabeça de HA, como têm sido as vacinas anteriores, será preciso desenvolver e avaliar novos indicadores imunológicos.

Na data de hoje, existem na FDA dezenove vacinas potenciais para influenza capazes de mudar o jogo que estão na Fase 1 ou Fase 2 do status de ensaio. Percebo que algumas dessas candidatas podem ser vistas como arriscadas demais para se investir 1 bilhão de dólares num ensaio da Fase III, mas a única maneira de alcançarmos uma vacina revolucionária é obter algo praticável fora do vale da morte.

De certo modo, é como dizer que desenvolvemos o protótipo de um novo avião comercial supersônico altamente eficiente. O único problema é que não podemos tirá-lo do chão para testá-lo porque ninguém construiu pistas que permitam sua decolagem.

Assim como sugerimos para o desenvolvimento de novos antibióticos e outros agentes microbianos, se queremos inventar uma vacina que mude o jogo e basicamente tire a influenza da discussão como preocupação global, não podemos esperar que a indústria privada carregue o fardo sozinha.

Além de todos os custos clínicos e de desenvolvimento, uma vacina revolucionária contra gripe mudaria o modelo de negócio atual que se utiliza da venda de doses de uma nova vacina a cada ano. Com a nova vacina, esperamos ter que vacinar as pessoas apenas uma vez a cada década. Num ano típico de gripe sazonal, o mercado de vacina global se aproxima de 3 bilhões de dólares. Esse número seria várias vezes maior durante uma pandemia, mesmo que relativamente moderada. Mas com essa vacina inovadora, depois que o fabricante passar o surto inicial de vendas em países como Estados Unidos, Canadá e os da Europa, haverá ainda mais de seis bilhões de pessoas no restante do mundo, e quanto mais dessas pessoas pudermos vacinar, menor será o risco de outra pandemia.

Se a indústria de vacinas não enxergar a possibilidade de um mercado global para a vacina revolucionária, é altamente improvável que essa vacina veja a luz do dia, a não ser que haja grandes incentivos do governo ou de uma fundação. Embora tenhamos visto muitos documentos de política de ação que reconhecem a necessidade de desenvolver vacinas revolucionárias para influenza usando novas abordagens e tecnologias, a vontade política de fornecer os recursos e estratégias necessários para tornar alguma delas realidade é quase nula.

O que propomos, portanto, é implementar um esforço do tipo Projeto Manhattan, depois de iniciar primeiramente um serviço de educação e sensibilização semelhante ao que precedeu o programa espacial da Nasa para conscientizar o público do tremendo benefício que isso seria para toda a humanidade. Se pudermos passar a ideia de que uma vacina inovadora para influenza poderia ter um impacto tão grande quanto a vacina para varíola, acreditamos que o custo e o valor do programa seriam uma venda fácil.

O Projeto Manhattan, como a maioria das pessoas sabe, foi um programa secreto e urgente do governo americano para pesquisar, desenvolver e testar uma arma atômica. Só que nosso programa, para criar uma vacina definitiva para influenza, não precisaria ser secreto. O termo "Projeto Manhattan" se tornou sinônimo de empreendimento que reúna um grande esforço, recursos e expertise para alcançar um objetivo específico, e o projeto tem sido amplamente reconhecido como um dos mais bem-sucedidos esforços de gestão dos tempos modernos. Em seu auge, em 1944, empregou 129 mil trabalhadores de todos os tipos, envolvidos na grande construção de dez diferentes locais em três países, e custou mais de 2 bilhões de dólares — o que hoje seria algo próximo de 30 bilhões de dólares.

Depois de estudarmos as muitas necessidades científicas, logísticas, legais, de aquisição, de relações de parcerias público-privadas, de prioridade de recursos e de gestão envolvidas no empreendimento para desenvolver uma vacina universal contra influenza, acreditamos que o Projeto Manhattan serve como modelo relevante e útil. Primeiro, o projeto foi determinado como missão crucial pelos mais altos níveis do governo dos Estados Unidos. Segundo, teve recursos que corresponderam a isso. Terceiro, os melhores princípios de gestão de projeto foram empregados para concluir a missão de maneira segura e em tempo.

Seria possível até considerar um modelo como a Iniciativa Internacional para Vacina contra Aids, conhecida como IAVI, na sigla em inglês. Trata-se de uma parceria público-privada global sem fins lucrativos que trabalha para acelerar o desenvolvimento de vacinas para prevenir a infecção pelo HIV e a Aids. A IAVI, com um orçamento anual de mais de 1 bilhão de dólares, pesquisa e desenvolve candidatos a vacina, analisa políticas de ação, serve como defensor para o campo de prevenção de HIV e envolve comunidades nos processos de ensaios e na educação sobre a vacina para Aids. A equipe científica da IAVI provém da indústria privada e de mais de cinquenta instituições acadêmicas, de biotecnologia, farmacêuticas e governamentais. Os maiores doadores da IAVI incluem doze governos ou organizações multinacionais, treze fundações e doze empresas.

Nossa melhor estimativa hoje é que apenas 35 milhões dos 40 milhões de dólares de apoio público e da indústria globalmente estão sendo gastos em pesquisas para uma vacina para influenza que mude o jogo. Esse investimento é muito pouco em comparação ao bilhão de dólares gasto anualmente na vacina para o HIV. Imagine o que poderíamos fazer se as pesquisas sobre a vacina inovadora para influenza fossem financiadas num nível semelhante ao do HIV e feitas de maneira coordenada e colaborativa.

Reconhecemos o ambiente atual de austeridade fiscal. Porém, como mostramos, as consequências sociais, econômicas e políticas de uma pandemia de influenza severa no mundo inteiro na ausência de uma vacina prontamente disponível e efetiva não são exageradas. Nosso objetivo final deve ser ter uma dose de vacina revolucionária para influenza para cada ser humano no planeta.

A empresa Willis Towers Watson, com sede em Londres, que realiza serviços profissionais no mundo inteiro, consulta três mil executivos da indústria de seguros todos os anos sobre o que eles consideram os maiores riscos para sua indústria. Em outras palavras, o que lhes custaria mais. Examinamos a pesquisa *Extreme Risks*, para 2013. O número três numa classificação com 57 posições é "Alimentos/água/crise de energia: uma grande deficiência no suprimento ou acesso a alimentos/água/energia, causando severa escassez social". O número dois é "Catástrofe natural: uma confluência de grandes terremotos, tsunamis, furacões, enchentes e/ou erupções vulcânicas com grandes efeitos globais".

No topo da lista está "Pandemia: uma nova doença altamente infecciosa e fatal que se espalha por populações de humanos, animais ou plantas no mundo inteiro".

É mais provável que essa pandemia venha na forma de uma cepa mortal de influenza.

CAPÍTULO 21

Plano de batalha para a sobrevivência

— Antes que eu me aproxime da lápide para a qual você está apontando, responda a uma pergunta: essas são as sombras das coisas que vão acontecer ou daquelas que poderão acontecer?

O Fantasma continuou a inclinar seu dedo para a sepultura.

— Os caminhos humanos fazem prever seus próprios destinos. E todos aqueles que continuam nesses caminhos, acabam por alcançá--los — disse Scrooge. — Mas se decidirem mudar o caminho, esse destino também mudará. Diga-me que é isso o que pretende me demonstrar!

Charles Dickens, *Um conto de Natal*

Não temos nenhuma ilusão sobre o que é provável que seja executado em nossa Agenda de Crise num mundo dividido em tantos níveis. Mas também não temos nenhuma ilusão sobre o que *deve* ser feito se quisermos tornar nosso mundo um lugar mais seguro e saudável para nossos filhos e netos, onde pandemias não ameacem nosso modo de vida em cada nível imaginável, onde infecções causadas por micróbios resistentes a medicamentos não matem por falta de um tratamento eficiente, onde beber água não seja um risco de vida e onde o surgimento de novas doenças infecciosas não se torne uma crise de saúde pública porque não estamos preparados para impedi-las rapidamente. Se não fizermos o que precisamos fazer coletivamente, é quase certo que as sombras de coisas que *podem* acontecer se tornem a dura realidade do que *vai* acontecer.

Com este livro, pretendemos apresentar a face da doença infecciosa no mundo moderno. Tentamos conectar tantos pontos quanto possível, em especial da ciência para a política de ação.

Avançando em direção à nossa conclusão, examinamos as ideias e observações de algumas das melhores mentes de saúde pública e política pública. Usei todas as lições que aprendi em meus mais de quarenta anos de luta para prevenir e controlar doenças infecciosas. O capítulo final apresenta, em ordem de prioridade, o que devemos fazer para alterar o potencial catastrófico de doenças infecciosas em humanos e animais.

Para revisar, nossas maiores ameaças são:

1. Patógenos de potencial pandêmico, o que em essência significa influenza e os efeitos resultantes da resistência antimicrobiana.
2. Patógenos de importância regional crucial, que incluem Ebola, coronavírus, como Sars e Mers, outros vírus, como Lassa e Nipah, e doenças transmitidas pelo *Aedes*, como dengue, febre amarela e Zika.
3. Bioterrorismo, pesquisas de uso dual (DURC) e pesquisas de ganho de função (GOFRC).
4. Doenças endêmicas que continuam a ter um grande impacto sobre a saúde mundial, particularmente em países em desenvolvimento, incluindo malária, tuberculose, Aids, hepatite viral, doenças diarreicas infantis e pneumonia bacteriana.

Devemos considerar essas ameaças no contexto de certos fatores. Os mais críticos são mudança climática, disponibilidade de água para beber e para irrigação, governança global e status de Estado frágil, disparidade econômica e a presente luta para conferir poder às mulheres.

Tratamos dessas quatro ameaças numa Agenda de Crise de nove pontos. Oferecemos recomendações de programas específicos que em grande parte não têm sido tratadas pelos governos, organizações de saúde pública ou mesmo recentes análises formais da resposta global de saúde pública à epidemia de Ebola no oeste da África.

Essas prioridades estão listadas em ordem de importância, ou seja, seu potencial impacto sobre a saúde pública global e mortes precoces evitáveis.

A Agenda de Crise

Prioridade 1: Criar um programa como o Projeto Manhattan para assegurar uma vacina revolucionária para influenza e vacinar todo mundo.

A ação mais importante para limitar e possivelmente até prevenir uma pandemia de influenza global catastrófica é desenvolver uma vacina de influenza que mude o jogo e vacinar a população mundial. Isso é cientificamente viável, embora o relatório CCIVI tenha concluído que só o governo dos Estados Unidos tem a infraestrutura e os recursos necessários. Precisamos apenas da imaginação criativa de nossos melhores cientistas, do apoio visionário de nossos líderes de políticas de ação, de compromisso tecnológico e financeiro e da necessária estrutura de gestão de projeto. Esperamos que outros governos nacionais, organizações filantrópicas, fabricantes de vacinas e a OMS prontamente se juntem ao esforço. Nossa melhor suposição é que precisaríamos investir 1 bilhão de dólares por ano durante sete a dez anos para fazer isso acontecer. Isso é mais ou menos o que investimos a cada ano em pesquisas da vacina para o HIV, e acredito que a vacina para influenza teria mais chances de funcionar. A vacinação da maior parte do mundo antes de outra pandemia catastrófica poderia salvar mais vidas em alguns meses do que todas as salas de emergência dos Estados Unidos salvaram nos últimos cinquenta anos.

Prioridade 2: Estabelecer uma organização internacional para tratar com urgência de todos os aspectos da resistência antimicrobiana.

O Painel Intergovernamental sobre Mudança Climática (IPCC, na sigla em inglês) foi criado em 1988 pela Organização Meteorológica Mundial e pelo Programa das Nações Unidas para o Meio Ambiente "para preparar, com base em informações científicas disponíveis, avaliações sobre todos os aspectos da mudança climática e seus impactos, com uma visão de formular estratégias de resposta realistas". Desde então, o IPCC tem atuado de forma competente como a autoridade científica e consciência moral de todos os aspectos da mudança climática. Temos um modelo semelhante para a resistência antimicrobiana. Assim como a mudança climática, essa é uma crise global que nenhum país ou região do mundo pode resolver. E assim com os gases do efeito estufa que se acomodam na atmosfera em torno de todo o planeta não importa onde se originem, os vírus, bactérias e parasitas resistentes a antimicrobianos se espalham pelo mundo não importa onde se desenvolvam. O estabelecimento de um painel como o IPCC, sob autoridade da ONU, exigirá apoio e recursos dos países desenvolvidos para combater efetivamente o problema da resistência antimicrobiana.

Prioridade 3: Apoiar e expandir substancialmente a missão e o âmbito da Coalizão para Inovações em Preparação para Epidemias (Cepi) a fim de agilizar abrangentes pesquisa, desenvolvimento, fabricação e distribuição público-privados de vacinas para doenças de atual ou potencial importância regional crítica.

A necessidade urgente de vacinas para proteção contra patógenos de importância regional crítica deveria ser óbvia. O que não tem sido óbvio para aqueles fora de um pequeno grupo de profissionais de saúde pública e especialistas da indústria de vacinas é que o sistema internacional para pesquisar, desenvolver e distribuir essas vacinas está quebrado e desesperadamente próximo de um colapso. Deveríamos estar bem além do debate sobre por que governos e organizações filantrópicas precisam apoiar de modo substancial empresas farmacêuticas privadas para ter essas vacinas quando e onde precisarmos.

A Cepi representa o primeiro avanço real para garantir essas vacinas. É uma nova parceria dos governos de Estados Unidos, União Europeia, Índia, Gates Foundation, Wellcome Trust, Gavi: The Vaccine Alliance, Fórum Econômico Mundial e os principais fabricantes de vacinas. Afora sua ligação com a UE, a Noruega tem uma parceria em separado com a Cepi.

Minha maior preocupação é que a Cepi não esteja pensando grande o bastante. O financiamento anual em consideração para os próximos anos está na faixa de 200 milhões de dólares. Quando olho o portfólio das vacinas criticamente necessárias e os recursos que serão exigidos para levá-las a licenciamento, compra e distribuição, acredito que uma infusão anual de 1 bilhão de dólares em apoio proporcionará um enorme retorno de investimento em termos de vidas salvas e custos econômicos diretos e indiretos. Todas as partes estão à mesa para fazer isso acontecer. Cabe a elas adotar e apoiar essa abordagem mais agressiva. Quando tivermos essas vacinas, precisaremos usá-las antes de epidemias potencialmente devastadoras. É aí que a Gavi e a OMS precisam dar um passo à frente para estender a missão da Cepi. Imagine se pudéssemos lançar hoje uma campanha maciça de vacinação para Ebola, cobrindo todas as pessoas com risco potencial na África, incluindo profissionais da saúde, motoristas de ambulância, trabalhadores de segurança pública e agentes funerários. Ou que tal vacinar para Mers profissionais da saúde e pastores de camelo na Península Arábica? Nos dois exemplos, podemos ser capazes de impedir para sempre a ocorrência de grandes surtos.

Embora estejamos lidando com a falta de vacinas cruciais, também precisamos enfrentar a falta de testes diagnósticos cruciais, em particular para aquelas doenças infecciosas que podem causar epidemias regionais repentinas. Os testes diagnósticos, em especial aqueles que podem ser feitos de forma rápida e confiável na cabeceira do paciente, são necessários para reconhecer e controlar surtos de doenças infecciosas. Por exemplo, nossa incapacidade de diagnosticar de forma rápida e confiável pacientes com infecção de Ebola no oeste da África foi um fator que contribuiu para a disseminação rápida do vírus. Se não houver um incentivo financeiro de curto prazo para empresas de pesquisa e desenvolvimento de testes diagnósticos criarem e comercializarem testes para Ebola, Zika e outros possíveis agentes que possam surgir um dia, esses testes não estarão disponíveis para a próxima crise. Precisamos de uma iniciativa internacional abrangente como a Cepi para tratar dessa grande deficiência se quisermos melhorar nossa saúde pública e as condições de cuidados médicos de infecções emergentes.

Prioridade 4: Lançar a Aliança Global para Controle de Doenças Transmitidas por Aedes (GAAD) e coordená-la com a estratégia para malária da Fundação Bill & Melinda Gates, "Acelerar até Zero".

Há uma necessidade urgente de trazer a ciência e a prática do controle de mosquitos para o século XXI. Os últimos quarenta anos viram o dramático surgimento de arboviroses transmitidas pelo *Aedes aegypti*. Durante esse tempo, o antes elevado nível de investimento em — e compromisso com — pesquisas de controle e treinamento profissional relacionados ao *Aedes* praticamente desapareceu. Há uma necessidade imediata de que especialistas em ciência e políticas de controle do mosquito desenvolvam uma estratégia geral eficiente para ferramentas de controle do *Aedes* e comecem a pesquisar novas ferramentas, como pesticidas. Para fornecer essa liderança, especialistas mundiais em biologia e controle de *Aedes* propuseram a criação de uma aliança global de instituições internacionais com interesse estabelecido em prevenir doenças transmitidas pelo *Aedes*, a ser conhecida como Aliança Global para Controle de Doenças

Transmitidas por *Aedes* (GAAD, na sigla em inglês). Os membros incluiriam governos nacionais, organizações não governamentais, agências internacionais de financiamento e fundações. A aliança seria estabelecida sob estatuto com uma comissão formada por representantes de cada organização membro.

Uma fonte de financiamento coordenada seria necessária para desenvolver, gerenciar e implementar o programa. Acreditamos que um investimento inicial de 100 milhões de dólares anualmente seria efetivo. O governo dos Estados Unidos deveria conduzir o caminho com seu apoio, com outros países do "cinturão do *Aedes*" também fazendo investimentos consideráveis. A GAAD precisaria coordenar suas atividades juntamente com a OMS; porém, como já observado, a OMS não tem grandes recursos ou expertise para doenças transmitidas por vetores.

A Fundação Gates já lançou uma grande iniciativa chamada "Acelerar até Zero" contra malária, doença transmitida pelo mosquito *Anopheles*. Até agora, os resultados têm sido impressionantes. Embora a biologia dos mosquitos *Aedes* e *Anopheles* sejam bem diferentes, e, portanto, as medidas de controle subsequentes também sejam, a coordenação das atividades da GAAD e da Fundação Gates capitalizaria em atividades de pesquisa compartilhadas, como o desenvolvimento de pesticidas novos, eficazes e seguros.

Prioridade 5: Implementar totalmente as recomendações do relatório bipartidário do Blue Ribbon Study Panel on Biodefense.

O relatório de outubro de 2015 é um documento fundamental que fornece um roteiro para o que precisamos fazer a fim de maximizar nossa preparação para um ataque bioterrorista nos Estados Unidos ou em outro lugar do mundo. Ele conclui: "Os Estados Unidos estão pouco preparados para ameaças biológicas. Estados-nações, terroristas não afiliados (via terrorismo biológico) e a própria natureza (via doenças infecciosas emergentes e reemergentes) nos ameaçam. Embora eventos biológicos sejam inevitáveis, seu nível de impacto sobre nosso país não é."

Hoje, lamentavelmente, o relatório está acumulando poeira nas prateleiras da burocracia de Washington. A próxima administração e o Congresso deveriam classificar a implementação das 33 recomendações do relatório como sendo da mais alta prioridade. Como disse ao painel o ex-secretário da Marinha, Richard Danzig: "Não podemos escolher para o que temos que estar preparados."

Prioridade 6: Estabelecer uma organização internacional semelhante ao Conselho Consultivo Nacional de Ciência para Biossegurança (NSABB) a fim de minimizar o uso de DURC e GOFRC para transmitir patógenos de potencial pandêmico.

Embora sejamos críticos em relação a suas realizações, o NSABB está liderando o mundo em termos de tratar os desafios atuais e futuros das pesquisas de uso dual e das pesquisas de ganho de função. Minha esperança é que o NSABB possa dar o próximo passo e seguir as recomendações feitas no capítulo 10 a respeito de questões adicionais com as quais eles precisam lidar. Enquanto isso, os trabalhos de DURC e GOFRC continuarão em países do mundo inteiro.

Além disso, uma organização internacional como o NSABB precisa estar preparada para trabalhar com uma abordagem mutuamente acordada para onde e como os trabalhos de DURC e GOFRC deveriam ser feitos globalmente. Essa organização internacional deveria recorrer à orientação de especialistas nessa área, não apenas dos Estados Unidos, mas do mundo inteiro. Não temos nenhuma ilusão de que uma abordagem assim impediria todo o mau uso intencional ou não intencional de tecnologias recém-surgidas. Mas não tentar impedir isso é irresponsável.

Prioridade 7: Reconhecer que tuberculose, Aids, malária e outras doenças infecciosas que ameaçam a vida continuam sendo grandes problemas de saúde globais.

O mundo não pode se dar ao luxo de tirar coletivamente os olhos da tuberculose, da Aids e da malária. Estimou-se que em 2014 havia 36,9 milhões de pessoas vivendo com HIV no mundo, o que resultou em 1,2 milhão de mortes. Para a tuberculose, a estimativa foi de 9,6 milhões de casos, levando a 1,1 milhão de mortes, de acordo com estatísticas de 2015. E no mesmo ano houve 214 milhões de casos de malária, com 438 mil mortes. Temo que o mundo não tenha entendido completamente por que se tornará um desafio ainda maior controlar, que dirá reduzir drasticamente, o número de futuros casos de tuberculose e HIV/Aids.

Em 2014, estimou-se que apenas 63% dos casos de tuberculose ativa foram relatados à OMS, sugerindo que mais de três milhões de pessoas infectadas e potencialmente infectadas não tiveram seus casos diagnosticados ou notificados. O fato de programas de controle de tuberculose — com frequência em populações infectadas pelo HIV — não conseguirem financiamento adequado, bem como o crescente problema de infecções de tuberculose resistentes a antibióticos, não é um bom presságio para o controle global. Como aprendemos dolorosamente com o retorno de doenças relacionadas ao *Aedes*, os progressos que a saúde pública conquistou até agora podem ser perdidos rapidamente se relaxarmos nossos esforços. As megacidades do mundo em desenvolvimento só tornarão mais difícil o desafio de controlar a tuberculose.

As mesmas forças estão atuando para a Aids, em particular no mundo em desenvolvimento. Um movimento conhecido como AIDS Free World dirige seu olhar para o dia em que haverá vacinas eficazes e cura para o HIV. É uma aspiração maravilhosa, mas, inspira a falsa esperança de que estamos prestes a derrotar o HIV, pode diminuir a urgência entre governos nacionais e até possivelmente algumas organizações filantrópicas para financiar programas de HIV/Aids suficientes.

Relatórios recentes de países da Ásia — em particular as Filipinas — de que as novas infecções por HIV nunca foram tantas, bem como relatos de que o número crescente de novos casos de HIV na África supera o de acessos ao tratamento fornecido pelo Pepfar [Plano de Emergência do Presidente para Combate à Aids, na sigla em inglês], expressam a enormidade do desafio. Não há nada em nossas medidas de saúde pública hoje que sustente a meta estabelecida pela ONU para eliminar a Aids em 2030.

Estou mais otimista em relação ao potencial para controlar a malária graças à iniciativa agressiva da Fundação Gates, "Acelerar até Zero". O tempo dirá. Mas, de novo, precisamos também lembrar as lições do *Aedes*, que está agindo na Venezuela enquanto escrevemos isto. Em 1961, a Venezuela foi o primeiro país do mundo certificado como livre da malária. Como resultado do colapso da economia nacional, muitos milhares de pessoas financeiramente desesperadas migraram para áreas de mineração na selva em busca de ouro. As minas lamacentas nas quais elas trabalham é um terreno de procriação perfeito para mosquitos *Anopheles* transmitirem malária. Aqueles que adoecem de malária retornam para suas casas nas cidades. Lá, disseminam a doença em ambientes urbanos miseráveis, em que não há dinheiro para remédios ou assistência médica ou pulverização e controle do mosquito. Em 2016, a malária voltou a atacar. É um claro lembrete de que a saúde pública está entrelaçada com cada aspecto da vida.

Prioridade 8: Prever efeitos da mudança climática.

Como detalhamos no capítulo 4, a mudança climática e uma pandemia catastrófica são dois dos quatro eventos que têm o poder de afetar todo o planeta. Embora possa não influenciar a probabilidade de uma pandemia, a mudança climática certamente terá um grande impacto sobre a incidência de outras doenças infecciosas. Pense nas doenças infecciosas como fogo e na mudança climática como combustível. Com a mudança climática, algumas infecções, como doenças transmitidas por vetores, vão expor um número substancialmente maior de humanos a um risco potencial, uma vez que as populações de mosquito e carrapato crescem em áreas onde antes não existiam.

A mudança climática também influencia padrões de precipitação atmosférica, causando enchentes e secas, o que resulta em crítica escassez de água potável e água usada para irrigar plantações. Níveis de mar crescentes exigirão a migração em massa de densos grupos de humanos e animais de terras baixas costeiras, em particular em lugares como Bangladesh. Alimentos e água segura insuficientes se combinarão para criar a receita perfeita para o aumento do risco de doenças infecciosas.

Estamos apenas começando a entender o impacto potencial da mudança climática sobre doenças infecciosas em humanos e animais. Devemos manter robustas pesquisas e programas de vigilância de doenças para entender melhor esse novo normal, e ter uma resposta adequada.

Prioridade 9: Adotar uma abordagem de Saúde Única para doenças humanas e animais no mundo inteiro.

Ao longo deste livro, enfatizamos a importância da interface humano-animal para o surgimento e a disseminação de doenças infecciosas. É hora de tratar quase todas as doenças infecciosas humanas e animais como um único contínuo de risco e potenciais prevenção e controle. Nas comunidades de saúde pública, esse movimento se tornou conhecido como Saúde Única. Hoje, temos a OMS para a saúde humana e a OIE, a Organização Mundial de Saúde Animal. A principal responsabilidade da OIE é coordenar, apoiar e promover o controle de doenças animais. Existem motivos legítimos do ponto de vista de saúde animal para haver organizações separadas — por exemplo, algumas doenças infecciosas têm grandes implicações econômicas para animais utilizados na produção de alimentos e não para humanos. Mas enquanto não reconhecermos as doenças infecciosas humanas e animais como uma disciplina única, teremos uma desvantagem na tentativa de prevenir e controlar essas doenças. Recomendamos que a OMS e a OIE, bem como agências governamentais de saúde humana e saúde animal, estabeleçam programas de prioridade conjuntos em Saúde Única.

Agora chegamos à questão crucial de que tipo de liderança, comando e estrutura de controle precisamos para tornar tudo isso viável, para sermos capazes de lidar de maneira eficiente e efetiva com as perguntas cruciais — *quem, o quê, quando, onde, por quê* e *como* — enumeradas no início deste livro.

Uma das premissas de nossa Agenda de Crise é que os Estados Unidos deverão arcar com as principais responsabilidades de liderança e com a maior parte do fardo financeiro. O G20 deveria fornecer apoio substancial, mas, considerando a relativa falta de apoio internacional a programas globais de saúde pública, é improvável que isso aconteça. A maioria dos países do G20 tem fornecido apenas um apoio financeiro limitado à OMS, tem sido bastante ausente em respostas a surtos regionais críticos e tem empreendido esforços mínimos em pesquisa e desenvolvimento de novas vacinas e de medicamentos antimicrobianos.

As análises internas e externas do desempenho da OMS durante o surto de Ebola na África Ocidental em 2014-16 servem como importantes avaliações da capacidade da comunidade de saúde pública internacional e da OMS de responder a uma crise assim. Elas deveriam ser consideradas seriamente em discussões sobre a reorganização de nossa estratégia global de saúde pública. Mas as recomendações nesses relatos deveriam ser vistas como apenas o começo, e não como a agenda completa. Por exemplo, nenhum dos relatos tratou de algum dos itens de maior prioridade que identificamos na Agenda de Crise.

Devemos claramente articular o que precisamos para a liderança global de saúde pública e considerar abordagens alternativas. Assim como Lincoln teve que passar por vários generais até encontrar um para conduzir as tropas da União à vitória, podemos ter que passar por várias iterações de estrutura internacional de saúde pública antes de chegarmos à certa.

A fim de salvar a nós e ao restante do mundo, os Estados Unidos deverão avançar. Mas o mundo também terá que conceber um novo nível de liderança, organização e responsabilização em saúde pública que envolverá governos, o setor privado e organizações filantrópicas e não governamentais. Uma coisa é dizer que precisamos comprometer x bilhões de dólares para entrar na guerra contra germes assassinos. Mas, como pode lhe dizer qualquer pessoa que realmente lutou em uma guerra, nem mesmo todos os recursos do mundo irão muito longe sem liderança, responsabilização e uma estrutura efetiva de comando e controle.

Acreditamos fortemente que deve haver uma grande reformulação na OMS, começando pela governança e pelo apoio financeiro de países membros, para que haja uma resposta efetiva de saúde pública ao mundo de doenças infecciosas do século XXI. Se isso não for realizado, precisamos começar de novo e propor uma nova organização ou agência internacional que possa fazer o trabalho. A marca dessa agência seria sua capacidade de tratar de forma estratégica e tática a Agenda de Crise que apresentamos. O governo dos Estados Unidos deve examinar atentamente a repriorização e reorganização de nossos próprios programas de saúde pública se quisermos promover uma mudança significativa no modo de prevenir e controlar doenças infecciosas.

Laurie Garrett, autora de dois livros importantes, *A próxima peste: Novas doenças num mundo em desequilíbrio* e *Betrayal of Trust: The Collapse of Global Public Health*, nos disse: "Acho que a maioria das pessoas envolvidas em saúde global hoje não se ajustou a uma perspectiva do século XXI para conjuntos de problemas e conjuntos de soluções. Acho que ainda estamos olhando realidades políticas do século XX, tecnologias do século XX e perspectivas do século XX na escala dos problemas. Acho que estaremos atolados em paradigmas que poderiam ter sido facilmente ensinados numa escola de saúde pública tanto em 1970 quanto em 2017."

A OMS é encarregada pelas Nações Unidas de promover e proteger a saúde global. Mas há 194 Estados membros que constituem a Assembleia Mundial de Saúde, e cada um deles tem um voto igual. Como comentou conosco Bill Foege: "Imagine ser o CEO de uma corporação que tivesse um conselho diretor de 194 membros!"

Apesar do voto igual, a maioria das nações membros dá pouco apoio financeiro e a autoridade é compartilhada numa tensão complexa e desconfortável entre o diretor-geral, em Genebra, e as sedes regionais no mundo. Com o financiamento estático há muitos anos e a virtual incapacidade de competirmos em vantagem com um surto, não surpreende que a OMS tenha sido tão criticada por sua resposta à epidemia de Ebola na África Ocidental em 2014-16. Apesar das lições supostamente aprendidas com a experiência do Ebola, a OMS foi criticada em 2016 por países africanos e ONGs por sua resposta ao surto de febre amarela em Angola e na República Democrática do Congo.

Laurie Garrett expressou pouco otimismo quando nos disse: "Cheguei a ponto de sentir que não pode haver uma reforma efetiva [na OMS]. Mas podemos torná-la um pouco melhor. Provavelmente não podemos agir sem a OMS. Mas, no fim, para os tipos de respostas de que realmente precisamos, os tipos de capacidade de que precisamos desesperadamente para salvar vidas no mundo, precisamos 'pensar' de maneira completa e totalmente diferente sobre o que estamos dispostos a fazer."

Ou, como explica Bill Gates: "A OMS não é financiada para fazer muito. Quanto aviões ela tem? Quantas fábricas de vacina? Não deveríamos pensar que ela vai fazer coisas que nunca pretendeu fazer."

Há também a responsabilização. A OMS presta contas à Assembleia Mundial de Saúde, o que significa em essência que presta contas a ela própria, ou a ninguém.

Laurie observa: "Nenhum sistema existente dispõe de alguma abordagem concreta para a responsabilização. Não há nenhuma 'punição'. Não há nenhuma 'denúncia'. Não há nenhum preço a ser pago por falhas ou fracassos, por mentiras ou encobrimentos deliberados. Nada disso vai lhe causar problemas sérios. Se existe algum tipo de tribunal de adjudicação, é o tribunal da opinião pública. Mas o problema do tribunal da opinião pública é que era um tanto amplo quando atuava no passo dos jornais. Mas a era do Twitter e do Instagram tem uma janela de atenção de dez segundos, portanto não temos um mecanismo em que 'denúncias' resultem numa reforma duradoura."

Se alguém fora dos tradicionais âmbitos científico e político ganhou o direito de ser ouvido e escutado, trata-se de Bill Gates, e mais recentemente o dr. Jeremy Farrar. A Bill & Melinda Gates Foundation e o governo dos Estados Unidos respondem juntos por 23% do orçamento da OMS, portanto isso dá uma ideia de quanto a Gates Foundation é influente no palco da saúde pública internacional. Jeremy Farrar recentemente pôs a Wellcome Trust num papel de importância semelhante para a saúde global.

Fica evidente até mesmo numa conversa breve com Gates que ele passa um tempo enorme acompanhando os últimos desenvolvimentos no campo, e não apenas em áreas que a fundação apoia. Igualmente importante é não ficar só nas palavras, mas investir. Bill Gates se tornou um comentarista, analista e intérprete frequente e articulado no espaço da saúde pública em lugares que vão desde os Ted Talks até a *New England Journal of Medicine*.

Quando nos reunimos, ele nos ofereceu um plano prático e sensato para usar recursos humanos e materiais já disponíveis como a primeira onda de ataque a qualquer surto ou epidemia que surgisse.

As pessoas não estão se dispondo a pagar por uma capacidade de standby [na saúde pública]. Nas forças armadas sim, em armamento também. Gostaria que estivessem para epidemias, mas provavelmente não estarão. E quando se trata de capacidade de standby, nunca se sabe ao certo quanto ela é boa. Estamos iniciando esse esforço para a erradicação da malária, que vai ser de região em região, e o que concluímos é que deveríamos formalizar a ideia de que, quando se está fazendo essa erradicação de doença — vamos usar a malária como exemplo —, se tem muita gente boa disponível. Esses caras sabem montar centros de operações de emergência, sabem pensar em logística, sabem passar a mensagem, eles conhecem o pânico.

Deveríamos dizer: esses poucos milhares de pessoas são pessoas de standby para uma epidemia. Porque a erradicação da malária é uma coisa superimportante — sou o maior entusiasta dessa causa e estarei muito envolvido nela —, mas o legal é que pode ser interrompida.

Pior cenário: ser interrompida por um ano. Bom, a disseminação voltou e é ruim. Mas obrigou as pessoas a tomarem atitudes necessárias em caso de epidemia. Então podemos dizer explicitamente: "Olha, quando virmos problemas vamos deixar trinta dessas pessoas examinando isso." "Está bem, parece real? Vamos pôr todas elas."

Isso aconteceu com a pólio [nos esforços de erradicação durante o surto de Ebola na África Ocidental em 2014-15]. As pessoas não reconhecem e não foi formal. A Nigéria foi o lugar onde se viu isso mais especificamente. Sim, o pessoal [da saúde pública] de Lagos fez um bom trabalho. Mas foi reforçado pelo pessoal da pólio [que já trabalhava na área] que veio e trabalhou em todo o sistema, que, consequentemente, surtiu um grande impacto sobre o Ebola.

Acho que ligar essas duas funções — programas de erradicação da doença corrente e capacidade de emergência — vai dar visibilidade a ambas e talvez obter mais recursos.

Por mais útil que essa abordagem possa ser, não substitui uma organização que responda com rapidez e eficiência a qualquer ameaça infecciosa no mundo. Se a OMS não pode se adequar a isso, qual organização pode?

Em 2014, o governo dos Estados Unidos lançou a Agenda Global de Segurança na Saúde (GHSA, na sigla em inglês) como uma parceria entre nações, organizações internacionais e grupos de interesse não governamentais com o objetivo expresso de "auxiliar a aumentar a capacidade dos países de ajudar a criar um mundo seguro e protegido de ameaças de doenças infecciosas e elevar a segurança da saúde global como uma prioridade nacional e global". A GHSA tem agora cinquenta nações e deveria ser apoiada por contribuições nacionais voluntárias. Diversas organizações, incluindo a OMS, servem como consultoras.

Assim como na própria OMS, não vejo como a GHSA pode fazer uma diferença real na Agenda de Crise. Pode fortalecer o sistema de disponibilização de assistência médica de um país e, potencialmente, sua capacidade de resposta a emergências. Mas a GHSA tem uma capacidade limitada de impactar doenças de potencial pandêmico ou mesmo de importância regional crítica. Não é preciso ir além das emergências de saúde pública de Zika e febre amarela: a GHSA teve pouco ou nenhum impacto sobre a resposta global a essas situações. Oferece pouca liderança e apoio a prioridades globais como pesquisa e desenvolvimento de vacinas e o desafio em rápido crescimento da resistência antimicrobiana.

Depois de falarmos com numerosos especialistas nos campos de saúde pública e governança nacional e internacional, acreditamos que uma organização de tratado do tipo Otan seria o melhor modelo para aumentar o poder de resposta a crises de doenças infecciosas. Nações membros iriam pré-comprometer recursos, pessoal e apoio financeiro para que a organização estivesse pronta para reagir assim que uma ameaça se tornasse clara.

A maior dificuldade pode ser simplesmente manter a política fora disso. "Uma organização de tratado é boa se sua estrutura interna possibilita um tipo de autoridade que não vai ser obstrucionista", comenta Tony Fauci. "Tenho que lhe dizer: isso é realmente difícil."

Na frente doméstica americana, há desafios para estabelecer uma governança e prática de saúde pública efetivas que correspondam aos desafios do século XXI. Como nação, é preciso aumentar o poder da liderança com recursos e capacidade de tomar decisões assim como se faz com a estrutura de comando militar, que toma decisões sabendo que suas ordens serão executadas e que os recursos necessários para cumprir a missão estão disponíveis. Igualmente importante, os oficiais generais sabem que são diretamente responsáveis por cada decisão que tomam.

Diz Stewart Simonson, que serviu efetivamente a dois secretários do HHS e teve frequentes interações com o Salão Oval: "Há um diálogo muito mais maduro a respeito da defesa nacional do que para a preparação nacional."

Simonson cita o exemplo do ex-governador Tom Ridge, quando foi nomeado pelo presidente George W. Bush para ser o primeiro secretário de Segurança Interna depois do 11 de Setembro. Ridge queria estabelecer um modelo operacional funcional e montar comandos regionais, cada um deles chefiado por um oficial — da Fema [Agência Federal de Gestão de Emergências, na sigla em inglês], da guarda costeira ou de várias outras agências —, que seria autorizado a tomar decisões e movimentar pessoal, equipamentos e fundos para lidar rapidamente com uma emergência.

A ideia de Ridge não chegou a lugar nenhum, porque nenhuma agência do governo quis submeter sua própria autoridade.

O modelo mais efetivo para o tipo de entidade nacional do qual estamos falando provavelmente exigiria uma reorganização governamental. Podemos agora precisar de um Departamento de Saúde Pública, com seu próprio secretário do governo que possa reunir recursos do Departamento de Saúde e Serviços Humanos, incluindo o Serviço de Saúde Pública, o NIH, o CDC, a FDA e partes relevantes dos departamentos de Agricultura, Segurança Interna, Estado, Defesa, Interior e Comércio. Esse escritório teria um conjunto de responsabilidades muito mais focado do que tem hoje o secretário do HHS. Por exemplo, os Centros de Serviços de Medicare e Medicaid — a organização dentro do HHS que supervisiona serviços de assistência médica não militares — tiveram um orçamento para o ano fiscal de 2017 de aproximadamente 1,013 trilhão de dólares, enquanto o CDC (doenças infecciosas e não infecciosas) e o Instituto Nacional de Alergias e Doenças Infecciosas (NIAID) do NIH tiveram, combinados, um orçamento de 16,6 bilhões de dólares. O orçamento do CDC e do NIAID representa 1,6% do orçamento para o Medicare e o Medicaid, portanto é fácil ver para onde o secretário do HHS precisa dirigir uma grande parte de sua atenção. A nova agência também precisaria de mandato e capacidade para planejamento avançado e uma rápida resposta global, assim como o Departamento de Defesa.

Num informe sobre a situação que dei a membros da Câmara dos Representantes sobre o vírus da Zika, um veterano congressista comentou que se pudéssemos mostrar que cada mosquito era na verdade um drone em miniatura controlado pelo Estado Islâmico, poderíamos obter todo o financiamento que queríamos.

Os componentes cruciais de nossa resposta militar são pessoal, sistemas de armas, apoio logístico, inteligência e diplomacia. Não pensaríamos em ficar sem esses recursos ou em esperar para procurá-los quando fossem necessários. Se temos uma crise no Mediterrâneo, estamos preparados para enviar um batalhão da Sexta Frota. Não começamos a requisitar fundos para construir um porta-aviões, dois contratorpedeiros, uma frota de aviões de caça e tudo o mais de que precisaríamos.

Para manter o mesmo nível de preparação em nossa contínua guerra contra ameaças de doenças infecciosas, precisamos ter pessoal disponível e pronto para reagir: epidemiologistas de saúde pública, médicos, enfermeiros, veterinários, sanitaristas, estatísticos, técnicos de vigilância, trabalhadores de campo, pessoal de laboratório e as posições de apoio que todos eles necessitam.

Os sistemas de armas incluem vacinas, antibióticos, pesticidas, testes de laboratório no momento do atendimento, ferramentas de saúde ambiental (poços, encanamento e esgoto), mosquiteiros e sistemas abrangentes de vigilância de doenças globais.

Em termos de liderança, não acredito que profissionais de saúde pública tradicionais sejam capazes de nos remover de nossa atual complacência com doenças infecciosas. Precisamos ter pessoas que possam ver — e antever — o quadro geral e saibam como arregimentar os recursos de governo, ciência e setor privado para enfrentarmos nossos desafios. Esses líderes da Agenda de Crise precisam de compreensão e expertise prática inigualáveis em política global, regional e nacional, bem como de um conhecimento funcional aguçado da ciência por trás da agenda. Precisam de parte do mesmo talento organizacional que caracterizou o brigadeiro general Leslie Groves, oficial do Corpo de Engenheiros do Exército dos Estados Unidos que dirigiu o Projeto Manhattan na Segunda Guerra Mundial. Eles têm que motivar governos e o público a apoiar a Agenda de Crise, assim como o presidente Kennedy motivou o país a chegar à Lua.

Sabemos que o que estamos pedindo será difícil de implementar e exigirá compromissos significativos de dinheiro, mão de obra, diplomacia, poder político e coragem. O que não torna tudo menos necessário. Não devemos esperar que algo aconteça para agir. Basta ligar os pontos. Quando dizemos que fomos pegos de surpresa pelo Zika, não deveríamos ter sido. Quando dizemos que fomos pegos de surpresa pelo Ebola, ou pela febre amarela, ou pela chikungunya ou por tantos outros, não deveríamos ter sido. E não deveríamos ficar surpresos se a crise de amanhã for causada por vírus Mayaro, por Nipah, Lassa, febre do Vale do Rift ou um novo coronavírus.

E se, no futuro, não estivermos preparados para uma pandemia de uma cepa mortífera de influenza, ou para antibióticos que já não previnem que infecções comuns causem doenças graves ou fatais, certamente não poderemos dizer que não fomos avisados. Porque tínhamos os avisos e temos as soluções; só precisamos agir.

O que o cidadão comum pode fazer? Falando em termos práticos, esses são problemas grandes, globais, que requerem respostas grandes, globais, de líderes poderosos e formuladores de políticas. Mas o cidadão comum pode exigir ação. Nossos legisladores, por exemplo, jamais poderiam ter sido capazes de escapar do Capitólio no verão de 2016 sem aprovar um financiamento bipartidário para o Zika. Temos que pressioná-los e deixar claro para eles que política partidária não tem lugar na política ou nas medidas de saúde pública. Isso exigirá o mesmo tipo de ação política de base que foi usada para influenciar o Congresso em outras questões.

O Cidrap defende a melhor ciência para implementar políticas públicas proativas e não partidárias. Gosto de acreditar que somos o representante do cidadão nessas questões. Se você quiser se manter a par e aprender mais sobre elas, pode seguir o Cidrap News e outras informações em nosso site na internet: www.cidrap.umn.edu. Não há nenhuma cobrança, as informações são atualizadas diariamente e não precisa ser médico ou cientista para entendê-las.

Se começarmos a questionar e exigir como deveríamos, e se nossos líderes começarem a se mostrar à altura de suas responsabilidades em saúde pública, será que tudo que propusermos e endossamos neutralizará completamente a ameaça de doenças infecciosas e seu impacto grave, e até mesmo assustador, na vida moderna no mundo inteiro? É claro que não. Mas o que podemos fazer, com a indispensável vontade coletiva e o compromisso de recursos, é dar a muito mais pessoas no mundo, em particular a nossos filhos e netos, a chance de viver uma vida normal, feliz e produtiva. E podemos negociar inumeráveis mortes ruins por mortes boas.

E isso é tudo que sempre esperamos.

Agradecimentos

De Mike: Ao longo de minha jornada pessoal e profissional desde a infância em Iowa até este livro, tive a orientação de muitos que se doaram de maneira incansável e abnegada. Palavras jamais expressarão meu amor e apreço por tantos que me apoiaram e estimularam minha tão sonhada carreira em saúde pública. Isso não teria acontecido se não fossem Les e Laverne Hull e Sarah Hill. Também Len Bruce, Tom Caulkins, David Duncklee, Ken Lampman, Ernie Lubahn, Marvin Strike e o falecido Jim Wooden me ensinaram a me esforçar para fazer uma diferença.

O Luther College foi onde minha educação em ciência e artes liberais se fundiram na "maneira certa" de ver o mundo. O dr. Dave "Doc" Roslien assumiu o comando desse processo e ainda dá todo o apoio, assim como seus sábios colegas Wendy Stevens e os drs. Jim Eckblad, Roger Knutson, Phil Reitan, John Tjostem e o falecido Russ Rulon, e suas esposas.

O Luther College me encaminhou à Escola de Saúde Pública (SPH) da Universidade de Minnesota em 1975, e dali eu nunca saí. Mesmo durante 24 anos no Departamento de Saúde de Minnesota, minha casa acadêmica era a SPH. Logo após minha chegada, o falecido professor Rex Singer se tornou minha referência acadêmica, meu conselheiro pessoal e amigo querido. Seu legado é imensurável para mim e centenas de outros dos quais ele cuidou.

Assim como em Luther, beneficiei-me imensamente de uma equipe dos melhores e mais brilhantes acadêmicos veteranos que investiram em mim e meu trabalho bem mais do que eu poderia merecer. Entre eles, estão o falecido reitor Lee Stauffer, os reitores drs. Mark Becker e John Finnegan e os falecidos drs. R. K. Anderson, Velvl Greene, Leonard Schuman e Conrad Straub. Mais recentemente, esse apoio continuou com os doutores Frank Cerra, Aaron Friedman, Brooks Jackson e Tucker LeBien.

O dr. Barry Levy me contratou no Departamento de Saúde de Minnesota, apostando num garoto que acabara de iniciar a pós-graduação. Meu grupo e eu deixamos de ser epidemiologistas jovens e inexperientes para nos tornarmos uma equipe bem azeitada que podia enfrentar os mistérios das mais difíceis doenças infecciosas. Lá tive a oportunidade de orientar dois indivíduos que com o tempo superariam seu professor. Os drs. Kristine Moore e Craig Hedberg, ambos agora na Universidade de Minnesota, estão no topo de minha lista de relações profissionais e pessoais valiosas. Kris é diretora médica do Cidrap e Craig é professor da Divisão de Ciências de Saúde Ambiental. Outros do Departamento de Saúde de Minnesota que deram grandes contribuições a minha carreira são a irmã Mary Madonna Ashton, Kristen Ehresmann, Jan Forfang, Linda Gabriel, Ellen Green, o falecido Jack Korlath, Aggie Leitheiser, Lynne Mercedes, Michael Moen, Terry O'Brien, Joan Rambeck, Mary Sheehan, John Washburn, Karen White, Jan Wiehle e os drs. Jeffrey Bender, John Besser, Richard Danila, Kathy Harriman, Ruth Lynfield e Kirk Smith.

Hoje minha casa profissional é o Cidrap. Sua criação só foi possível graças a Michael Ciresi e Kathryn Roberts. Juntamente com Kris, Jill DeBoer e Elaine Collison, também veteranas do departamento de saúde, formam a equipe de liderança. Meu respeito e admiração por elas são ilimitados. Marty Heiberg Swain é membro fundador do Cidrap e um dos melhores editores do planeta. Julie Ostrowsky, Lisa Schnirring e Jim Wappes também são colegas inestimáveis. Os ex-funcionários do Cidrap Aaron Desmond, Karina Milosovich e Robert Roos se doaram generosamente para nos tornar o que somos hoje. Nicholas Kelley, meu ex-estudante de PhD e funcionário do Cidrap, ensinou-me tanto quanto eu lhe ensinei. Ao longo dos últimos quinze anos, Judy Mandy e Laurel O'Neill dirigiram as operações dia a dia. Elas são minhas controladoras de tráfego aéreo e referências para a realidade.

O Cidrap tem sido capaz de perseguir seus esforços graças ao generoso apoio de doadores que entendem a importância de nossa missão, em particular a Bentson Foundation e as firmes doações de Laurie Bentson e Judi Dutcher.

Após os eventos do 11 de Setembro, o secretário do HHS Tommy Thompson pediu que eu dividisse meu tempo entre a Universidade de Minnesota e o serviço como seu consultor especial. Desempenhei ambos os papéis por quase três anos, durante os quais passei a conhecê-lo como um líder dinâmico, visionário, dedicado e amigo próximo. Também tive o privilégio de trabalhar junto a seu sucessor, Michael Leavitt, outro líder pelo qual tenho o mais alto respeito pessoal e profissional. Stewart Simonson serviu aos dois secretários em papéis cruciais, e foram poucos os funcionários graduados do governo dos Estados Unidos mais capazes, respeitosos e completos.

Tive a bênção de contar com a orientação inestimável e o apoio resoluto de alguns gigantes de meu campo: o falecido William Patrick e os falecidos drs. William Hausler, Edward Kass, Joshua Lederberg, William Reeves, Sheldon Wolff e John "Jack" Woodall, bem como os drs. William Foege, Philip Russell e Alfred Sommer. Obrigado, amigos especiais e muito respeitados colegas: drs. Massoud Amin, Edward Belongia, Ruth Berkelman, Seth Berkley, Robert Bowman, Becky Carpenter, Gail Cassell, James Curran, Jeffrey Davis, Martin Favero, David Franz, Bruce Gellin, Richard Goodman, Dan Granoff, Duane Gubler, Margaret Hamburg, Penny Heaton, Thomas Hennessy, Keith Henry, James Hughes, David Ingbar, Allan Kind, Amy Kircher, Joel Kuritsky, Jody Lanard, Monique Mansoura, Thomas Monath, Trudy Murphy, James Neaton, Gerald Parker, Phillip Peterson, George Poste, David Relman, Peter Sandman, Patrick Schlievert, James Todd, Pritish Tosh e David Williams. E ainda: John Barry, Richard Danzig, Susan Ehrlich, Larry Gostin, Diana Harvey, Ann Leon, Gina Pugliese, Don Shelby, Janet Shoemaker, Kristin Stouffer e Sarah Youngerman.

Dois indivíduos merecem minha mais profunda e muito especial gratidão, apreço e amor por seu apoio a minha vida pessoal e profissional. Os drs. Julie Gerberding e Walter Wilson são colegas altamente respeitados que de todas as maneiras são também minha irmã e irmão adotivos.

Meus associados nos National Institutes of Health apoiaram meu trabalho de muitas maneiras. O dr. Anthony Fauci é uma figura crucial em nosso negócio, mas o que mais valorizo é sua amizade especial ao longo desses mais de trinta anos. Outros dos NIH incluem o falecido dr. John LaMontagne e as dras. Carole Heilman, Linda Lambert, Pam McInnes e Diane Poste. Obrigado também a Greg Folkers.

John Schwartz é o coautor de *Living Terrors*. Até hoje prezo as lições que ele compartilhou comigo como escritor de talento e amigo.

Por último mas não menos importante, este livro foi feito para minha família, e por causa dela. Fico só imaginando como o mundo será para vocês, meus filhos e netos, se nossa batalha contra as doenças infecciosas não mudar o curso. Se houver alguma coisa que eu puder fazer para alterar esse curso, o esforço de toda a minha carreira terá valido a pena.

De Mark: Sempre conto com o conhecimento, a experiência e os aconselhamentos de meus dois irmãos médicos, os drs. e Jonathan Olshaker, e da esposa de Robert, a dra. Jacqueline Laurin. Suas carreiras e seus cuidados com os pacientes são uma homenagem viva a meu falecido pai, dr. Bennett Olshaker.

Durante mais de três décadas, beneficiei-me da colaboração de meu parceiro produtor de filmes Larry Klein — um dos maiores diretores e produtores na área de ciência —, que tem sido perceptivo o bastante para usar Mike repetidamente como participante e consultor do programa. A influência de Larry está refletida ao longo deste livro.

Marty Bell — renomado escritor, produtor da Broadway e agora defensor político — me levou a escrever livros e tem sido uma constante fonte de incentivo, apoio e ideias. Todo escritor deveria ter um grupo de companheiros literários. O meu tem a felicidade de incluir: Jeff Deaver, Eric Dezenhall, John Gilstrap, Jim Grady, Larry Leamer, Dan Moldea, Peter Ross Range, Jim Reston, Gus Russo, Mark Stein, James Swanson, Joel Swerdlow e Greg Vistica.

Minha esposa, Carolyn, tem sido não apenas minha parceira em todas as coisas, mas uma companheira de viagem entusiástica em todas as aventuras, bem como advogada, gerente, conselheira e inspiradora. Amo você mais que tudo e não poderia ter feito isto sem você.

Este livro foi uma verdadeira colaboração, mas não apenas entre nós dois.

No topo de nossa equipe está nossa editora, Tracy Behar, que teve fé em nós e visão para enxergar o que este livro poderia ser. Sua dedicação, seus conselhos, seu estímulo e sua edição meticulosa nos direcionaram, moldando nossa narrativa e aperfeiçoando nossa mensagem. Todo escritor deveria ter a sorte de contar com uma editora e amiga como Tracy. Felizmente para a Little, Brown, essas características são compartilhadas pelo vice-presidente sênior e publisher Reagan Arthur, que também acreditou em nós desde o começo.

Nosso agente, Frank Weimann, da Folio Literary Management, ficou imediatamente entusiasmado com o projeto, orientou-nos durante a proposta e apresentação e nos incentivou em cada passo do processo de escrita.

Além daqueles já mencionados, agradecemos tremendamente as contribuições consideráveis para este livro do dr. Barry Beaty, dr. Martin Blaser, dr. James Curran, dra. Sally Davies, Laurie Garrett, Bill Gates, dr. Dwayne Gubler, Ron Klain, Maryn McKenna, dr. Jim O'Neill, Stewart Simonson, dr. Brad Spellberg e dr. Lawrence Summers. Obrigado a Julie Clemente pela pesquisa e pelas atualizações em nossos vastos campos de interesse.

Aproveitamos a oportunidade para lembrar com amor e gratidão de nosso falecido advogado e amigo Steven Paul Mark, que nos incentivou desde o começo, nos aproximou de Frank e foi vital para a organização deste projeto. Sentimos muito sua falta.

Por fim, há o dr. Donald Ainslie "D.A." Henderson, que faleceu pouco depois de concluirmos este livro. D. A. foi um tenaz, corajoso e verdadeiro herói para o mundo. Por meio de sua liderança na campanha para erradicar a varíola, ele provavelmente é responsável por evitar mais mortes precoces do que qualquer indivíduo na história. Em sua ilustre carreira, D. A. foi um visionário da saúde pública, um mentor inspirador, uma presença moral poderosa e um amigo muito querido, especial. Por meio do exemplo de sua vida, ele mostrou a todos nós o que é possível.

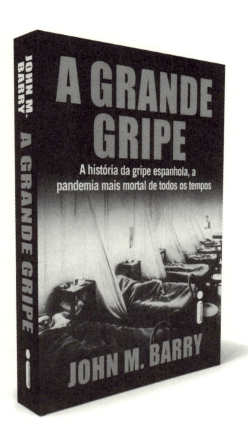

A GRANDE GRIPE
John M. Barry

Em *A grande gripe*, John M. Barry conta a história do surto que começou em uma unidade militar do Kansas, nos Estados Unidos, chegou à Europa durante a Primeira Guerra e de lá se espalhou para o globo, vitimando inclusive Rodrigues Alves, pouco antes que assumisse o segundo mandato como presidente do Brasil. O pesquisador mostra ainda a corrida contra o tempo da comunidade científica norte-americana para combater a doença conhecida como gripe espanhola — que, em um ano, matou mais do que a Grande Peste em um século — e como se deu uma das principais descobertas do século XX.

intrinseca.com.br

@intrinseca

editoraintrinseca

@intrinseca

1ª edição	MAIO DE 2020
impressão	CROMOSETE
papel de miolo	PÓLEN SOFT 70G/M²
papel de capa	CARTÃO SUPREMO ALTA ALVURA 250G/M²
tipografia	BEMBO